実用ガイド

「食」の害虫トラブル対策

―食品製造現場から食卓まで―

林　晃史［著］

八坂書房

目次

はじめに

食の世界にあっては、ペストコントロールとは、一般消費者からの食品に対するメッセージに応えるアクションのひとつである。食の安全・安心は、今日、食品業界にとって思考基盤の必須条件である。このことに関しては、製造、販売、流通などの過程で、それぞれ努力されている。それでも、ときに予期しない大きな事故や、小さなクレームを起こしている。また、その都度に対策が取られている。

今、事故防止のために「システム」としての取り組みが活発になっている。そのひとつがHACCPシステムの導入であり、また、品質のISO9001、さらにはISO22000の規格が浮上している。これらは、それぞれ特徴を持っていて有用であるが、今すぐに必要なことは、それ以前に現在「普通」に行っていることが、きちんと「顧客」に伝わっているか否かの見直しではないだろうか。

そこで注目されているのが「ペストコントロール」である。ここでいうペストコントロールとは、防虫、防そ、有害微生物の制御である。この適否は、工程内（自社内）での監視も必要だが、工程外である顧客の反応を考慮に入れるべきである。

例えば、顧客からの「クレーム」は工程外の情報であり、顧客からのメッセージである。自分では、やっている心算であっても、どこかに「ほころび」がある。食品に関しては、今なお「異物混入」のクレームが多く、その内で「虫」の割合が極めて高い状況である。このことは、工程内外に関わらず、ペストコントロールの在り方に問題があることを示唆するものである。

食品の異物混入の状況

食品の異物混入クレームは、一般消費者が「食品の安全・安心」について、意見を「公」にすることのできる数少ない場であるだけに貴重な情報である。このような情報が、どのように活用されたのか、過去の状況から考えてみたい。

平成12年は食品産業界において多数患者の食中毒事件、異物混入による食品事故が多発した。このような周辺状況下において、（財）食品産業センターは「食品安全確保システム講習会」を開催し、問題点を明らかにし、その対処すべき方向を示した。また、その折に、農林水産省は「食品の品質事故などの再発防止対策の推進について」を示した。

このように、業界を挙げての再発防止の姿勢が示されたが、その後、5年を経過して、この状況はどのようになっているか眺めてみたい。今日の状況を東京都のまとめた報告に基づいて整理すると大略、次の通りである。

東京都の平成15年度の状況によると、要因別苦情件数が4074件であった。これは、過去に最も多かった平成8年の件数を約1000件上回る状況であった。そのうち「異物混入」は、有症苦情の1032件（25.3%）に次ぐ、744件（18.3%）という高率である。

なお、原因物質別に整理すると図1の通りである。「虫」は744件のうち271件で、全体の36.4%を占めている。これは人の毛髪を主とする「動物性異物」、道具・装置類の金属片を主とする「鉱物性異物」よりも、はるかに多い。大きな事件が発生してから5年が経過したが、異物混入に関しては状況がほとんど改善されていないと言える。

それはなぜか。虫に関して見る限り、製造者側には「ペストコントロール」が最終顧客や消費者へのサービスであるという考え方が、しっかり育っていないためと考えられる。消費者の立場から見ると、事情はいかにあっても、虫を見逃すような品質管理に疑いを抱くのは無理もない。

ここで必要なことは、「品質管理」ということを、今一度、見直すことである。

今日的なペストコントロール・マネジメントの展開に先立ち、新旧の虫クレーム事情を紹介する。今から20数年前、「蛆虫弁当」の相談があり、状況調査をしたが、ここでは販売環境に問題があった。

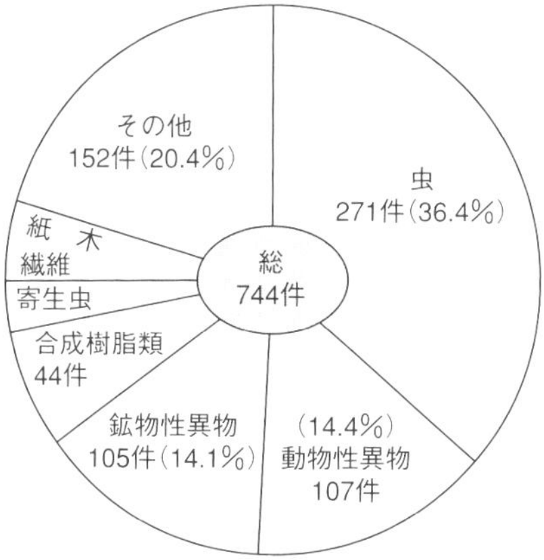

図1　原因物質別の異物混入
（東京都の調査報告より要約した）

しかし、最近の事例「サンドの野菜」に虫が付着していた相談は、明らかに製造工程内のものであった。予防措置とすれば、洗浄の徹底であるが、その前に相談者は同一ロットの回収の有無についても確認を求めた。この事例は、時代を反映するもので、対応の困難さを示すものである。

現代の食生活の変化、食材の多様化などに伴い、予想もしなかった「虫クレーム」が増加することがうかがえる。そのまま食べる“カット野菜”などが、気に掛かる今日である。異物混入の虫については、まだまだ解決されていないことが再確認された。

ペストコントロールとは何か

ペストコントロールの領域は極めて広い。生産の場や日常生活の場、あるいは保管の場などで必要となる作業である。

ペスト（Pest）という語は、もともと人類の歴史の中で最もおそれられていた“悪疫”伝染病の「ペスト」を示すものである。この伝染病を伝搬、媒介する主要な生物である「吸血性節足動物」のダニ、蚊、ノミ、シラミ、トコジラミなどを駆除撲滅させる作業をペストコントロールと称した。なお、虫を介して発症する疾病には、マラリア、フィラリア症、日本脳炎、デング熱あるいは下痢症などが知られている。これらはいまだに根絶されていない。

人と有害生物との戦いを「ペストコントロール」と総称するが、健康被害の回避、あるいは経済被害の抑制などで、その呼称と手法に若干の違いがある。人口の増加、頻繁な文物の交流、経済活動の広域化や生活スタイルの変化などで、様相には若干の変化が見られる。

ペストコントロールは、時代の要求に応えて発達し変化する。言葉を換えれば、時代がはぐくむテクニカル・サービス業である。

今日への過程

わが国の有害生物（害虫）の管理、ペストコントロールの今日への過程を整理すると大略、表１の通りである。

今、戦後66年を数えるが、第二次世界大戦の直後、昭和20年代は、コロモジラミが媒介する「発疹チフス患者」が３万人を超すなど、思いも寄らない状況であった。また、当時の食糧事情は“異物混入”などを問題にするような状況ではなかった。当時は、ひたすら食糧の安定供給が、目下の急務であった。

今日の日常生活の場は、“伝染病”という言葉をほど遠いものにした。しかし、その経緯は容易なものではなかった。このうち、今日的な生活環境をもたらした原点は、「蚊とハエのいない生活実践運動」であり、昭和30年代の特筆すべき事業であった。

この時期、初期の頃には、民間の駆除専門業者の揺籃期で、行政主導の地区衛生班による駆除作業が行われていた時代である。

使用薬剤は、防虫菊乳剤、オルソ剤、リンデンあるいはディルドリンなどが用いられていた。また、防除の考え方は、ベクターコントロール（媒介生物防除）で、駆除撲滅を目的とした。

これらは、伝染病予防法に支えられ、発生源対策に力を注ぎ、噴霧器による「残留噴霧」も重視した。

昭和50年代に始まるこの時代は、駆除専門業者も型を整え、ビジネス展開が展開された。

生活環境の都市変化、生産施設のオートメーション化など、状況の変化により「省力的手法」や「ドライ化」が必要になった。

発生を抑制し、発生したものを迅速に処置する方向に向かった。この中で、特筆すべき技術が「ULV」（高濃度少量散布）であった。この技

表1　PCOの時代史、その経緯

時代	古典PCO〈昭和30年代〉	近代PCO〈昭和50年代〉	21世紀型PCO〈現在〉
使用機器	噴霧器	ULV（設置）	管理装置
使用薬剤	有機塩素、有機燐剤	低毒性OP、ピレスロイド	IPM剤
	残留噴霧	空間・局所重点処理	設置・回収
考え方	**駆除　⇒　防疫**	**⇒　害虫管理　⇒⇒⇒**	**監視**
対象	ベクターコントロール〈ハエ、カ〉	不快虫・都市型害虫管理〈ダニ、ゴキブリ、コバエ〉	施設別問題種
その他	伝染病予防	PL、HACCP、ISO	品質保証

※伝染病予防法…発生源対策（2003. 林）
※ビル管理法…定期防除
※PL法・HACCP・ISO…年間管理

術は、広域施設での害虫管理に大きな役割を果たした。事前の調査法、管理手法なども「マニュアル化」された先端技術である。

この時点で「害虫管理」が姿を見せ、現場で活躍した。使用薬剤は、低毒性化が進み、ピレスロイド系殺虫剤が定着した。

社会的背景は「環境へのやさしさ」を不可欠としてきた。科学的調査に基づいた論拠のある手法を必要とする施設別問題点管理となった。

数年前にベイト剤“シージ”の開発を具体化し、「都市型害虫研究会」の中で応用研究が展開され、今日に至る。これは、これから展開していく「総合的害虫管理（IPM）」の手法のひとつとして重要な役割を担っている。

以上のごとく、ペストコントロールは３つの山を越え、新たな道を辿る。今、顧客の先の顧客満足を満たすことを視野に入れた、食品企業のペストコントロールが始まった。今後、このことを本書において各項にわけて解説する。

1章

ペストコントロールとは何か

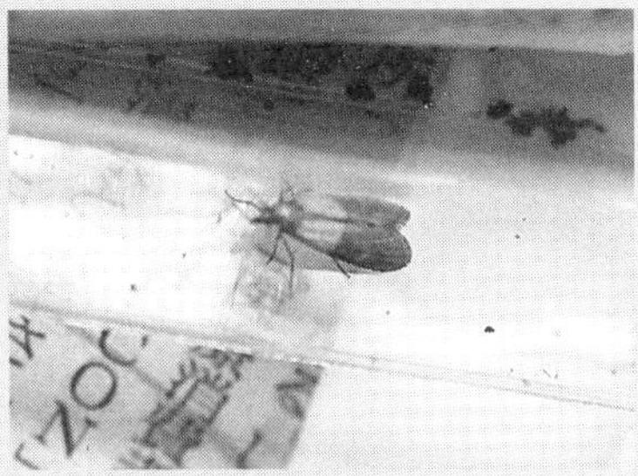

“異物”としての虫。この虫が迷入したところは産地か流通か？

虫のトラブルを未然に防ぐために

虫やネズミ、あるいはその他の小動物などによってもたらされる害やトラブルが起こるのを防ぐことを「ペストコントロール」と呼んでいる。これを有害生物管理や害虫駆除ともいうが、その手法は多様であってその対象種や問題になっている場所によって対処のやり方が違う。この基本的なことについて述べる。ここでは、さらに施設の状況による対処の仕方、種類ごとの管理点、異物といわれる虫を入れない手法を紹介する。

また、防除という手段を大別して、それぞれの特性について触れる。虫退治という作業に、必要不可欠なことについて提言し、自分たちで行う、独自の技術の構築についても詳述する。

害虫駆除サービス業を知ろう

PC業、害虫駆除サービス業とは、どのような仕事なのだろうか。一般には“消毒屋さん”とか“駆除業者”などと呼ばれている。また、業界解説などによると「害虫駆除サービス業」と紹介されている。その他、労災保険関連の事業分類によると種類番号96番で「倉庫業、警備業、消毒または害虫駆除の事業またはゴルフ場の事業」という区分に属する業種である。

なお、この業態の中で専業か兼業かの状況を見た場合、兼業が約70％を占める構成であった。また、売上高は、兼業の方が専業に比較して、はるかに高い状況である。

業者数

PC業者数は、兼業が容易な業種であって、日本全国で2000社を越すと言われているが、正確なところは不明である。

しかし、業界団体に属する会員数は、若干の変動があるが860社である。その分布は、東京、埼玉、千葉、神奈川で全体の30％を占め、中京地区が11％、関西地区が15％という状況である（2006年）。

売上高

このビジネスの年間売上高は50億円を超す会社もあるが、10億円から12億円が良いところであろう。それに次いで、5億円前後がおおよそ5%である。調査リストに挙がる中で、1億円未満が全体の70%を占める傾向である。このような状況から、全体的に零細企業の多いことが窺える。

従業員数

従業員数は大手で4000名を超すところもあるが、専業の大手で100名前後の企業が活発に活動しているのが特徴的である。しかし、業界の多くは11名前後がほとんどというところである。

以上がPC業の今の姿である。今日、激動の時を迎えているが、今から20年前の平均的な姿と比べてみたい。20年前は次のような状況であった。

組織…株式会社(75.4%)
資本金…500万円未満
年間売上げ…6000万円
従業員数…平均では42名、10名以下が51%
車輛保有数…約6台
主要散布器…約13台
営業年数…6～20年

以上であるが、今日とどのように変わったのか —— 若干の変化があったとすれば、資本金1000万円未満の会社が約55%を占めるようになった程度である。

PC業の課題と対応の仕方

PC業の体質は、20年前と比較して大きな変化が見られない。例外はあるとしても、多くは人的資源に乏しく過小資本であって、新たな営業展開が困難である。このことは、下請けが漸増していることからも窺える。

業態としては、最も重要なのが「人的資源」で、人の教育訓練が最重要課題である。問題は、このことに総論があっても、具体的な各論のないことである。

会社は営業力の強化を目指しているが、顧客分析が未熟で攻撃正面を絞り込めない状況で、経営状況を悪化させている。また、新しいサービスの開拓を目指しているものの、人材不足もあって、社会的要求をつかみ切れていない。いずれにしても、PC 業は「人」と「資本」に恵まれない状況下で、不本意ながら低迷を強いられている。

それにしても、最大顧客となる企業群が「自主管理」の強化を推進する現状を再認識し、それへの対応策を考究することが、目下の急務である。

なお、PC 業の課題は、PC 業だけの課題ではなく、PC 業を使う側の課題でもある。

現状からすると、PC 業を使う側が、業態を理解して、自社で「管理基準」を設けておく必要がある。PC 業界で、下請け PC が増える中、これからは業務を委託する側は、作業のための「指標の設定」に参画し、要求を盛り込めるような知識が必要である。

指標の設定に際して、情報として必要な要求を整備すると図 1 の通りである。施設全体の管理の中に、これを入れ込んでチェックリストを作るとよい。

害虫防除はなぜ必要か

「害虫駆除は必要か？」と問われると、「当然だ」とは答え難い。それは「害虫」を特定しなければならないからである。

害虫と称する「虫」は、場所や状況によっては“害虫”ではなく、単なる“虫”であって、防除の対象にならないこともある。虫による「害」には、虫による汚損、喰害、刺咬・吸血あるいは疾病の伝播、媒介など、経済的な被害や人的被害などがある。

ときには、直接的な害はないが、“不快·不安”をもたらすこともあって、判断基準が異なってくる。

クレーム対策としての必要性

場面を生活の場や食品製造および取り扱い関連施設に絞ると、「防除」を必要とする場合が多い。

食品の場合、どのようなグループの害虫、虫群であっても、「食品」に入れば、図 2 に示すように“異物”として問題視され、何らかの処置が求められる。

その対応には少なくとも 4 つの方法がある。その各々に、対象ごとに各種のやり方がある。これが、PC 業者の技術という部分である。

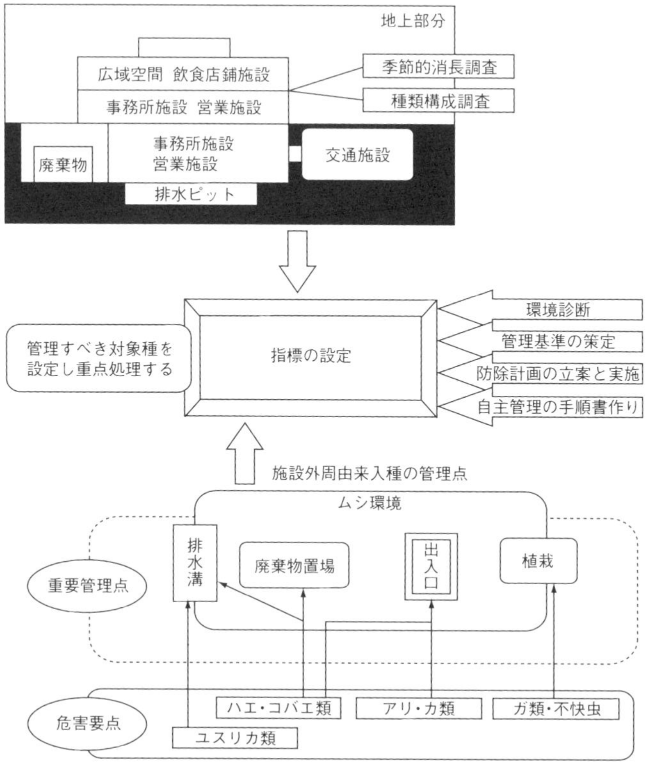

図1 作業を計画し、実施するための管理基準の構築に必要な要素

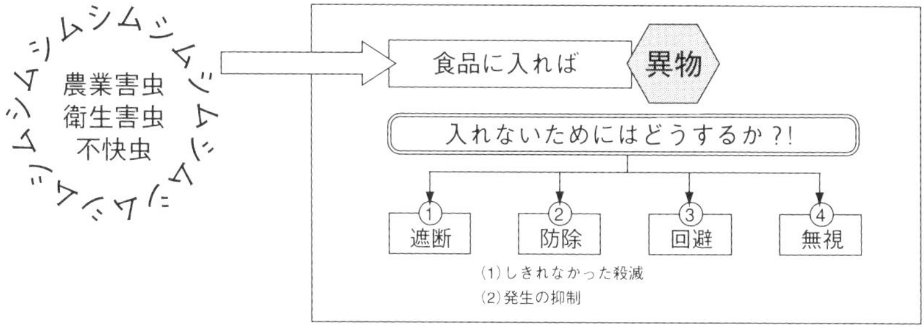

図2 食品類の混入異物の“ムシ”はどうするか？

以上が、PC サービスの必要な理由で、現象から見たものである。この他、法的な背景もある。

法的背景からの必要性

私たちが害虫防除を実施する場合に関わる法律があるが、これを要約すると次のような法律が挙げられる。

1) 建築物における衛生的環境の確保に関する法律（建築物衛生法）

※厚生労働省告示第 119 号（平成 15 年 3 月 25 日）の第 6 に“ねずみ等の防除は、次に定める基準に従い行うものとする”で定められている。

2) 食品衛生法

※食安発第 0227012 号“食品等事業者が実施すべき管理運営基準に関する指針（ガイドライン）について”（平成 16 年 2 月 27 日）

※食安監発第 1015001 号“そ族及び昆虫対策について”（平成 16 年 10 月 15 日）がある。

3) 医療法

医政指発第 1117001 号“医療機関におけるねずみ及び昆虫等の防除における安全管理について”（平成 16 年 11 月 17 日）の通知がある。

4) 労働安全衛生法

労働安全衛生規則の第七章「清潔」の項に示されている。

5) 感染症予防法

感染症のまん延防止のための施策に関する事項の“消毒その他の措置”に示されている。

以上が、害虫防除の必要性を示す法的背景である。なお、このことが PC 業の作業従事者のどの層にまで認識されているのか、不明である。

ここで重要なことは、かつては「殺虫剤」による定期的駆除の文言が文中に見られた。しかし、今では、調査に基づいて必要な処置を取ることに変わっている。したがって、大切なことは、変更点に十分な注意を払うように、周知徹底を図ることである。調査に基づいた必要な処置・運用を誤ると混乱をもたらす。

今後の展開のために必要なこと

今ひとつ、食品類製造関連施設での“防虫防そ”で注意を要することは、“食の安全・安心”に対する一般の残留農薬に対する関心が高いことから、施設の化学的汚損への配慮である。農薬、殺虫剤の管理は“産地”から“食卓”にまで及ぶことになる。

PC業が今実施している害虫防除の“サービス実現”の手法は、今から66年前の日本敗戦の年（1945年）に米軍がもたらした「マニュアル」に従ったものである。これは蚊やハエ等の疾病媒介昆虫の殺虫剤による発生源対策、残留噴霧による成虫対策を骨子としたものである。

このことは、「PCO時代史、その経緯」（7頁）の中でも述べた。今の現場の技術は、戦後からの虫への戦略・戦術を踏襲しているのは事実である。しかし、器材·薬剤の研究や開発に支えられて、「都市型害虫管理」を育成し、定着させた。

今日の「環境への配慮」を考えた場合、新たなる戦略・戦術は必要である。戦後から今日に至る技術の流れは、図3に示したようになり、“省薬・省力処理”は新しい流動的成虫対策を産み出したものといえる。

今日的な「防虫管理」は、“危害分析・重要管理点”方式で構築できる。それには、製造品目別の手順が必要で、この完成で目的を果たすことができる。早い時期に、HACCP方式の防虫管理を確実にしたい。

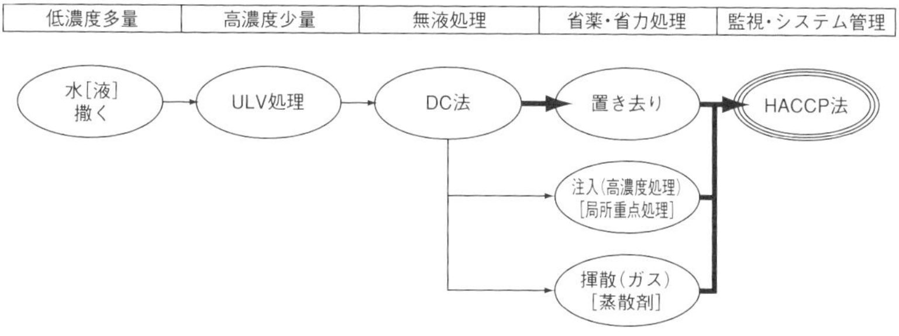

図3　防虫戦略の転換はHACCPで図る

虫退治に必要な準備

害虫防除の現場では、今日、「IPM」と称する総合的有害生物管理（Integrated Pest Management）の手法が提唱されている。この中で、最も重要視されているのが「調査」である。「調査」には、次の２つがある。

(1) 指標を選定して、実施の方法を決めるための調査
(2) 計画を実施したその有効性の評価や、その処置が他に及ぼす影響の有無などの調査

しかし、本当は、この２つ以前になすべき調査がある。それは、昆虫による「経済的被害」の調査である。なお、このことは「被害解析」と称されていて、農業分野では早くから実施されている。

昆虫による経済的被害の削減、回避のために、農薬による防除基準が整備されていて、適切に運用されている。

この被害解析では、米、麦、蔬菜類など農産物では、昆虫による被害が、収穫量の増減で明確に経済的被害の損失額として算出できる。

しかし、食品製造関連では、製品が少量多品目であるためか、事例を見ない。原材料や製品などの保管中における喰害や汚損は、「経済的被害」の算出が可能なので、実施するべきである。

被害の程度は、昆虫の個体数と比例関係にあるので、単位面積当たりの虫数と被害数などを基にしたモデルを構築するとよい。

以上のことは、事前の準備として実施すべきである。

施設内外の虫調査

工場施設内外の虫調査は、品質管理の基本的な考え方である5W2Hを踏襲すればよい。この5W2Hとは次の通りである。

いつ（When）時期
どこで（Where）場所
誰が（Who）担当者
何を（What）対象虫
なぜ（Why）経済的被害

どのように（How to）具体的な実施方法
いくらで（How much）見積もり

ここで重要なのが、「何を」である。これは、工場で取り扱う製品にとって問題になる「虫」の種類を決めることである。さらに、対象虫の成虫か、幼虫か、蛹（さなぎ）か、あるいは卵かをも決める。

また、「なぜ」は、過去のクレームから抽出するか、被害解析に基づいた経済的被害の程度などが関与する。

このような考えを背景に基礎調査を行い、表1のように問題種の生活史を、符号によって表示すると大変便利である。

例えば、この表を見ると、その虫の年間の発生回数やどの時期に、どのような形態でいるのかが明瞭で、理解しやすい。また、これにより防虫対策の方法や時期が決めやすくなる。

また、例えば、この表を基に考えられることとして、この虫は10月から翌年3月まで幼虫の状態で越冬することがわかる。低温で越冬するので、群居して冬眠状態である可能性が高く、集中的な処置ができる。ことに幼虫期は一般的に弱いため、経済効率の高い防除ができる。

このような虫調査は、“虫”を意識するためにも、職場ごとの全員参加によることが好ましい。

食品工場の虫対策は、自主管理が基本であるが、状況によって外部委託もある。この場合はEIL（Economic Injury Level；経済的被害許容水準）について、よく協議しておく必要がある。

表1　年2回発生する双翅目昆虫の生活史の表現例（季節的配置）
○卵、ー幼虫、◎蛹、＋ 成虫

1月	2月	3月	4月	5月	6月	7月	8月	9月	10月	11月	12月
ーーー	ーーー	ーーー	ーーー	ー							
		◎◎	◎◎◎	◎◎							
			＋＋	＋＋＋	＋						
			○○	○○○	○						
			ー	ーーー	ーーー	ーーー	ーーー	ーー			
							◎◎	◎◎◎			
							＋	＋＋＋	＋		
							○	○○○	○		
								ーーー	ーーー	ーーー	ーーー

虫による損害

食品工場における一般的な「虫害」の判定基準は、品質基準の違いもあって、設定しにくい。しかし、自社基準の設定は、それほど困難ではない。

平成12年に大きな食中毒事件があって、虫の混入事故も話題になったが、容易に目についた新聞記事の例をまとめると、表2の通りであった。

興味のある点は、各社の防虫対策の在り方と、報道された後の対策の取り方である。中でも「北海道チーズ蒸しケーキ」については、被害解析のモデルケースになる例であるが、どのような処置が取られたのか研究したいところである。4713個の製品回収の直接的損失は軽微なものにしても、これを取り巻く周辺状況を考えると、計算し得ない損失をもたらしたと思われる。

いずれも、会社の経営基盤を揺るがすものではないにしても、顧客の信頼回復に時間を要したと考えられる。

なお、この7例の問題虫は、いずれも「ゴキブリ」であるが、作業環境に問題のあったことを示すものである。すでに5年を経過したが、どのように変わったのか、研究に価する。

自主管理を構築するには、このような事例研究が大切である。この事例を生かし、見事に完全な自主管理システムを構築した会社がある。

表2　食品・医薬品製造業の考え方を変えた平成12年の報道（例）

発見場所	混入状況	発表日
金沢市	健康食品のねりゴマ缶詰にゴキブリが混入していた（相模原市・亜東商事製造）	8月29日
福島市伊達町	福島市の主婦がもとめた「北海道チーズ蒸しケーキ」にチャバネゴキブリが混入、4713個回収（山崎製パン・仙台工場製造）	9月2日
船橋市	船橋市のファミリー・レストランの出前のサラダにゴキブリが…（全国ネットワーク店）	9月6日
いわき市常磐関船町	市内の男性が購入した納豆にゴキブリが…（志賀醗酵食品研究所製造）	9月7日
浜北市善地	給食用ソース瓶に小型のゴキブリが…	9月8日
大分市	大分市内の小学校で給食パンにゴキブリが…市内20数校に配食している食品会社	9月12日
石川県小松市	学校給食のラーメンにクロゴキブリが…600人分の給食を中止した	10月10日

調査の時代の虫管理の土台づくり

防虫管理の在り方は、「環境への配慮」を基本に据えざるを得なくなった。したがって、現状の見直しは不可欠となった。このことは社会的要求であるが、これは製品の消費者、顧客の要求事項である。

新たなる自主管理の構築は、急がずに確実に進めることである。そのスケジュールは、将来を考えると３年と置くのが妥当である。その手順を示すと次の通りである。

初年次

このときに実施する内容は、次のことである。

「施設内外の虫相の全体像を調査する」

・全員参加の虫探し

・過去の虫クレームの記録調査

この効果は、意識づけができることである。

次年次

このときに実施する内容は、次のことである。

「初年次調査で多発した種類や特定種の生活環の探求」

・虫マップの作成と教育・訓練

・暫定措置の策定と試行

・指標の設定

この効果は、問題虫図鑑ができ、チェックリストができることである。

三年次

この時期には、自主管理基準が策定できて、この運用が可能になる。

この効果は、組織ができあがることである。

以上が時代の求める「虫管理」を作るためのステップである。教育は、外部の第三者的な専門家を活用することが大切である。

応急的な防虫対策

しっかりした防虫対策が整うまでには、若干の時日を要するので、問題になる「ゴキブリ」についての手法を紹介する。

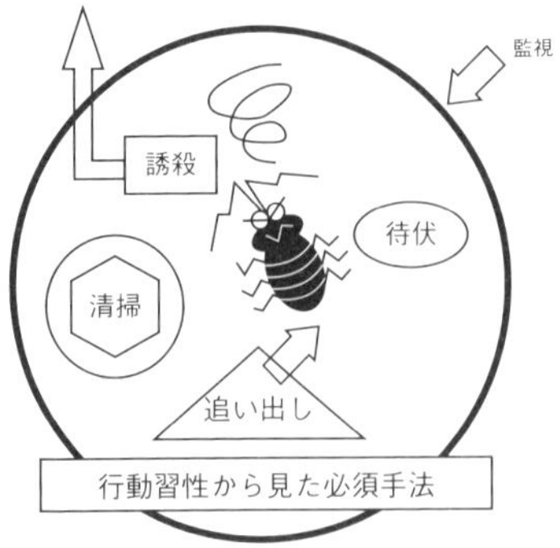

図4　確実にやろう！　ビル虫防除のIPM（総合的害虫管理）

図4に示したように、「清掃」の徹底を行い、間隙潜伏性が強いので、“追い出し”をかける。また、活動通路は限られるので、“待ち伏せ”をして殺滅する。出没拠点が容易にわからない場合は、ベイトで誘殺する。

これらは、ゴキブリの行動習性を理解しての必須手法である。ゴキブリのIPM管理と言える。

虫を知ることが、虫管理の第一歩なので、自分の身近で見かけたものを集める —— これが大切なことである。

防除の必要性

害虫駆除がなぜ必要なのか。この判断は、虫による害のレベルが多様性に富み、一律基準がない。しかし、人はなぜ「虫退治」をするのか。その概要を整理すると表3に示す通りである。

農業や畜産の場では、虫害が収量に直接的な影響を及ぼすため、害虫防除という作業は一般的である。しかし、食品製造および取り扱い関連施設などでは、限られた材料の加工の場であるため、虫害の概念がないに近い環境であることから、害虫防除の認識が乏しい。

しかし、今日の生活環境の変化や人の志向の変化は、消費者に高品質の製品やレベルの高いサービスを求める風土を定着させた。したがって、食を取り巻く世界にも、高度な衛生管理が求められるようになった。特に、食品製造に関わる場所では、従来よりも製造工程内での「虫」の異物混入防止の努力が必要となった。

製造品目によっては、虫害による直接的被害や、それに伴う品質劣化などがあって、原材料の防虫管理の見直しが必要となった。その他、最近では、流通過程での虫害発生も増え、現状の見直しを不可欠にしている。今、「虫」は、製品の品質に影響を及ぼすものとして、重要な対象で、適切な防除の必要性を増した。

害虫の防除法

食品製造関連施設における害虫防除の現状は、自主管理もしくは外部専門業者への業務委託の形で実施されている。

しかし、問題なのは、自社の必要レベルを認識しないまま、業者任せにしている点である。虫管理は、品質管理のひとつであることを再認識して、今後への対応が必要である。

害虫の防除には、発生した害虫を対象とした殺虫する「駆除処置」と、発生を抑制あるいは被害を回避する「予防処置」とがある。

その具体的な手法として、化学的防除、機械的・物理的防除、生態的防除および生物的防除の4方法がある。それぞれに特徴があって、防除しようとする害虫の種類、発生状況や周辺事状および防除レベルによって、これらの方法の中から適切なものを選択するべきである。

この手法の選択は、事前の「調査」で集めた情報を分析し、この結果に基づいて行うことが基本である。大切なことは、あらかじめ期待する効果を明確にしておくことである。なお、このことに関するテキスト（教科書）はない。

この指標の設定は、自分自身で構築すべき部分であり、その育成には害虫駆除専門業者ではない外部専門家を交えての勉強会を開くことであ

表3　虫退治の必要な場所と理由

対象施設	実施の理由	実施者
一般家庭	刺咬・吸血などによる 直接的被害の防止 不快の回避など	個　人
営業施設 飲食店舗 製造施設	食中毒の予防・品質 低下の防止 経済的損失の軽減 異物クレームの予防	個　人 専門業者
公共の場	異常事態の防止	専門業者

る。これは、マーケティングに相当するものである。
なお、この期待する効果を明確にし、これを達成するのが“防除技術”である。

異物混入の虫対策

食品製造関連施設の害虫防除には、恒久的対策と応急的処置とがある。
恒久的対策には、考え方の基本に「虫だから“退治”するのではなく、虫は製品の品質に影響を及ぼす要因であるから“退治”する」という姿勢が不可欠である。
理想とする「虫」への取り組みを整理すると、図5のように整理できる。この骨子は、「近づけない」「入れない」、そして「発生させない」の3つの“枠組み”で構成されている。
その重要なポイントは、次の通りである。

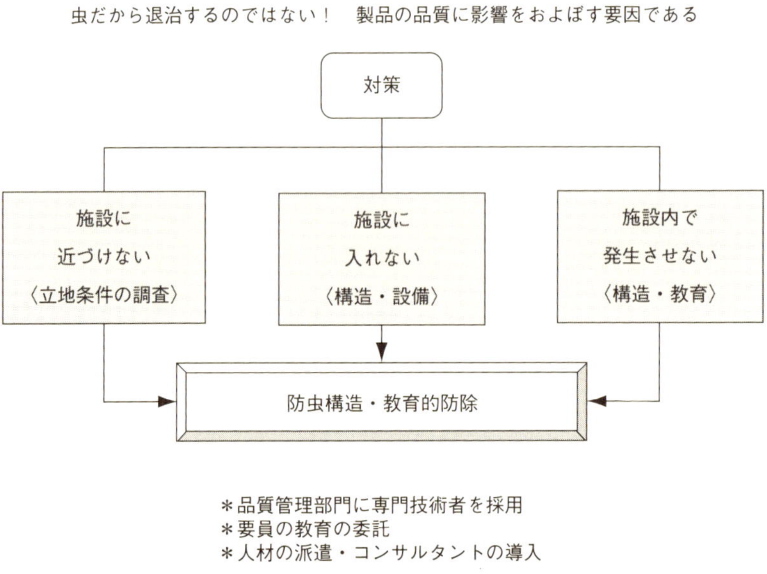

虫だから退治するのではない！　製品の品質に影響をおよぼす要因である
対策
施設に
近づけない
〈立地条件の調査〉
施設に
入れない
〈構造・設備〉
施設内で
発生させない
〈構造・教育〉
防虫構造・教育的防除
＊品質管理部門に専門技術者を採用
＊要員の教育の委託
＊人材の派遣・コンサルタントの導入

図5　異物混入の虫対策

立地条件の調査

施設の周辺状況は、異物の虫の特定に大きく役立つ。また、発生源の除去や問題因子の殺滅に必要である。

入れない

このためには、構造や設備の調査を徹底的に行う。出入口の遮断や誘引源の除去。また、必要な「バリア」の構築を考える。

発生させない

発生源を作らないことが基本である。そのためには教育が大切であり、それは製品特性に関するものと、虫に関するものがある。

以上の3つを通して共通することは、調査により問題があれば、事前防除の実施が必要である。

効率の良い「事前防除」は、殺虫剤による化学的防除である。なお、この方法は、現行の慣行散布でもある。今日、一部、省薬散布法に置換されつつあるが、慣行散布の運用が正しければ、有効な手段であるとともに、今後とも必要な手段でもある。

今日、環境の有害化学物質による汚染が心配される中、いたずらに殺虫剤を危険視する風潮もあるが、誤解されている部分も少なくない。

殺虫剤による化学的防除

殺虫剤による化学的防除は、第二次世界大戦後に急速な発達、普及を見た害虫防除法である。この方法が、今日の住み良い生活環境づくりに果たした役割は大きい。しかし、生活環境が大きく変わる中で、妥当性の評価をしないまま、今日に至ったのは反省すべき点である。また、ベクターコントロールの手法を、そのまま食品製造関連施設に持ち込んでは、不都合である。

食品企業のための化学的防除を確実にするために、現状の一部を紹介する。

殺虫剤の種類

殺虫剤は、その有効成分の化学的性状によって、有機塩素系殺虫剤、有機リン系殺虫剤、カルバメート系殺虫剤、ピレスロイド系殺虫剤などがあった。

以上のうち、有機塩素系殺虫剤は製造が禁止され、今日では製品はなく、残留農薬として名を留めている。また、カルバメート系殺虫剤も防疫用殺虫剤としては使用されていない。今日、主要な役割を果たしているのは、ピレスロイド系殺虫剤と有機リン系殺虫剤である。

殺虫剤の剤型

殺虫剤は、その化学的性状や使用目的によって、原体が固形製剤や液性製剤に加工されている。

固形製剤…粉剤、粒剤、ペースト剤など
液性製剤…油剤、乳剤、水和剤、ULV 用（高濃度少量散布）など
特殊製剤…エアゾール剤、くん煙剤、くん蒸剤、蚊取り線香など

以上であるが、汎用されているのは乳剤、水和剤、くん煙剤やベイト剤である。

殺虫剤の使用方法

殺虫剤には、以上のものがあるが、対象虫の種類や使用場所などによって、使用機器や手順が違う。その作業方法は、大きく分けて散布、噴霧、塗布、注入、設置などがある。状況によっては、空間噴霧あるいは残留噴霧などの呼称もある。また、防除すべき対象の発育段階によって、「成虫対策」や「発生源対策」（幼虫対策）と称することもある。

その他に、殺虫剤を虫に対して、そのまま処理する「直接処理」と、虫の通路や潜伏場所に処理しておき接触被毒を待つ「間接処理」という表現もある。使用法（施用法とも言う）とは、殺虫剤を対象虫に対して、いかに有効かつ効率的に用いるかの“手法”のことである。

発育段階と防除法

昆虫の発育は、大別すると卵、幼虫、蛹、成虫の経過をとる「完全変態型」と、蛹の時期を欠く「不完全変態型」とがある。

虫の活動は、一般に卵、幼虫、蛹の時期が不活発である。成虫の時期が最も活発で、その行動範囲が広域にわたる。活動性に富む成虫を、油

剤などを噴霧して殺滅することを「直接噴霧」という。幼虫など不活発で、群棲する時期に薬剤処理を行うことを「発生源対策」という。

殺虫剤に必要な性状

殺虫剤は、一般に生物に対する生理活性が高い物質である。求められる具備すべき条件は、時代によって若干異なるが、殺虫力の強いことと、有効スペクトラムの広いことである。

なお、今日、求められていることとして、次のことが挙げられる。

- ・即効性であること
- ・選択性の高いこと
- ・易分解性であること
- ・低毒性で人畜に対する毒性が低いこと

以上であるが、従来から求められていた「殺虫力の高いこと」は重視されなくなった。

殺虫剤による害虫管理

殺虫剤による化学的防除は、他の方法に比較して、効果の発現が迅速で、異常事態に対して即応性が高く、不可欠な手法である。

また、適正に運用する限り、問題は起こらない。ときに、教育訓練を欠く人によるトラブルもあったが、今は問題解決に向かっている。

今日、流通している殺虫剤を用いて、食品製造関連施設における問題虫への対応について述べると、次の通りである。

使用殺虫剤

今日、流通している殺虫剤は、有機リン系殺虫剤とピレスロイド系殺虫剤が主流である。使用に際しては、必ず医薬品、医薬部外品の承認を得たものを使用することが、食の安全・安心の提供には不可欠である。

有機リン系殺虫剤

この殺虫剤は、一般に殺虫力が強く、広い範囲の種類に有効である。また、これらは単剤で用いられることもあるが、二種混合剤などもある。

その種類を挙げると、ジクロルボス（DDVP）、ダイアジノン、トリクロルホン（ディプテレックス）、ピリダフェンチオン（オフナック）、フェニトロチオン（スミチオン）、プロチオホス、プロペタンホスなどがある。

以上のうち、殺虫力や即効性を期待する場合、ジクロルボス、ジクロルボスの混合製剤が適切である。匍匐性昆虫や安全性を期待する場合は、フェニトロチオン、フェニトロチオンの混合製剤が適切である。

ピレスロイド系殺虫剤

この殺虫剤は、一般に即効性に富むとともに、低毒性で安全性が高いとされている。その主要なものは、除虫菊エキス（天然ピレトリン）、フェノトリン、ペルメトリン、d,d － T －シフェノトリン等がある。

その他の殺虫剤

有機リン系殺虫剤やピレスロイド系殺虫剤に属さない、特殊用途の殺虫剤には、次のものがある。

IGR 剤：昆虫成長阻害剤と称するもので、卵および若虫期に被毒した場合、成虫にまで成長することなく致死する薬剤である。ジフルベンズロン、ピリプロキシフェン、メトプレンなどがある。

くん煙剤：オキサジアゾール系のメトキサジアゾンを主成分とし、加熱発煙させる製剤である。広域空間に便利な薬剤である。

ベイト剤：喰毒剤で、ヒドラメチルノンを主成分とし、ゴキブリの誘引殺虫剤として広く用いられている。

以上が、主要な殺虫剤であるが、これらを現場の状況に照らして使用するとよい。

殺虫剤の有効性

殺虫剤による化学的防除で明確にしておきたいところは、効力の持続期間である。殺虫剤の安全性については、製品ごとに「製品安全データシート」があるので問題はない。有効性に関しては、殺虫剤として製造承認を受ける際の基礎資料がある。これは、殺虫剤の「仕様書」に類するもので、必ず各々の対象昆虫に対する殺虫原体の LD50 値（μ g/ ♀）と KT50 値（分 /ml）が明示されている。また、効力の持続時間については、薬剤処理面を室温25℃前後で、効力を期待する期間まで保存し、その処理面の殺虫力が確認されている。

例えば、残効性を3カ月とすると、薬剤を処理した後、3カ月放置して、これと処理直後面の効果が、比較実験されている。それは、各々処理面に24時間接触させたときの致死率で示されている。直後面が、致死率100%で、3カ月面も95%であれば、3カ月有効であることを示すものである。これはKT50値で示されることもある。

効果の持続性は、飛翔性昆虫か匍匐性昆虫か、あるいは幼虫かによって異なるが、製品特性を示すものとして、必ず添付されている。

殺虫剤の散布は、頻繁な作業を避けるため、可能な限り間隔を延ばすこととして、多くが残効性を3カ月や6カ月に設定している。

図6は、多くの実験結果を基礎にして構築されたものでで、対象虫のライフサイクルを当てはめれば、防除計画が立てやすい。残効性が短い殺虫剤でも、期待駆除率を80%とすると、1カ月の残効性が期待できる。多くの殺虫剤は、3カ月から6カ月の残効性が設計されている。

殺虫剤に期待する効果は、対象虫や施設の状況などによって異なるので、各論で解説を進める。現場では、まだ殺虫剤による防除が一般的である。今、必要なことは、まずはベクターコントロールを背景に持つ現状の技術を、食品企業向けにモデルチェンジすることである。

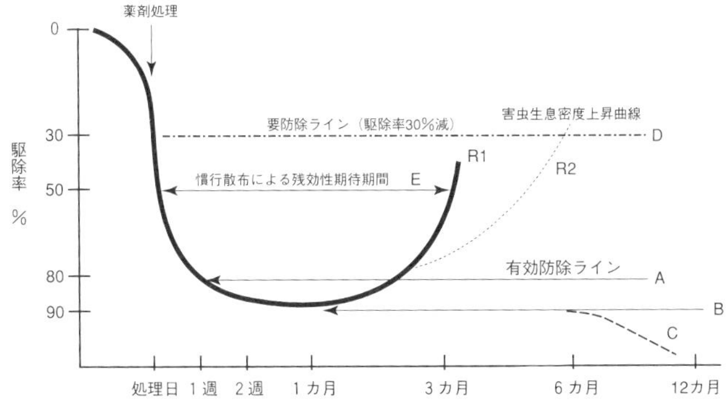

図6　殺虫剤による害虫管理の方法について

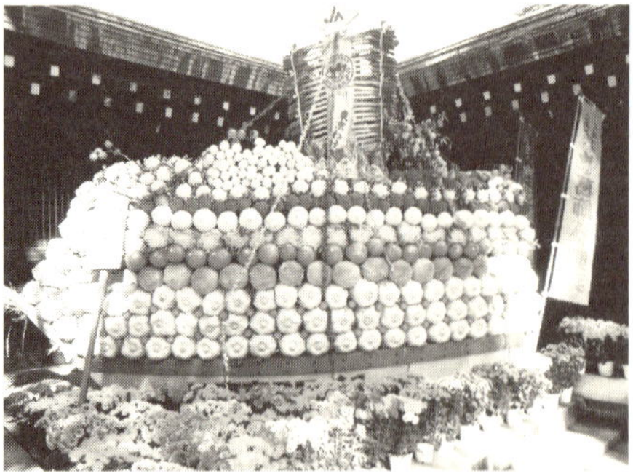

栽判基準を満たした安全・安心の国産野菜

食品産業のペストコントロールとは

ここで言う「ペストコントロール」とは“そ族・昆虫”を中心とした有害生物管理のことである。したがって、食中毒を考慮した“微生物制御”は含まない。また、その場面は「フードチェーン」に沿ったものである。それは、原料（農産物、漁獲物、食鳥肉、乳の生産者、それらの肥料、飼料、農薬、製造加工メーカー）、副原料、製品に接触する材料の供給者、流通、小売、配送業および保管業（倉庫業）などにわたる。

なお、このようなところでの「ペストコントロール」（以降、「有害生物管理」とする）は、FDA（米国食品医薬品局）のHACCP規則や、厚生労働省政令指定品目のHACCP承認制度（総合衛生管理製造過程）の衛生管理項目となっている。また、ISO22000の衛生管理項目のひとつであって、これを実施する活動を文書で定めることが求められている。

このように、食品産業における「有害生物管理」は、管理標準書などで管理基準や管理方法が具体的に定められた上で行う活動である。その手段には、機械的・物理的方法、生物的方法および化学的方法がある。このうち、化学的方法は、それが不適切な場合、化学的汚染につながる可能性があるため、使い方の基準が詳細に示されていている。

以上のことを認識した上で、今日の食品の化学的汚染について考えていきたい。

産地における化学物質の管理

従来、食品の調理・加工の場での原料の産地管理は、化学物質にまでは至っていなかった。しかし、今日のように、原料の供給が国際性を帯びた場合、産地管理は、品質管理のうちの大切な部分となった。

この産地管理のレベルは、製品によって大きく異なるが、例えば、

2008年に話題になった「冷凍ギョウザ」で考えると、以下のようになる。

冷凍ギョウザの組成は、大きく分けると「中身」と「皮」とでなり、「中身」は「食肉(豚、鶏など)」と「野菜(キャベツ、タマネギ、ニンニク、ニラ、ショウガなど)」で構成されている。また「皮」は、小麦粉、食塩、水で構成されている。以上の中で、原料の「農産物」である「キャベツ」についての化学物質事情を、害虫と病気の面から見ると、次のような状態である(写真)。

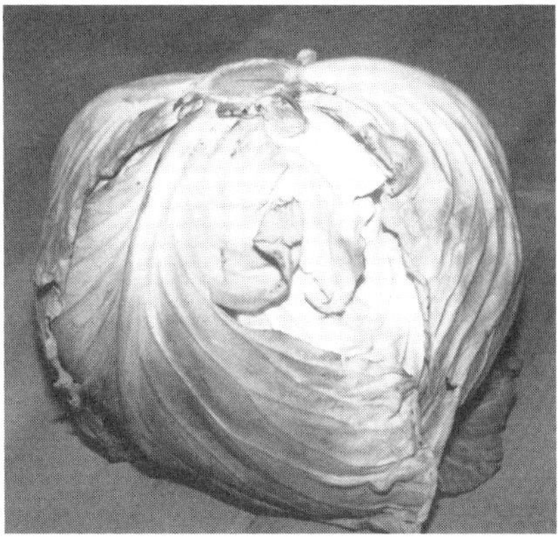

適切な病害虫管理で芯のしっかりしたキャベツ

害虫

キャベツを加害する主要な害虫は、モンシロチョウ、コナガ、ヨトウガ、モモアカアブラムシ、ダイコンアブラムシ、ハスモンヨトウなどで、これらが葉面の食害や吸汁加害をする。

病気

キャベツの主要な病気は、黒腐病、萎黄病、根朽病などで、葉色の劣化や株の黄変枯死などをもたらす。

このような病害防除のために、76種以上の殺虫剤と、34種以上の殺菌剤が、状況によって使い分けられている。なお、その他に雑草防除のものもあって、グリホサート、ジクワット、アラクロール、ブタミドホスなどの除草剤が使用される。

以上であるが、キャベツの栽培には「栽培基準」があって、これによって殺虫剤、殺菌剤、除草剤などの使用回数が定められている。キャベツを原料として使用する場合には、購入に際して、この基準への適合性を確認する必要がある。特に、受入検査時に、殺虫剤や殺菌剤の使用記録

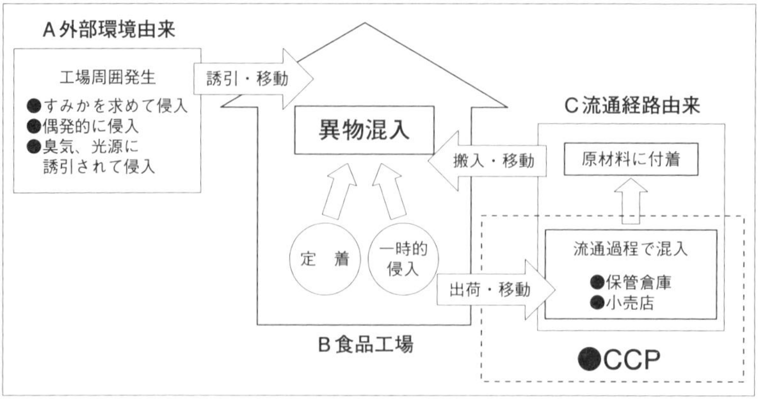

図7　食の安全・安心には搬送の役割が大きい

の確認が必要である。

問題なのは残留農薬である。すでに、残留農薬調査で、国産キャベツにおいても26種の農薬が検出されている。よく知られているのは、殺虫剤ではアセフェート、フェンバレレート、プロチオホス、メタミドホスなど、殺菌剤ではイプロジオン、プロシミドンなどである。

農産物の生産者は、収穫量や商品規格を目標にした有害生物管理（ペストコントロール）を実施するが、可視的でない「残留」への視点を欠く傾向がある。これを補うのが、調理・加工する受入側の産地管理である。産地の国際化が進む今日、この産地管理の重要性は増してくる。

流通経路におけるペストコントロール

食品類製造関連施設でのペストコントロール、有害生物管理は、軌道に乗りつつあるが、流通過程での管理は十分とは言い難い。

流通における衛生管理は、食品製造関連施設と同じ、食品衛生法に関わる部分である。それは「食品等事業者が実施すべき管理運営基準に関する指針（ガイドライン）について」（食安発第0227012号、平成16年2月27日）の「第5運搬」の項でも、衛生管理の必要性を示唆している。

搬送･運搬は、清潔区域で製造されたものが、一時的ではあっても「汚染区」を経て、別の清潔施設へ移入される（図7）。また、倉庫・保管場所のペストコントロール、有害生物管理は「建築物における衛生的環境の確保に関する法律」(建築物衛生法）や「厚生労働省告示第119号（平成15年3月25日）に基づいて実施されている。

防除作業は、調査の結果に基づき、効果的な作業計画を策定し、適切な方法により行うこととなっている。使用する殺虫剤や殺そ剤は、医薬品、医薬部外品として承認されたものが使用される。なお、その主要な殺虫剤は、有機リン系殺虫剤、ピレスロイド系殺虫剤、IGR剤などがある。その代表的なものは18-19頁にあげた有機リン系殺虫剤、ピレスロイド系殺虫剤、IGR剤などである。

これらの殺虫剤は、使用した年月日、場所および対象、単位面積当たりの使用量や希釈倍率などを記帳し、記録に残すことになっている。

製品の輸送や倉庫への一時保管は、アウトソーシングが多いが、この場合、輸送車や倉庫の防虫・防そ管理の記録を確認すべきである。

以上が、自社管理の有無は別として、食品の製造工程外での化学的汚染につながる可能性がある場所である。

その他の場のペストコントロール

生活の場や流通過程の場におけるペストコントロールは、使用する化学物質が、農薬取締法や薬事法の適用を受けるものであった。

しかし、生活の場には、上記の法の適用を受けないもので、環境中に漏出する可能性の高い化学物質が、少なからず市販されている。ここでは「殺虫剤類」と仮称するが、不快害虫用殺虫剤、衣料防虫剤、シロアリ防除剤、あるいは非農耕地用防除剤などが、これに当たる。

環境省がこれらの実態調査を行い、報告したところによると、屋内用製剤が78成分492製剤、屋外用製剤が72成分353製剤であった。前者ではビヘントリン、エトフェンプロックス、ペルメトリンの順に使用量が多く、後者ではフェニトロチオン、フタルスリン、フェノカルブおよびエトフェンプロックスなどであった。

出荷量が多いのは、パラジクロロベンゼン、ナフタレン、次亜塩素酸ナトリウム、ショウノウ、エンペントリン、オルトジクロロベンゼン、チアメトキサム、水酸化ナトリウム、4級アンモニウム塩、フェノカルブ、イミダクロプリドが上位10種であった。パラジクロロベンゼンが全体の83%に達する。食品の異臭事故が時々、発生する背景には、このような実態があった。

家庭や生活の場における食品の化学物質汚損は、管理されたペストコントロールの場よりも、監視すべきところと思わせる。

食品工場のペストコントロール

食品企業の虫対策は、虫の異物混入防止を前提に実施されてきたが、今、食品の化学物質汚損を視野に入れたものへと移行しつつある。新たに構築するには、昆虫の建物内への侵入要因（図8）の外部環境由来を、さらに上流を加えての検討が必要となった。また、生活の場にあふれる化学物質を視野に入れたテクニックの案出も必要である。

この産地から食卓までのペストコントロールでは、食の安全を確実にするために必要な監視ポイントを示したものである。

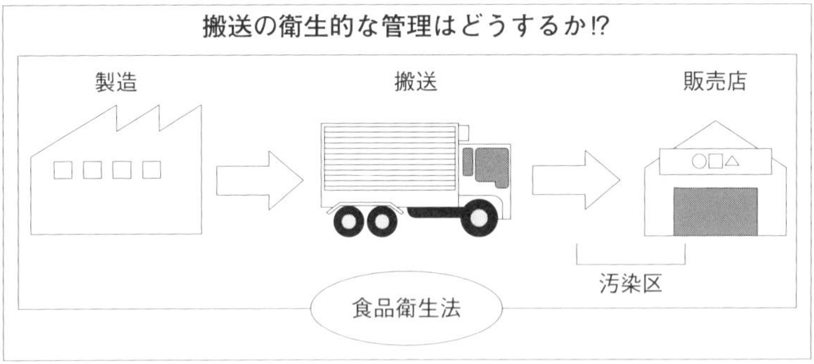

図8　出荷・移動の過程は異物混入対策の重要管理点

2章

問題虫・ゴキブリ対策

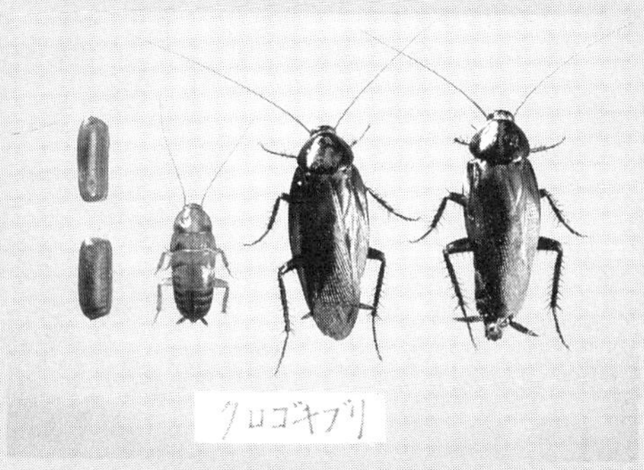

問題のゴキブリ。身近な大敵は、
クロゴキブリ

効果的な防除・駆除法がある

世間で嫌われる虫のナンバー・ワンは、なんといってもゴキブリである。では、ゴキブリとはどんな虫なのか、その主要種の生体のあらましについて紹介する。そして、この虫退治にかかわる法的背景について説明するとともに、その防除の手順について詳述する。その原則は、「事前調査」「防除作業」「効果判定」「定期点検」「事後処理」である。この運用の具体例について詳述する。

また、ゴキブリの潜伏場所が特定しにくい場合の駆除法であるくん煙剤やその併用技術を紹介し、加えて殺虫剤による化学的防除の実施が難しい場所での駆除に有効な「ベイト剤処理」の基本について詳述した。

虫管理に関連する法律

私たちは、なぜ虫退治をするのか。それは、ひとつには昆虫類によってもたらされる直接的、あるいは間接的な被害から免れることにある。また、次のような法律に基づくものである。

(1) 建築物における衛生的環境の確保に関する法律
(2) 厚生労働省告示第119号（平成15年3月25日）
(3) 食品衛生法：このうち、「食品等事業者が実施すべき管理運営基準に関する指針（ガイドライン）」については具体的なことを示している。
(4) 医療法
(5) 労働安全衛生法
(6) 感染症予防法

以上が虫管理に関与する法律であり、社会の約束事ということができる。

また、樹木などの害虫管理にあっては、農林水産省の通知などにも注意が必要である。特に「住宅地等における農薬使用について（15農安第1714号）は、よく理解しておくべきである。

また、化学物質に敏感な子供たちのことを考えて、「学校環境衛生の基準」についても認識を持つことが大切である。

しかし、これらの「法」には、具体的な昆虫が明示されていないこともあるので、十分な事前調査を行い、対象を確実にしておくべきである。

問題虫には、大別すると、活発な飛翔活動をするグループと、匍匐力の強いグループとがある。ここでは、"這う"匍匐性の虫で代表的な「ゴキブリ」について紹介する。

ゴキブリとはどのような虫か

ゴキブリは、"アブラムシ"などと称され、清潔感に乏しい昆虫である。原産地はアフリカで、もともと熱帯、亜熱帯に住んでいたが、交通機関の発達、暖房設備の完備、食料が豊富になった等の要因から分布地域を広げてきた。

ゴキブリは種類が多く、少なくとも3500種が知られている。そのほとんどは屋外性で、落葉や朽葉などで生活している。日本では約30種(7科18種とも言われている)が知られている。なお、日本におけるゴキブリの分類学的研究は、明治31年に松村松年博士によって始められ、素木得一博士(1931年)が、台湾と日本のものを整理して68種類が記載されて終わっている。

生態や駆除については、明治40年に佐々木忠次郎博士によって最初の論文が発表された。また生活史については、大正13年に高橋良一博士が「ゴキブリ類の生活史」(動物学雑誌、第36巻、第427号)として詳細に報告した。その後、昭和23年に石原保博士により「日本のゴキブリ類」(科学知識、第27巻、第299号)という詳細な総説がなされている。

これが、今日の「ゴキブリ」学につながった。しかし、ゴキブリが「産業害虫」として位置づけられるようになったのは、昭和50年代の後半頃からである。

防除対象の主要なゴキブリ

生活の場や生産の場で、駆除を必要とするゴキブリは、それほど多くはない。ゴキブリは、古くからウイルス、細菌、原虫などの有害微生物の伝播者として注目されていた。ことにサルモネラ菌を伝播することや、ゴキブリがアレルゲンとなる呼吸器アレルギーなどは心配されている。

ゴキブリのふんで汚損されると、特有のにおいがあるので、食品の保管場所では嫌悪される。

そのような問題種の代表的なものは以下の通りである。

クロゴキブリ

クロゴキブリは、英名をSmoky − brown Cockroachといい、体長25～30mmの光沢のある黒褐色をした、家屋内に棲息する普通種である。わが国での分布は、主に関東以南とされており、産卵の時期は5月下旬から10月である。

ヤマトゴキブリ

ヤマトゴキブリは、英名をJapanese Cockroachといい、体長20～25mmの黒褐色をし、家屋内にも屋外にも棲息する。4月初旬より11月中旬まで活動し、越冬する。活動の適温は、25℃から30℃で、4月から6月にかけて産卵する。

ワモンゴキブリ

ワモンゴキブリは、英名をAmerican Cockroachといい、体長30～35mmの大型種である。施設の暖房条件が良くなるのに伴って、日本全国に分布するようになった。地下街、下水道、廃棄物置き場などに棲息する。

チャバネゴキブリ

チャバネゴキブリは、英名をGerman Cockroachといい、体長10～15mmの小型種で、褐色をした普通種である。チャバネゴキブリは、世界に広く分布するが、低温に弱い傾向がある。

以上が、防除の対象となる主要なゴキブリ類と、その概略である。なお、それぞれの特徴を要約すると表1の通りである。これらのゴキブリに共通の性状は、狭所間隙を好むところである。この性状が、防除を難しくしている。

ゴキブリ類の防除法

問題のゴキブリの姿は、以上に述べた通りである。この防除の具体的方法について紹介する。

ゴキブリ防除は、「建築物におけるねずみ・こん虫等防除技術基準」（厚生省生活衛生局企画課監修・平成８年度改）によると、その手順は次の通りである。

Ⅰ事前調査

1. 環境・生息調査　　2. 被害調査

Ⅱ防除作業

1. 環境的対策

（1）潜伏場所の防除と侵入防止策

（2）厨芥処理の徹底

（3）OA機器設置の場所には食品類の持ち込み禁止

2. 殺虫剤による駆除

（1）残渣接触処理　　（5）炭酸ガス溶解剤処理

（2）毒餌処理　　（6）煙霧処理

（3）燻煙処理　　（7）蒸散剤殺虫処理

（4）ULV処理

表１　主要ゴキブリ類の生活史概略

	ワモンゴキブリ	クロゴキブリ	ヤマトゴキブリ	チャバネゴキブリ
体　長	50mm	33mm	33mm	20mm
最適活動温度	30℃	30～33℃	30℃	33℃
発生回数（年）	1回	1回	1回	数回
活動時期	4月中旬～10月上旬	4月中旬～10月上旬	4月初旬～11月中旬	通年
卵鞘内日数 （1個内の卵数）	20～58日 （15）	37～47日 （20）	35～50日 （16）	17～35日 （38）
幼虫期間	約161日	182～588日	180～590日	42～217日
雌成虫寿命	105～588日	196～301日	200～300日	98～182日
卵→ 成虫所要日数＊	155～240日	218～239日	260～280日	90～105日
産卵数	年間約800個	年間約300個	年間約280個	年間約2万個
至適環境	温暖多湿なゴミ、地中のダクト中など	温暖多湿な場所、庭から屋内	温暖多湿な場所、庭から屋内	暖くて、水に近い乾燥した場所

注）国内外の各種文献より、＊は林の実験値（27℃）

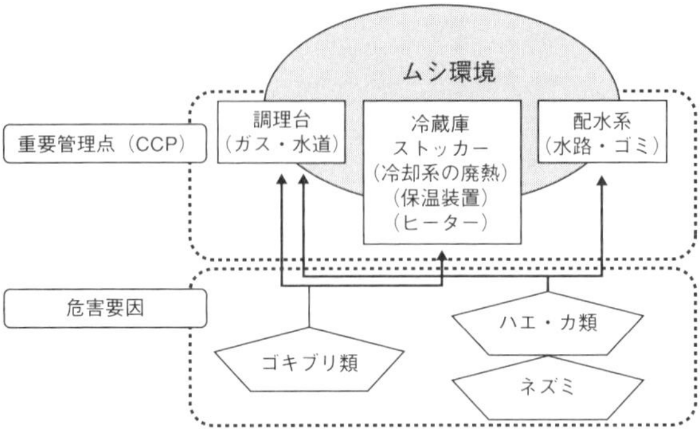

図1　厨房のゴキブリ管理の重要管理点（CCP）

Ⅲ効果判定

1. トラップによる判定方法　　2. 証跡による方法

Ⅳ 定期点検

Ⅴ 事後処理

付記　記録用紙例と記載要領

1. ネズミ・昆虫等生息状況報告書
2. ネズミ・昆虫等防除作業報告書

以上が定められた基準である。このことが、現場でこの通りに実施されていれば問題はない。

今日の「調査」が求められている時代では、「事前調査」の部分と、「定期点検」の部分の実施方法を明確に定めておくべきである。

なお、この部分は、特に工夫を要するところでもある。ここに、危害分析重要管理点方式（HACCP方式）の考え方を導入するとよい。厨房や施設のゴキブリ管理における重要管理点を示すと、図1の通りである。

調査方法で最も一般的なのは、粘着トラップによるものである。トラップの規格を決めて、設置場所、設置時間、設置個数、捕獲状況の分析法を明確にするとよい。これは、「モニタリング手順書」として標準化し、事例が蓄積された時点で「見直し」をすると機能する。

防除作業で、殺虫剤による化学的な方法は、今日では批判的な風潮にあるが、場所や状況によっては不可欠な方法である。問題なのは、科学的根拠に基づいた計画性がなかったことである。調査点検により、生息密度と適切な施用方法を明確にし、実施すればよい。

今日の環境下での管理方法のモデルを示すと、表2の通りである。生息密度を、過飽和密度、普通型（Aタイプ、Bタイプ）、管理レベル密度の3型に分け、捕虫数ならびに指数を示した。これにより、どのような処置を取るかは、現場の状況や顧客の要求によって判断する。

不特定多数の人が利用する施設や特殊施設などでは、防除方法の選択に十分な検討が必要である。同時にゴキブリ類による経済的被害のレベルが、リスクを上回る場合は、それを押さえる手法も必要である。

表中に示す、局所重点処理や注入処理、塗布、置き去り法は、化学的薬剤を用いる方法であるが、目的場所以外への飛散、漏出のおそれが少なくないものである。

ゴキブリ防除は、殺虫剤の使用を前提とした「定期防除」の時代を経て、「調査」に基づく管理の時代に入った。今、虫管理は“ペストプルーフィング”の時代を迎えた。もはや、多発した虫の駆除の時代でないことは確かである。

それに「虫」の発生場所は、全施設のわずか20%に満たない部分と言われているが、そのような場所への特化した対応手段は不可欠である。

表2　都市型環境下におけるゴキブリ生息密度と適切な施用方法のモデル

生息密度型	過飽和密度	普通密度 A	普通密度 B	管理レベル密度
トラップ捕虫* 指数	50匹以上	20匹前後	10匹前後 2前後	5匹前後 1以下
処理方法 （基本的単独型）	局所重点・注入併用（IJ） 慣行散布・局所重点（m²/50ml）	ULV処理	ドライ処理、置き去り法 スポット処理（塗布）	
使用薬剤	有機燐系殺虫剤（殺虫力） DDVP、プロペタンホスなど		ピレスロイドおよび低毒性有機リ スミスリン、エトフエンプロックス、スミチオンなど	

*市販粘着トラップによる24時間設置の捕虫数

事前の調査ということ

ゴキブリの防除に際しては、対象場所のゴキブリ事情をよく調査することである。調査すべき場所は、施設の状況で若干の違いがある。一般的な観察ポイントについては後ほど解説する。

その前に、日本全土の消費者の見たゴキブリ俯瞰状況をを確認しておこう。一般消費者を対象に「気になるゴキブリ」を捕らえて、その最も大きいものを表彰するという催しの結果によると、全国的に目立つのが「クロゴキブリ」であった。地域的に見ると、東日本地区の人たちが、ゴキブリに対する関心度の高いことがうかがわれる。いずれにしても、問題のゴキブリは、クロゴキブリ、ヤマトゴキブリ、チャバネゴキブリであることが明白であった。

また、これらが異物の虫として問題を起こすゴキブリであり、要防除種とも言える。

調査ポイント

調査する場所を挙げると、およそ次の通りである。

食品収納棚、食品庫、ガス台、流し台、冷蔵・温蔵庫、ロッカー、壁などの間隙、配水管周囲、下水溝、浄化槽、配電盤、ダンボール箱類、ゴミ処理場、飲料自動販売機、物置、建物周辺の樹木・落葉下、プランター、植木鉢など。

厨房の調査例

都市の飲食施設で、粘着トラップによる捕獲調査を行った。場所を下見して、ゴキブリ出没の痕跡がある場所を確認して、市販のゴキブリトラップを設置した。トラップは、各ポイントに1個ずつ設置し、24時間後に回収した。これを、同じ場所で、10日間隔で3回、反復調査した。

その結果は、表3に示す通りであった。調理台の下、冷蔵庫の裏などでの捕獲率が高かった。これは、ゴキブリが、食物残さが残りやすいところや、温かくて暗いところに、好んで集まることを示すものである。製造施設の中にも、このような場所があるので、調査ポイントとして決めておくとよい。

なお、この調査ポイントは、ゴキブリ防除を実施した後、効果の有無

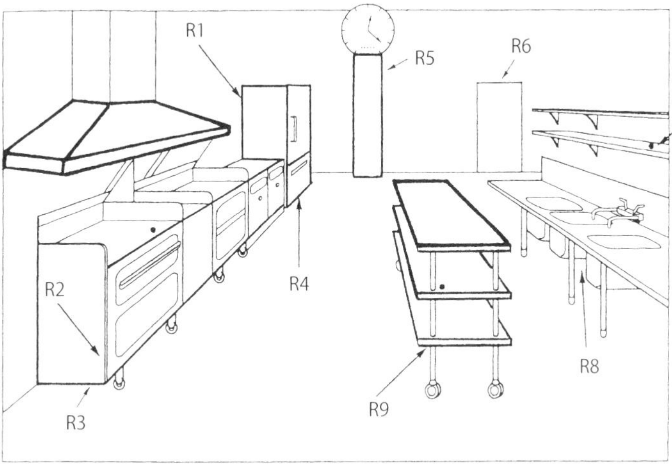

図2　厨房および食品類加工場内の調査と薬剤処理のポイント

表3　ゴキブリはどこに一番多かったか？
（あるレストランの厨房の調査結果）

調査場所	調査回数と虫数（頭）				捕虫率
	1回	2回	3回	合計	(%)
調理台の上	133	−	−	133	18.7
調理台の下	98	80	−	178	25.1
ガスレンジの周辺	39	13	−	52	7.3
冷蔵庫の裏	101	51	−	152	21.5
カウンターの裏	62	42	−	104	14.6
食器棚の上	7	16	−	23	3.3
ビールケースの周辺	−	38	28	66	9.3
合計虫数	440	240	28	708	100.0

を確認するためのポイントにもなる。これを図面上に記録しておくことが大切である。

以上を総括して、厨房や食品類の加工、下処理施設内の調査ポイントと防除処置を取るポイントを整理すると、図2の通りである。

R1は冷蔵庫周りの調査と処理点。R2、R3は調理台の裏側、R4も同様である。R5 は、柱周辺で、時計等があれば要注意点。R6 は扉の隙間が潜伏場所となる。R7 の棚と壁の隙間も要注意。キャスターなどは、支柱部分が注意点である。

以上のような調査に基づいて、どのような処置を取るのかを決める。そのためには、「防除計画」を立て、計画的に実施し、その実施記録を確実に取り、保管する。

従来のやり方は、この設計のプロセスが不十分であった。しかし、今日の社会的要求は、これを確実にしなければ満たすことができない。

防除論の各論

害虫防除の方法は、大きく 4 つの方法に大別されることはすでに解説した。今回は、そのひとつである「化学的防除法」について詳述する。

最近、環境問題や農薬のポジティブリスト制度の施行などで、殺虫剤による化学的防除にはかつての威勢はないものの、その価値感は失われていない。

従来のような、思慮を欠いた使用は反省するべきであるが、科学的根拠に基づいた計画性のある使用を必要とするところも多い。

どのような殺虫剤があるか

今日、防疫用（業務用）あるいは家庭用殺虫剤として広く使用されているのは、有機リン系殺虫剤とピレスロイド系殺虫剤の 2 群である。

有機リン系殺虫剤の特徴は、化学構造が 5 価の「P」を中心に持つリン酸エステルである。なお、化学的な性状は次の通りである。

○ 熱、光、酸に安定で、アルカリ性に不安定である
○ 接触、食毒、呼吸毒として作用する
○ 体内で活性化されて強い殺虫力を発揮する
○ 脂質に可溶で浸透性に優れる

殺虫の作用機構はコリンエステラーゼの阻害にある。

代表的な製品は、ジクロボス、フェニトロチオンなどがある。

ピレスロイド系殺虫剤の特徴は、化学構造が菊酸部分を中心に持つ、菊酸エステルである。その性状は次の通りである。

○ 即効性に富む
○ 安全性が高い
○ 抵抗性がつきにくい
○ 自然界において易分解性である
○ 異性体間で効力の違いが大きい
○ 異性体には、光学異性体と幾何異性体とがある

作用機構は、神経線維膜に作用し、軸索伝導を阻害する。

代表的な製品は、除虫菊エキス、フタルスリン、フェノトリン、エトフェンプロックスなどがある。

以上が、ゴキブリ防除に使用している殺虫剤で、これらの原体がいろいろな剤型に加工され、市販される。

では、適応範囲が広く、性状が個性的な殺虫剤を挙げると次のものがある。

(1) ジクロルボス

本品は、有機リン系殺虫剤で使用歴の長い殺虫剤である。ジクロルボス（dichlovos）は、DDVPともいい、化学名を2,2 − Dichlorovinyl dimethyl phosphateという。

経口急性毒性は、ラットに対するLD50値50mg/kg、マウスで140〜275mg、ADIは0.004mgである。

農業用としても広く使用されていて、その適応範囲は約42種の農作物に及ぶ。

ゴキブリに対する殺虫力は、LD50値（μg/♀）で示すと、ワモンゴキブリが0.941μg、クロゴキブリが0.794μg、ヤマトゴキブリが0.743μg、チャバネゴキブリが0.153μgと、他の有機リン剤の数倍の効力を持っている。殺虫能力が高く、残留性が低いという性状は、食品工場などでは好ましい性状といえる。

(2) エトフェンプロックス

本品は、プレスロイド様殺虫剤で毒性が低く、自然界での分解性が高い。エトフェンプロックス（Etofenprox）は、レナトップ、トレボンともいい、化学名を2 - (4 - ethoxyphenyl) - 2 - methylpropyl3 - phenoxy - benzyl etherという。農業用としても14作物に使用されている。

経口急性毒性は、ラット（♂）に対するLD50値が>21440mg、ラット（♀）が>42880mgと、きわめて低毒性である。

殺虫力は、チャバネゴキブリに対するLD50値（μg/♀）が0.40μgである。

ここに挙げた殺虫剤は、安易な使用が困難となる状況下で、期待する効果を発揮する代表的なものである。

くん煙剤によるゴキブリ駆除

環境の都市化は、従来の液性製剤による残留噴霧という防除法に変わるべき方法を必要とするようになった。これに替わり得るものとして、使用方法が簡易で、液性剤よりも清潔感の高い「くん煙剤」が着目された。また、安全性にも配慮し、その結果、ピレスロイド系殺虫剤を主成分とするくん煙剤が開発された。

この実用化を進めるために、この製剤の有効性や作業性について、実地に確認試験を行った。実験施設は、営業中の食堂や飲食施設を用いた。その結果は、図3に示す通りであった。

新たに開発したピレスロイド系殺虫剤を主成分とするくん煙剤（Pyくん煙剤）の効果は、処理後2日目で駆除率が60%に至らなかった。その1カ月後の駆除率は30%台であった。

しかし、この60%の駆除率の適否は別として、施設管理者からの評

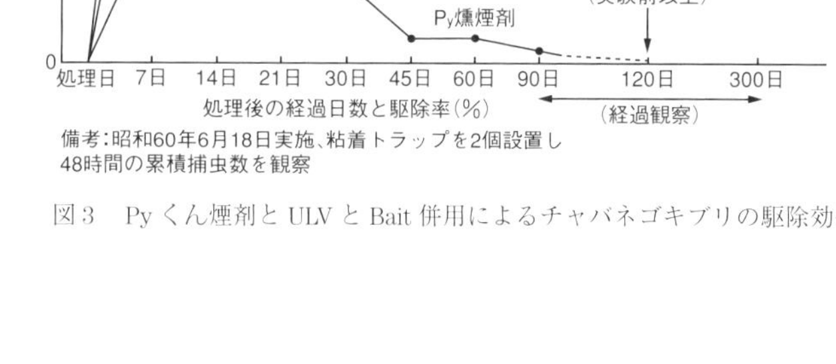

図3　Pyくん煙剤とULVとBait併用によるチャバネゴキブリの駆除効果

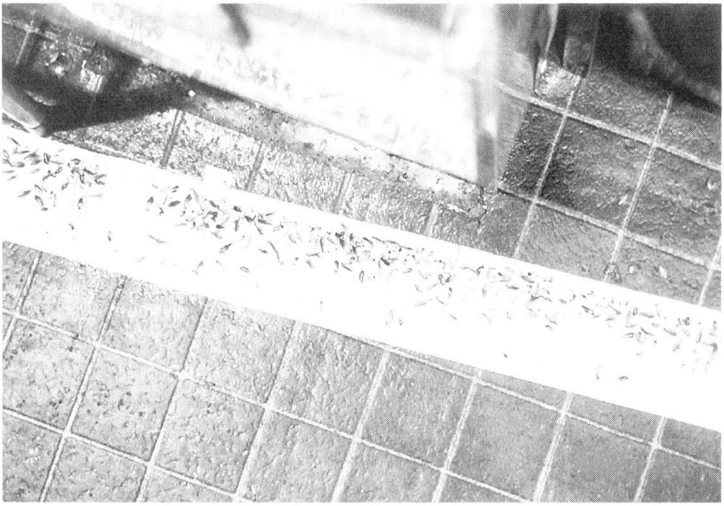

ピレスロイド剤の処理で飛び出したゴキブリの群

価は高いものであった。

だが、この結果は従来の有機リン系殺虫剤（バイテックス）による残留噴霧処理に及ばないものである。この原因は、ピレスロイド系殺虫剤の接触剤としての「力価」の低いことと、くん煙の到達性に問題があると考えられた（写真）。

なお、処理後1カ月目の駆除率が30％台であることは、何らかの併用技術の開発の必要性を示唆するものであった。また、他剤の活用を考えさせるものであった。

この実験では、同時に、ピレスロイド系殺虫剤を主成分とする「ULV」処理も併行して行った。これは「ULV」の残効性の劣ることを補うために、喰毒剤「Bait」を併用したものである。この結果は、処理後7日目の効果が、別に行った「Bait」単独の実験と比較して効果の高いことから、「ULV」が有効に働いたものと解釈された。

この実地試験を機にして、くん煙剤処理が現場に定着した。また、「Bait」という処理の開発の端緒となった。このような実地試験は、ゴキブリ防除において、ゴキブリの間隙潜伏性や高湿度退避性などを配慮した、適切な手段を選ぶことの大切さを現実に示したものである。

現行の処理の一つひとつが、このような実地試験を経て構築されたのである。

このような背景を考えた場合、工場で取り扱う「製品」の、ゴキブリによる「リスク」を分析して、レベルを明確にしておくことの重要性が理解できる。

「調査」の時代のゴキブリ防除への取り組みは、今、始まったばかりである。これからが、一工夫の要るところである。

以上、殺虫剤による駆除への取り組み方について解説したが、次頁からは殺虫剤の散布による薬剤の漂流、飛散の心配を軽減する施用法について述べる。

殺虫剤の使い方には、噴霧、散布、塗布、注入、くん煙、くん蒸あるいは設置などの方法がある。このうち、飛散しにくい方法には、塗布、注入および設置がある。今、期待されている方法は、そこに「置く」だけで効果を発揮する殺虫法で、その代表的な製剤である“ベイト”について解説する。

ベイト剤とはどのような製品か

「Bait」には“かませる”という意味がある。また、“誘惑する”餌と解釈される。

今では“ベイト”といえばゴキブリ駆除の特効薬として知られているが、導入当初は害虫駆除専門業者が見向きもしない製品であった。また、もう50年も前から「ゴキブリ・ドロップ」なる家庭用殺虫剤が登場したが、普及・定着には至らなかった（写真）。

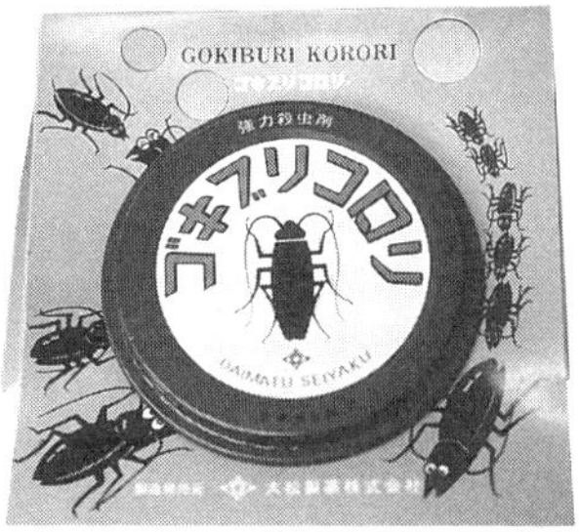

ゴキブリのベイト剤が
登場した初期の製品

ベイトの基本形は、殺虫剤の消化中毒剤（Stomach poison）の砒酸鉛や砒酸石灰に端を発するものである。

また、誘殺の原点は、ネズミ退治の“毒団子”である。これは、ネズミの好む餌に毒物（黄リン、ネコイラズともいう）を上手に包み込んだものであった。

ベイト剤の組成は、有効成分と誘引材料と増量剤で構成されている。剤型としては、ペースト状、粒状、固形錠剤、保護容器入りなどがある。ベイト剤の特徴は、対象虫が出没する場所や通路に置く「設置」という処置で接触を持つところにある。

このようなことから、この方法を「パッシブ・トリートメント」（Passive Treatment）受け身の処理と称されている。撒くとか散布するといった操作がないため、薬剤による周辺の汚損がないのが特徴である。

以上が、ベイト剤という誘引毒餌の全体像であり、この効果を支えるのは、遅発性毒性を持つ有効成分と誘引物質である。誘引物質には、産卵誘引物質、食性誘引物質、性誘引物質があって、この研究の進歩が実用製剤の開発につながった。

ベイト剤の有効成分

ベイト剤は、使用方法こそ環境にやさしいが、殺虫剤であることに違いない。ベイト剤も殺虫剤による「化学的防除法」を支えるひとつの材料である。したがって、その有効成分についても再認識の必要がある。

今日、実用化されている主要なゴキブリ用ベイト剤の有効成分について挙げると、次の通りである。

1）ホウ酸（硼酸）

ホウ酸（Boric acid）は、無機化合物で「日本薬局方」に収載されていて、私たちの生活の場においては、医薬品の範囲にある。

ホウ酸は、酸化ホウ素（B_2O_3）が水化して生ずるオキソ酸を言う。これは、弱いながらも殺菌力や防黴力があって、殺菌、防黴剤として用いられる。

物理的・化学的性状は、無色、無臭の白色粉末、粒状か結晶である。水に対する溶解性は、0℃で2.95％、20℃で4.88％、100℃で37.99％である。なお、その他の性状は表1に示す通りである。

安全性の面で、本品がイヌ、ネコ、ラットなどの餌に迷入しても、3000ppmでは有害な影響が生じなかったことが明らかにされている。

ホウ酸は、欧米で、第一次世界大戦後の1914年から1939年（大正3年～昭和14年）にかけて、殺ゴキブリ剤として盛んに研究された。わが国では、大正8年（1922年）から昭和8年にかけて、貯穀害虫に対する効果の研究がなされ、その効果の高いことが報告されている。その後、1956年に海軍の施設で、ホウ酸によるチャバネゴキブリの大規模な駆除作業が実施され、その駆除効果の高いことが立証されている。

今日のベイト剤の原点と言うべきか、1943年に1.5％ホウ酸液を含浸させた布の、ゴキブリに対する効果の実用試験がなされ、効力発現までに7日から10日を要するものの、駆除効果の高いことが明確にされている。

著者も、1975年に実験したが、1m^2当たり2mlの処理でチャバネゴキブリに対するKD_{50}値（ノックダウン50％所要時間）が8時間前、ワモンゴキブリで13時間であることを確認した。

以上のように、「ホウ酸」は効力発現に時間を要するものの、効果の確かな物質である。今から20年も前、“ホウ酸団子”が登場し、社会の話題となった。しかし、当時は誰一人、今日を予想していなかった。

2) ヒドラメチルノン (Hydramethylnon)

本品は、アミジノヒドラゾン系殺虫剤で、1975年にCyanamid社（現在はBASF社）で創製された。1980年にアリ用食毒剤として、米国EPAに登録認可された。また、ゴキブリ用としての認可は1982年で、日本への登場は平成元年（1989年）に医薬品の原体登録に始まる。幾多の実験を重ね、商品名“シージジェル”の医薬品輸入承認を獲得し、今日に至る。

ゴキブリ用として、しかもベイト剤と特化した製品の導入は、珍しい例であった。本品の化学名は、5,5 - dimethylperhydropyrimidin - 2 - one4 - trifluoromethyl - α - (4 - trifluoromethylstyryl) - cinnamylidenehydrazone と称し、Amdro、combatなどとも呼ぶ。

本品は、毒性が低い化合物である。その概要は表4に示す通りである。

表4　食毒剤の有効成分の種類と作用特性

項目	ヒドラメチルノン	ホウ酸	フェニトロチオン（MEP）
毒作用	呼吸毒	細胞毒	神経毒
作用機構	呼吸酵素の阻害により、体内の酸欠により死亡する。 （細胞内ミトコンドリアに吸着され、その呼吸酵素を阻害する）	消化管内の共棲微生物を殺し、組織内のSH系酵素を阻阻害する。その結果、脱水症状を起こし死亡する。	コリンエステラーゼを阻害して殺虫力を発揮する。この阻害のため、アセチルコリンが分解されないままに、シナプス間隙に蓄積して、シナプス伝達を麻痺させて死にいたらしめる。
毒性 LD50値 （mg/kg）	ラット:1300（985～1715） 5000mg以上（USA） EPAでは、毒性についての注意書きを必要としない。	ラット：3160～4080 マウス:3450	ラット:250～500 マウス:870
経口推定致死量（g）、成人	毒性が低く、計算ができない。	成人：15～20、8～7 小児：4～9、5～6 乳児：2～3	スミチオン：DDVP混合乳剤の場合 成人：120ml 小児：20ml
殺虫力 LD50値（μg/♀） 経口投与	チャバネゴキブリ 24時間後：86μg/1頭 4日後：9.66（♂）、225.7（♀）	チャバネゴキブリ 最大投与量200μgで次の値 24時間後の致死率…0% 4日後の致死率：10%（♂） 6%（♀）	チャバネゴキブリ
局所施用	24時間後:1000μg以上 4日後：25.1（♂）、63.1（♀）		0.25（♀）

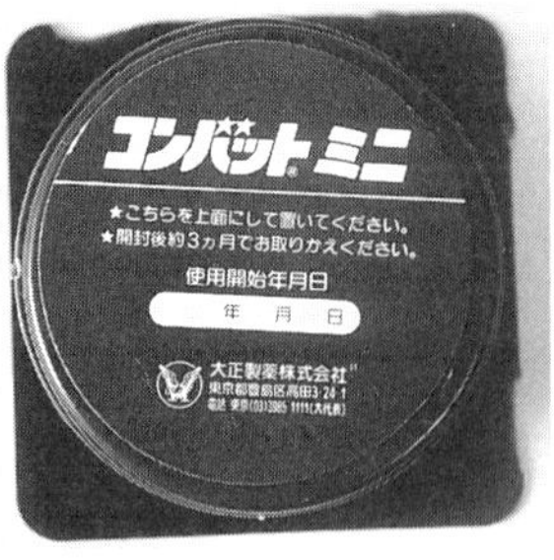

ヒドラメチルノン製剤、時代の
先端を行くコンバット

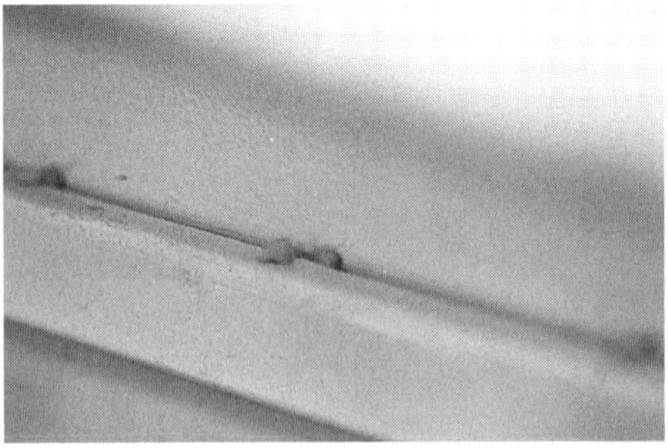

PCOの主力品シージのポイント施工

原体は無臭、水溶解度が0.88ppm（25℃）、蒸気圧8 × 10 − 6Pa（25℃）と安全性の高い物質である。殺虫力は遅効性であるが、致死効果が確実である。チャバネゴキブリに対するLD50値は86 μ g/1頭である（写真）。

この製剤の特徴は、これを摂食したゴキブリの排せつ物（ふん等）を他のゴキブリが摂食しても、致死効果のあることである。この作用は二次効果、ドミノ効果と称され、群居性ゴキブリに対する効果を高めるのに関与した。

3）その他の殺虫剤

ベイト剤の有効成分として特徴的なものは、以上の2成分であるが、その他に接触殺虫剤として用いられていたものにも食毒性の高いものがある。その代表的なものは次の通りである。

フェニトロチオン：

スミチオン、MEPとも言い、防疫用殺虫剤として広く使用されている。本品は、原体が有機リン剤特有の臭気を持つため、マイクロカプセル化したものが、ベイト剤に使用されている。

フィプロニル：

本品は、Fipronilと称し、土壌害虫、吸汁性昆虫の駆除剤として開発された殺虫剤である。経口急性毒性は、ラットに対するLD50値が

100mg/kgと高い。また、ADIは0.0002mgである。

本品は、不快害虫用と称する分野で、ベイト剤に連なったものである。商品名としてはグリアートジェルがあって、有効成分としてフィプロニルを0.05%含有するとされている。

イミダクロプリド：

本品は、imidaclopridやアドマイヤーなどと称する。ツマグロヨコバイ、アブラムシなど吸汁性の農業害虫の駆除剤として開発された。経口急性毒性は、ラットに対するLD50値が450mg/kgで、ADIは0.0084mgである。

ベイト剤の登場の経緯は、不快害虫用もしくは業務用として参入したと解される。商品名としては、ブラタネックスプロと称するものがあった。有効成分の含有量は1.89%である。

この他に、プロポクスル（バイゴン）を主成分とするバグラーなるものがある。

以上が、ベイト剤の有効成分の現状であるが、施用現場の状況を確認し、製剤を選択すべきである。害虫の駆除や管理を外部業者に依存している場合も、その使用製剤への適否を確認することが不可欠である。医薬品、医薬部外品以外のものは使用しないこと。

ベイト剤の施用上の課題

今日、ベイト剤の時代を迎えたが、これを今度、混乱なく安定した技術に成長させるために何が必要か。そのためには、ゴキブリとベイト剤（毒餌）の関係を見直しておきたい。

ゴキブリの性質

ゴキブリは、集合性という性質を持ちながら、意外に利己的な性質を持つ。

・季節に関係なく餌を取り、雑食性
・食物を分け合わない
・他の個体に食物の在りかを教えない

その他、定期的に食物と水を探し回る。この行動は、日中や夜間に数回、繰り返す。
チャバネゴキブリは、卵鞘を産み落とした5～6日の間、活発に水や餌を取る。

ベイト剤の良い点

ベイト剤は、他の殺虫剤に比較して、次の点が優れている。

・においが少ない
・揮散したり流れたりして周囲を汚さない
・低濃度の有効成分量で効果が高い
・致死効果が高い
・有効期間が長い

ベイト剤の欠点

ベイト剤は受け身の処理で、設置の仕方を誤ると、効果を発揮しない。施置には専門的な能力が必要である。生息密度を推定し、設置場所、個数、施設の作業動線の把握、IPMの理解度など「力量」が必要である。「IPM」とは、総合的害虫管理を言うもので、調査が主体でも殺虫剤を使用しないことでもない。

その施設が求める「レベル」を確認し、その目的を果たすがために「調査」がある。調査結果を科学的に分析し、必要とする手段を選び、実施することを忘れてはいけない。

管理の在り方は、虫環境の「監視」に始まり、点検して効率的な「誘殺」へ導いていくべきである。これに伴う「記録」を確実にし、次への設計に役立てることを忘れてはいけない。

ベイト剤を導入する最初の頃、ゴキブリの生活場所を実験的に作り、ゴキブリの50％致死に要する時間のモデル実験を行った。毒餌だけの環境、普通の餌と毒餌の環境、これに潜伏場所を置いた環境、さらには殺虫剤まで加えた状況、餌と殺虫剤だけの環境での比較試験である。

その結果は図4に示す通りであった。自分が意図した結果を反映するものとは言えないが、餌を選ばせるためには、清掃が大切であることを、この結果は示唆したものと考えられる。

Aの毒餌だけでも4日を要した。Cのように毒餌に加えて普通の餌が

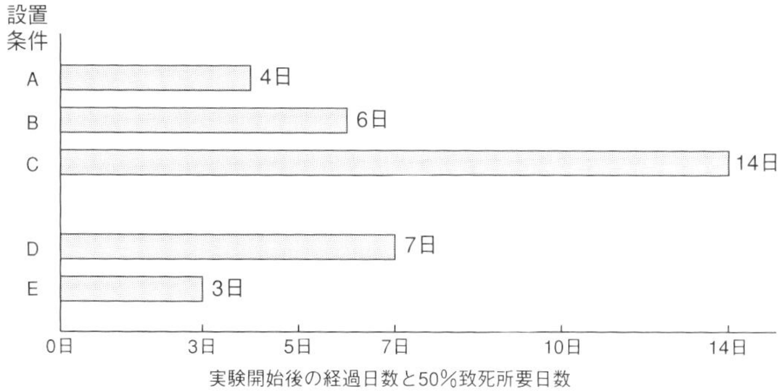

備考：45cm×30cm×30cmのガラス容器にチャバネゴキブリを100頭放虫
A…毒餌のみ　B…餌と毒餌　C…餌と毒餌と潜伏場所
D…餌と毒餌と潜伏場所と※殺虫剤塗布　E…餌と殺虫剤塗布
※油剤を1cm巾で帯状に塗布

図4　生活場所の条件の違いと効力発現の関係

あって、隠れ場所まであると14日を要し、「毒餌」だけの約4倍も時間が掛かることがわかった。この「C」環境は、自分たちの近くにある普段の環境かもしれない。

殺虫剤の効果は「E」で明白であるが、「A」条件と1日の違いであることを考えた場合、「ベイト」の効果も確かであると判断される。

また、この実験は、今後、ベイトの効果を高めるための併用技術の必要性を示すものでもある。

3章

有害獣・ネズミ対策

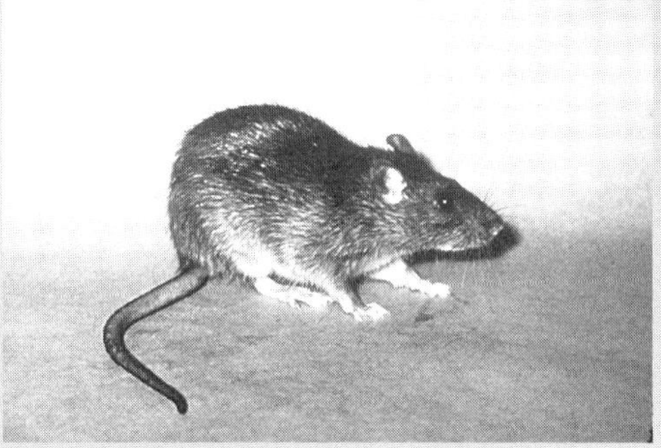

地下街の問題児、ドブネズミ

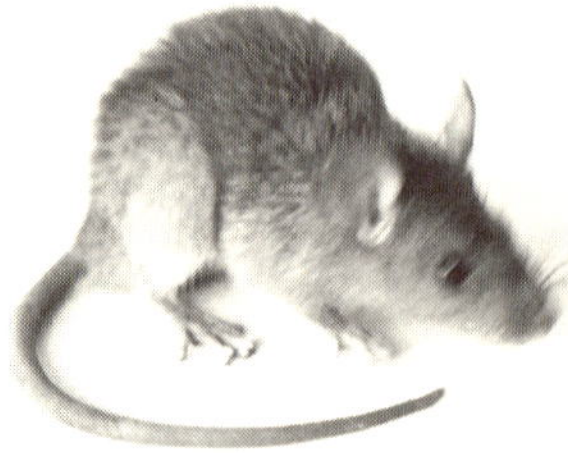

家住性ネズミの代表、クマネズミ

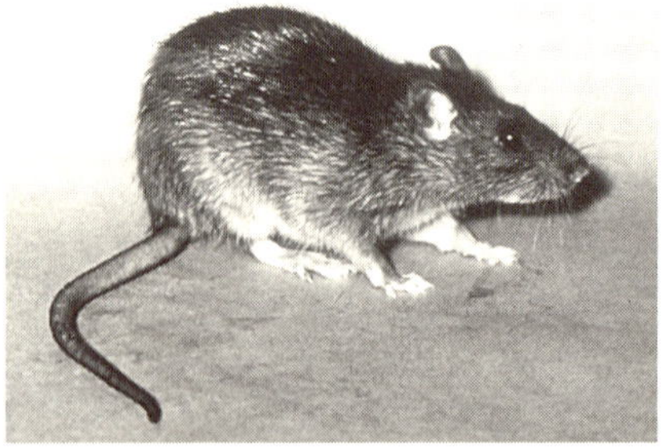

地下街の問題児、ドブネズミ

お馴染みの害獣

人の生活の場の有害獣といえば、まず、ネズミである。ネズミは、農業生産の場、製造の場あるいは飲食店舗の場で、その有害性の状況が異なる。一方、ネズミは、生活の場では有害獣というよりも友達感覚がある。しかし、よく考えてみると大変な害獣なのである。

ここでは、ネズミの問題性を詳述し、その防除の手段を具体的に解説する。このネズミ退治は、絶対・確実な手段はなく、状況によっては、新たな工夫が要る厄介者である。

今、ネズミ退治の「IPM」が求められているが、ここでは、その期待に応えるための基本的なことを具体的に紹介する。

ネズミ退治の前史

「鼠（ネズミ）」とは、どのような動物なのだろうか。ネズミは、人間ときわめて密接な関係にある小動物である。この関係は歴史的なものである。縄文時代の遺跡に、いわゆる「鼠返し」の構造が見られることからも、その古さが窺われる。

その有害性は、人への病原菌の伝播や農産物とその加工品などの喰害に大別される。ネズミによる被害は、人間の生活環境の変化や経済活動の発展に伴い、近年、多様性を示すようになった。本章は、食の安全・安心を維持するための衛生的管理の中でネズミについて考えてみたい。

「鼠」退治が、今日のような専門業者の仕事となるような状況に至る源流は、明治初期にネズミが「ペスト」を媒介する有害獣に位置づけられたことに始まる。それ以前は、人とネズミは共存する仲間意識が高かった。その共存を示す例のひとつに、ネズミは火事の予知能力があって、大火の前にはいち早くネズミが姿を消すという話がある。それほどネズミが人の身近にいたことを示す。

この「ネズミ」が、有害獣として駆除の研究が進められ、今日のレベルに達した。この技術の発達の背景には、大阪市立大学・田中教室の「住家ネズミ対策」と、北海道大学農学部農業生物学科・犬飼教室の「野ネズミ対策」の研究がある。今日の防そ技術は、この双璧的な研究を抜きにして語ることができない。

また、ネズミが食の安全を脅かす有害獣であることを認識させたのは、昭和11年5月11日に浜松で発生した「大福餅による食中毒事件」であることを忘れてはならない。この食中毒は患者数2200人以上、死者数44人を出し、病原菌がサルモネラで、ネズミによってもたらされた衛生上の被害として、歴史的な実例である（図1）。

ネズミに起因する食中毒事件

昭和11年5月11日、浜松の簡易保険診療所の館野治医師が映画館で大菩薩峠を見ておられた時に、急患の呼び出しを受けた。近所の小学校の先生の子供が気分を悪くして学校を早退したからと言うことであった。これが有名な浜松の大福餅事件の発端である。この食中毒事件は全部で、2200名以上、死者44名という大惨事であった。一時は毒物を用いた計画的スパイの起こしたものではないかとの憶測まで飛び出し、当時のマスコミを賑わした一大社会問題となった。たまたま陸軍軍医学校が保管していたゲルトネル菌の免疫血清が、その原因をサルモネラ菌と断定し、この中毒事件の主役が配られた大福餅を汚染したネズミであったことが判明したのである。実に歴史上でも希有のネズミによる衛生被害の実例として記録されるべき事件であった。

この事件の被害者の為に立てられた慰霊碑は、現在の浜松北高校の校庭に残っているが、その碑文には次の如く記されている。

「碑文 昭和十一年五月十日校内運動会を挙行する会終わって恒例に依り紅白の餅六個を生徒に分つ何ぞ知らん餅中毒菌を含まんとは一夜にして起床に呻吟する者二千二百余難に殉ずる者生徒二十九名家族十五名の多きに及ぶ実に未曾有の悲惨事たり

同窓会保護者交友会相謀りて資を集め本県教育会其他篤志家の浄財を加え茲に碑を建て以て英霊を弔ふ 昭和十二年五月建之」

図1　ネズミが有害獣であることが認識された食中毒事件の紹介文

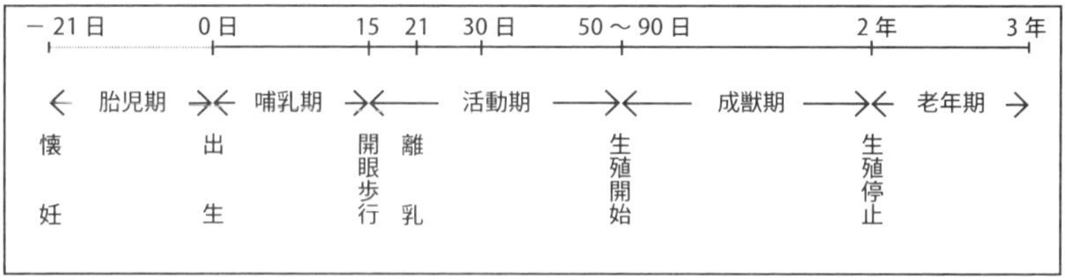

図2　ネズミの平均的一生（概念図）

このことが、ネズミが食品製造関連施設などで恐れられる理由である。

ネズミとは

ネズミは、動物分類体系の中では、哺乳綱の齧歯目、ネズミ亜目に属する小動物である。日本産ネズミには2つの科があり、ここで対象となるのはネズミ科（Muridae）のものである。ことに家住性のものである。このグループの特徴は、地上や樹上の生活に適応し、耳が大きくて尾が長い。

○生活史

ネズミの生活史は、通常、妊娠期間が21日間で、メスは年間に5～6回産仔する。産仔は、自然界で3～6月が最も多く、盛夏や厳冬には少ないようだ。

出生後は約2カ月で成熟して産仔能力を持つ。寿命は条件によって異なり、良好であれば2～3年である。この概略を整理すると図2の通りである。

なお、ネズミは産仔能力は高いものの、各種の要因で幼獣のうち80%前後が死亡する。1年も生存する個体は産仔数の5%前後で、2年も3年も生存する個体は1%に満たないと言われている。

○食性

ネズミは、他の動物に比較して、非常に雑食性で広範囲にわたる。しかし、主として未加工の植物質、加工植物質のものを摂食する。人間の食べるものは良好な栄養源となるため好んで摂食する。

ネズミは、食物を摂る場合、警戒心が強く、新しいものには異物反応(恐怖、嫌厭の行動など) を示す。また、その反面で生活環境に慣れやすく、生活の場所として慣れてくると警戒心が薄くなる。

なお、ネズミの摂取量であるが、1回の量は少なく、1日に何度も食べている状態にある。1日の必要量は、体重の4分の1程度と言われている。ドブネズミでは、1日に15～30gと言われている。また、実験的に断食させた場合は3～54日で死亡する。

ネズミは、一般に植物質を好むが、穀物、甘藷、根菜類、果菜類、菓子、チョコレートなどを摂食する。動物質のものも食べるが、昆虫類、鳥類の卵、魚の乾物、チーズ等も摂食する。この他、植物油も好むようである。

○習性

ネズミの習性は、場所への適応性が高く、特定しにくい。一般に夜行性であるが、人間の活動に伴う照明時間に影響される。

活動の主体は、摂食活動である。ネズミが出没する場所には、通路が一定しているので、ネズミ道ができる。これを“ラットサイン”という。

以上が、生活の場で問題になる「ネズミ」の全体像である。ネズミの語源は、日本では“ヌスミ”、ギリシャ語で「MUS」といい、これは“小さな盗人”という意味である。

ネズミの種類

わが国で問題になるネズミの代表的なものは、次の3種類である。

(1) クマネズミ；*Rattus rattus* Linne, 1758

本種は、イエネズミ、フナネズミといい、日本全土に分布している。また、屋内に棲む代表的なネズミで、天井裏などに営巣して生活している。

特徴としては、尾が長く、体が比較的細く、体長は17～20cmである。なお、本種は、樹上生活をしていた種で、行動は敏捷で、木登りが巧みである。泳ぎができないが、跳躍力は非常に優れていて約2mは跳ぶと言われている。

(2) ドブネズミ；*Rattus norvegicus* Berkenhout、1769

本種は、日本全土に分布し、半住家性で屋外でも棲息する。薬剤の動物実験に使用するラットは、この変種である。

体が大きい種で、普通は20～26cmはある。クマネズミに比較してずんぐりしている。毛色は、背面が褐色で、腹面が白色である。

もともと、土の中に穴を掘って棲息していた種類で、家の床下や下水路に多く棲み、活発に行動する。都市の地下街にも多く、水路を通って移動する。最近では鶏畜舎周辺にも多発して、かなりの被害を出している。

1回の産仔数は7～8匹で、多い場合には18匹に達した例もあり、クマネズミよりも多産系である。

(3) ハツカネズミ；*Mus musculus* Linne

本種は、日本全土に分布し、キョウトネズミ、アマクチネズミ、ノネズミ、ヤマトハツカネズミなどと呼ばれている。体の大きさがドブネズミの生後20日の大きさと同じために、ハツカネズミと呼ばれたという。

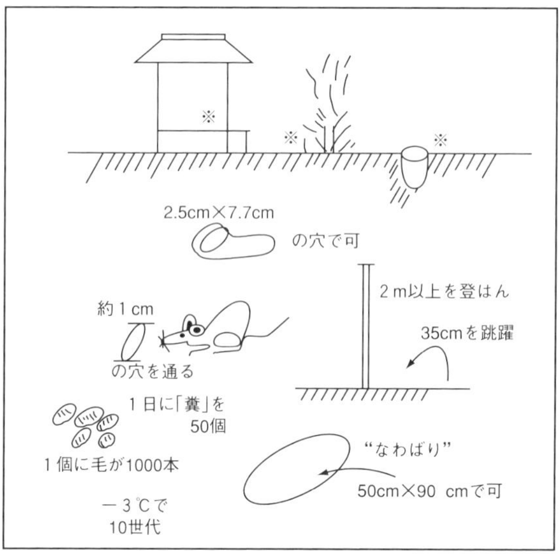

図3　ハツカネズミの生活場所と生活力

生活の場所は広く、野外にも屋内にも棲息している。昨今、造成地の団地などにも多発している。外国では都市に多い種類である。野生種は秋から冬にかけて農家の屋内に侵入する。工場の倉庫、湾岸地帯の倉庫にも多い。

このハツカネズミの生活力を要約すると図3の通りである。屋内、屋外にも棲み、穴居生活もする。この生活力から、難防除性が窺われる。

これから対応すべき主要なネズミは、以上の通りのクマネズミ、ドブネズミ、ハツカネズミである。このようなネズミの営巣場所は、屋内に作ることが多いが、天井裏、壁の中、カウンターの内部、空調機、いろいろな機器に、ボロ布、雑巾、ティッシュペーパー、お手拭きなどを持ち込んで営巣する。

ネズミの害

ネズミは有害獣であるが、どのような被害を発生するのか。このことを整理すると、「衛生上の害」と「経済上の害」に大別される。

衛生上の害

○肉体的…直接的には伝染病の媒介。間接的には寄生虫の害とこれによる伝染病

○精神的…直接的には不潔感、不快感や不眠。間接的には汚損食品に対する不潔感、不快感

経済上の害

○直接的…農林水産物、建物、什器、商品、通信・ケーブル、電線、車両

○間接的…感染症の発生による経済活動の停止、防疫対策費など

これがネズミによる被害の内容だが、今日の都市型環境下では、いずれを取り上げても軽微な被害ではない。食品製造関連施設で最も心配されるのは、衛生上の害である。

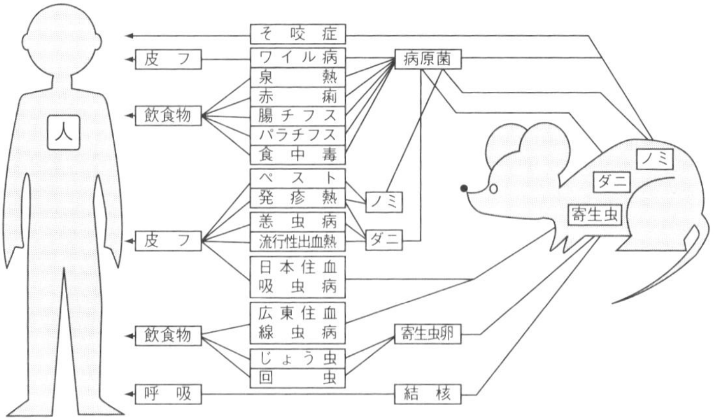

図４　ネズミが伝播する主な病気（成毛：新ネズミ実験虎の巻より）

ネズミが伝播する主要な病気

ネズミがもたらす衛生上の害には、ネズミが持つ病原菌によるものと、ネズミに寄生したノミやダニ、寄生虫によってもたらされるものがある。その全体的な関わりは、図４に要約する通りである。その主要な病気を整理すると、次の通りである。

ネズミから人への病原体の伝播経路は、ネズミに人が咬まれて発症する鼠咬症、ネズミの体や排せつ物を直接触わることにより、手指を介してネズミの病原体が直接人に感染する直接伝播と、ネズミのふん尿中に排せつされた病原体が、水や土壌、食品等を介して経口的または経皮的に人に感染する間接伝播がある。

食品製造施設で問題となるのは、ネズミの持っている病原菌が、飲食物を介して伝播されるところである。間接伝播で最も知られているのがサルモネラ症である。

○サルモネラ症

サルモネラによる食中毒は、毎年発生し、件数の多い食中毒である。この病原菌の *Salmonella Enteritidis*（SE）、*S. Typhimurium* は、ネズミからしばしば検出される。保菌ネズミは、尿やふんからサルモネラを排せつして被害を拡げる。
東京都内のビルや千葉県内の魚市場で捕獲したクマネズミとドブネズミの保菌状態は、1.5%と10%であったという報告がある。ビル内のレストラン等でのネズミによるサルモネラ食中毒は、ビル内の厨芥や食肉等を通じてネズミが感染し、菌がふん中に排せつされて、それが食材や調理器具等を汚染することによって発生すると指摘されている。

○ブドウ球菌（Staphylococcus）

この菌は、動物、人の常在菌で、しばしば調理者の手指の化膿物から食品へ汚染される例が多いが、ネズミもかなり汚染されているといわれている。外国では、ネズミの口腔内に高い陽性率を示し、ネズミが食品をかじることで、食品を汚染するという指摘もある。
ネズミのふん尿が、水あるいは食品を介して、人への経路を取る病気は少なくない。

ネズミ防除の基本

「防除」の基本的な考え方は、ネズミに限らず問題種の発生を防止し、発生したものを効率的に駆除することである。

また、その具体的な方法としては、化学的方法、機械的物理的方法、生態的方法および生物的方法の4手法がある。状況に応じて、このうちから適切な方法を選んで対応する。

今日では、食の安全・安心への配慮や環境への優しさが不可欠で、生息調査を重視した防除体系が要求されている。

この体系は、一般に「IPM」（総合的有害生物管理）と呼ばれているものである。この考え方を認識した上で、今日的なネズミ防除法を整理すると、次の通りである。

Ⅰ環境的防除法

1）餌の管理…食糧を与えない

2）巣材の管理…巣を作らせない

3）通路の遮断…出入口をふさぐ

Ⅱ化学的防除法

1）抗凝血性殺そ剤…ワルファリンなど

2）急性殺そ剤…リン化亜鉛など

3）忌避剤

(1) 味覚忌避剤…シクロヘキシミド

(2) 嗅覚忌避剤…テルペン類

Ⅲ機械的物理的防除法

1）捕獲器 生け捕り、圧殺、粘着

2）超音波防そ器

以上がネズミの防除法である。これを実際に進めるには、次の3つの手順がある。

防除を実施する施設での、1）ネズミの種類を見分ける、2）ネズミの活動状況を推定する、3）問題種を応じた対策を考える、である。これは「調査」という手順で、このことの詳細は以下の通りである。

ネズミ防除は調査から

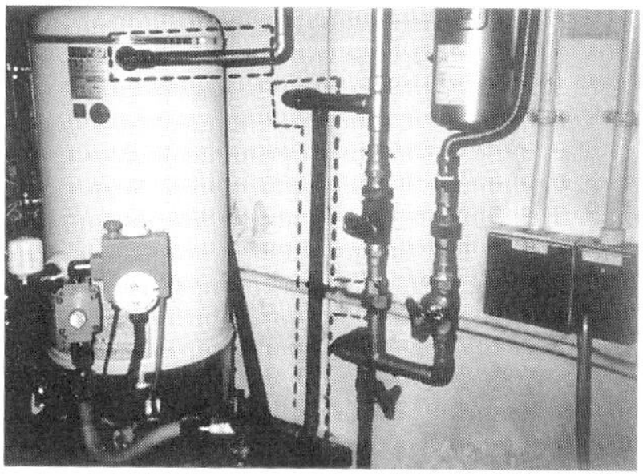

施設内の洗浄器のパイプがネズミの通路（点線で囲んだところが黒く汚れている）

ネズミの種類や生活史については、すでに解説したので(58頁)、このことを念頭に置いて、次の調査を行う。

Ⅰ環境調査

ネズミ防除を行う対象施設について、事前に生息場所の有無や施設の管理状況を確認する。例えば、清掃の状況、整理整頓の状況、餌になり得る食物管理の状況などがある。

それに続いて、施設・設備の状況を調査する。例えば、壁や天井、建物の接合部の隙間の有無や排水系統の構造を確認する（写真）。

これらのチェックポイントをまとめると表1の通りである。なお、これらを「図面」に落とし込むと、状況がわかりやすい。

表1　ネズミの生息調査の施設環境チェックポイント

1. 建物周囲の状況	
①床下通気口	破損・格子の隙間が大きい（1.25cm 以上）・周囲に隙間
②基礎部分	基礎と壁の隙間・床下開口部・その他（　　　）
③壁の穴	破損・ひび割れ・その他（　　　）
④換気扇	取付部周囲の隙間・汚れなどによりダンパーが閉じない
⑤壁の配管貫通部分の隙間	水道管・ガス管・電線・電話線・エアコンダクト 風呂バランス釜排気口周囲
⑥戸袋・ドア	戸袋部分の壁の隙間、穴
⑦屋根	屋根と壁の間の隙間
⑧床下の排水管貫通部分の隙間	洗濯機・浴室・台所・洗面所
2. 飲食・休憩スペース	
①天井・壁	穴・破損・亀裂
②戸棚、収納庫	壁面の破損、穴・扉の開閉不良
③食品の保管	そのまま放置・ビニール袋に入れて放置・ダンボール箱に収納
④生ごみ	むき出しで放置・ごみ入れ密閉不良
⑤整理・整頓	紙類、布片類の放置、食品残渣等の放置
⑥分電盤	壁に貫通する穴
⑦ソファーなど家具等	咬害（巣材に利用）・穴・破損・内部で営巣

Ⅱ生息調査

環境調査の結果、問題になりそうな部分があった場合、どの程度の生息数か、被害の程度などを確認する。

その手段としては、人の目による「目視」や「トラップ」で捕獲する方法、無毒餌を設置して喫食状況を観察するなどの方法がある。

いずれにしても、現場で作業をしている担当者から聞き取り調査が必要である。この調査には、表2のようなチェック表を準備しておくと便利である。

「目視」の場合、ラットサインと総称される、ネズミの活動痕を注意深く調べる。例えば、新しいふんや足跡の有無、新しい囓り跡の有無、尿のシミやにおいの有無などを調べる。

表2　ネズミの生息、被害状況チェック表

1. 姿を見た	(1) 大きさ：20 ～ 26cm（ドブネズミ）、15 ～ 20cm（クマネズミ）、6 ～ 9cm（ハツカネズミ） (2) 形態　①耳の大きさ：小さい（ドブネズミ）、大きい（クマネズミ）（ハツカネズミ） ②尾の長さ：体より短い（ドブネズミ）（ハツカネズミ）、長い（クマネズミ） ③手足の甲の色：白っぽい（ドブネズミ）、黒っぽい（クマネズミ） (3) 目撃した場所（　　　） (4) 頭数（　　　） (5) 行動の状況（　　　）
2. 音がした	(1) 場所（　　　） (2) 時間（　　　）どんな音（　　　）
3. 声がした	(1) 場所（　　　） (2) 時間（　　　）どんな音（　　　） ※ クマネズミの成獣は鳴かないが、幼獣はよく鳴く。
4. ふん	(1) 場所（　　　） (2) 大きさ：1 ～ 1.5cm（ドブネズミ）、1cm 前後（クマネズミ）、0.5cm（ハツカネズミ） (3) 新しさ：新しい（生息の可能性）、古い（迷入？） ※ 大小の糞が同じ場所で見つかれば、繁殖している可能性
5. 食害	(1) 場所（　　　） (2) 齧られたもの（　　　）
6. 齧害 （食品以外）	(1) 場所（　　　） (2) 齧られたもの（　　　）
7. ラットサイン （汚れ、足跡など）	(1) 場所（　　　） (2) 種類（　　　）
8. 痒み	(1) 痒い場所（　　　） (2) 被害者（　　　）
備考（周囲の環境、相談者の特別な事情など）	
推定される種類	クマネズミ・ドブネズミ・ハツカネズミ・その他（　　　）

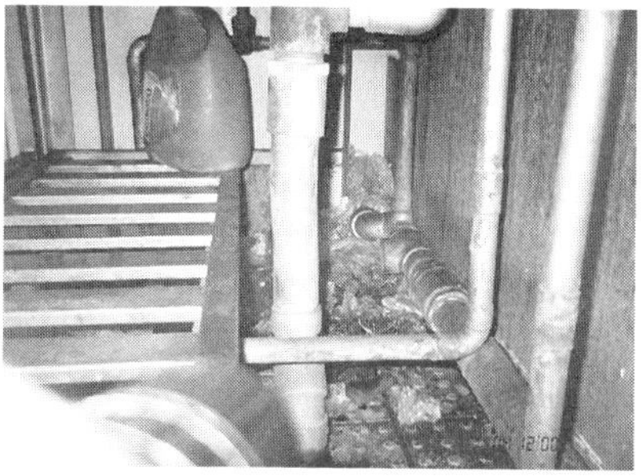
作業台の奥にビニール袋で巣を作った

以上のうち、「トラップ調査」は、ネズミの種類の確定や歯構成を知る上で、重要な調査である。また、トラップにより生け捕る場合は、薬剤抵抗性を知る手掛かりともなる。

このトラップによる連続調査は、ネズミの推定生息数を算出するのに役立つ。なお、「トラップ」は、全体的にネズミの数が少ない場合、防除につながる。

以上のような調査に基づいて、防除の要否を判断し、要防除の際には、方法を選ぶ手段とする。防除とは、調査に始まって調査に終わるものである。

防除作業

ネズミの防除は、以上のような調査に基づいて、適切な方法で実施する。

なお、防除を行う場合には、その到達目標を明確にしておくことが大切である。例えば、目標点を「ネズミが目撃されず、被害のないレベルの維持」とするのが理解しやすい。

大切なのは、「レベルの維持」であって、継続的な日常管理ができるような仕組みが必要となる。

I 環境的防除

この方法は、ネズミの習性を理解し、環境の改変によりネズミが活動できなくする防除法である。ラットサインなどにより、ネズミの侵入経路が特定されたり、営巣場所を発見し、特定の材料で処置する（写真）。

餌の管理

調理、加工の場では、残滓や厨芥の始末を徹底する。食品保管場所の整理整頓を確実にする。食品保管庫の扉の締まりを確実にする習慣をつける。また、夜間には、必ず食材を保管庫に収納する。
排水溝の清掃を徹底して、厨芥類が残らないようにする。

巣材の管理

ネズミは、鳥などのような完全な巣は作らないが、新聞紙、段ボール、布、ビニールなどを床に敷いて、巣として使用する。また、このような状態で産仔する。したがって、不要な紙類やビニール袋などは、直ちに処分する習慣をつける。

ネズミの子は、毛がなく、体温調整ができないので、巣材が不可欠である。必ず、どこからか巣材を持ち出してくる。

ティッシュペーパーなどの減り方が早いときには要注意である。また、断熱材などが巣材に使われることが多い。

通路の遮断

ネズミの通路は意外性に富む。クマネズミは、壁や配管を容易に上り下りする。また、配線や針金を渡ることができ、幅1.5mの間隔は飛び越す。また、約1.3cmの隙間があれば容易に通り抜ける。

ネズミ退治で、穴塞ぎは重要な技術である。材料は、現場の状況で若干の違いはあるが、木材、ブリキ板、金網（亀甲金網など）、不燃性のパテ、金属タワシなどを用いる。

塞ぎ方だが、配管の貫通部は、給排水管やガス管が外壁に貫通している部分に隙間があれば、不燃性のパテやモルタルで埋める。

配線の貫通部分の穴は、不燃性や難燃性のパテで塞ぐ。

環境的方法は、入念な調査、整理整頓の徹底、確実な通路の遮断が不可欠である。

II化学的防除法

化学的防除法は、ネズミに対し生理活性の高い化学物質を用いて駆除する方法である。

この物質を一般に殺そ剤（Rodenticides）という。この他に致死作用はないが、ネズミの味覚や嗅覚の器官に忌避的に作用し、被害回避の効果をもたらす忌避物質（Repellents）がある。

殺そ剤で注意が必要なところは、法規制があることである。家庭で家ネズミを駆除する目的のものは薬事法で、農地で野ネズミを駆除する目的のものは農薬取締法で管理されていて、成分、販売、取扱いなどに関する規定がある。農薬の殺そ剤を家庭で使うなど、目的外の使用はしてはならない。

今日、使用されている殺そ剤は、毒作用の発現速度によって、表3に示すように「抗凝血系殺そ剤」と「急性中毒殺そ剤」に大別される。

1）抗凝血系殺そ剤

本剤は、血液凝固メカニズムの阻害作用を発現する殺そ剤である。

これには、1950年に開発された超低毒性で、作用緩慢に毒性を発揮する第一世代抗凝血系剤と、1970年代に即効性を高めた第二世代抗凝血系剤とがある。

わが国で、家ネズミ用として最もよく知られているがワルファリンである。

ワルファリン（Warfarin）

本品は、クマリン系化合物で、1944年に米国で発見され、1951年に登録された。化学名は、3 -（d - acetonylbenzyl）- 4 - hydroxycoumarinという。その作用機構は、ビタミンKの代謝拮抗物質で血液凝固を阻止する。

原体の急性経口毒性LD50値は、ラット13mg/kg（♂）、6mg/kg（♀）、マウスで6.114mg/kg（♂）、3.412mg/kg（♀）である。

作用特性は、ネズミが4～5日以上連続摂取すると、緩慢に内臓出血が進み、貧血や肺の出血により死に至る。

農薬としての製品には、粉剤、粒剤、水溶剤

表3　今日、使用されている殺そ剤の種類

抗凝血系殺そ剤	急性中毒殺そ剤
1）第一世代抗凝血系殺そ剤	黄リン剤
ワルファリン *	アンツー剤
フマリン *	リン化亜鉛剤 *
クマテトラリル	硫酸タリウム剤 *
ピンドン	ノルボルマイド剤
クロロファシノン *	シリロシド剤
ダイファシノン *	モノフルオロ酢酸塩剤 *
2）第二世代抗凝血系殺そ剤	
ブロマジオロン	

注）* 印は、農薬である。他は、医薬部外品である

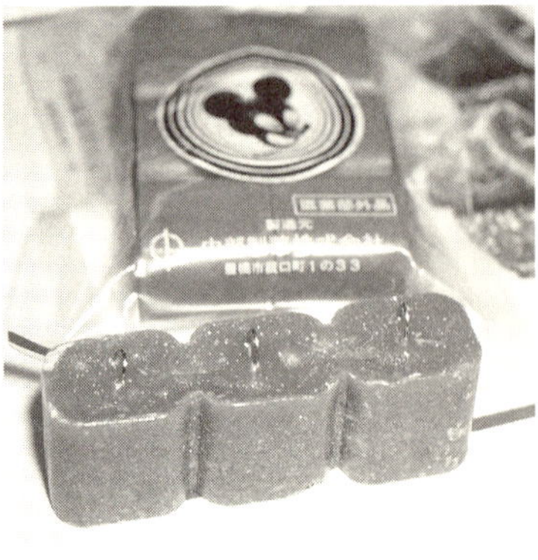

殺そ剤のパラフィンブロック。持ち去られないようにヒモを通す金具がついている

などがある。水溶剤には、ワルファリン2.0％を含有する水溶性ラテミン錠がある。粉剤には、ワルファリン1.0％を含有するメリーネコクマリンがある。いずれも、野そ用で穀物倉庫で使用されている。

家ネズミ（クマネズミ、ドブネズミ）に使用する製剤には、ワルファリン0.025～0.1％を含有する粉剤や粒剤がある。

また、ドブネズミ用にワルファリン0.025％を含有する“パラフィンブロック”があるが、これはそのまま使用する（写真）。

粉剤の使用に際しては、餌材料にサツマイモ、チーズ、ドッグフードなどネズミがよく食べるものに混ぜたり、まぶしたりする。

クマテトラリル（Coumatetralyl）

本品は、ワルファリンと同系統の殺そ剤で、家ネズミの毒餌として用いられている。本品の化学名は、4 - hydroxy - 3 -（1,2,3,4 - tetrahydro - 1 - naphthyl）- coumarin といい、商品名ではエンドックス（Endox）として知られている。

急性経口毒性LD50値は、ラットで16.5mg/kg、マウス>1000mg/kgである。

市販製剤には、クマテトラリルを0.75％含有する粉剤がある。

抗凝血系殺そ剤には、以上の他にフマリン、ピンドン、ククロロファシノン、ダイフアシノンおよびブロマジオロンなどがある。

2）急性中毒殺そ剤

このグループの殺そ剤は、1回の摂取によって、ネズミを殺すことを目的としている。

摂取から致死まで、数時間という速効性のものから1～3日を要するものまである。その主要なものを挙げると次の通りである。

シリロシド剤 (Scilliroside)

これは、海葱 (red squill、Urginea maritima) の球根から抽出された成分である。

主成分は、シリロシドとScillarenとの混合から成る。なお、シリロシドの化学名は、3β,6β-6-acetyloxy-3 (β-D-glucopyranosyloxy)-8,14-dihydorobufa-1,20,22-treienolideである。

急性経口毒性LD50値は、ラットで0.7mg/kg (♂)、0.43mg/kg (♀)、マウス12mg/kgである。ネズミに対する効力発現時間は、ハツカネズミでは200分～300分といわれている。また、ドブネズミでは個体差があるが、おおかた40時間以内で致死する。

いずれにしろ、ワルファリンよりも速効性である。その作用機能は、中枢神経に作用し、呼吸麻痺で死亡すると考えられている。

市販製品は、シリロシド0.04%を含有する固形製剤である。この使用に際し、食べない時は、砕いてピーナッツバターと混ぜて、1cm程度の団子にするとよい。

シリロシド剤には、農薬登録がないので、使用時には、この点に注意する。

ノルボルマイド (Norbormaide)

この殺そ剤は、複雑な立体構造を持つ化合物であるが、ドブネズミ、クマネズミに対して、特効的な殺そ剤である。急性経口毒性LD50値は、クマネズミが52mg/kg、ドブネズミで11.5mg/kgである。

急性中毒殺そ剤には、以上の他に農薬登録されているモノフルオル酢酸塩 (テンエイテイ)、リン化亜鉛、硫酸タリウムなどがある。

3) 殺そ剤の使用上の注意点

殺そ剤は、毒性の低いものが多いというものの化学物質である。使用方法も「毒餌」として設置するので、その取り扱いには、十分な配慮が不可欠である。

毒餌の使用に際しては、「毒餌箱」が不可欠である。有益動物の喫食

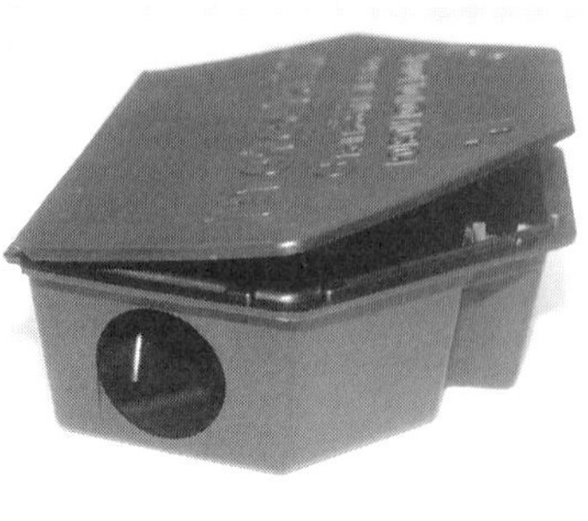

食品工場などで使用される「毒餌箱」。丈夫にできている

を避け、雨露による毒餌の損壊を防ぐのに必要である（写真）。食品製造および取扱い関連施設での殺そ剤の使用は、一般的には、「屋外での使用に限定」されている。

しかし、ネズミは、工場の「屋内」にも生息するので、特別な条件の下に毒餌の使用もやむを得ない。

施設内での使用に際しては、その日の作業が終了し、製品が食品区域から完全に撤去されたことを確認して行う。設置場所を図面に落とし込み、関係者に確認させ、回収の確実を図る。なお、翌日の作業開始前にすべてを回収する。施設の屋外に毒餌箱を設置する場合は、おおむね15～30m間隔に配置する。

大切なのは、点検間隔や問題発生時の手順を明確にしておくことである。最も大切なことは、「農薬中毒の救急治療の手順とポイント」を明確にしておくことである。農薬工業会が作成した「農薬中毒の症状と治療法」がわかりやすい。

Ⅲ機械的物理的防除法

この方法は、殺そ剤などの化学物質や工事などをともなわない手法である。具体的には、捕獲器による生け捕りや粘着トラップによる捕捉、パチンコ（はじきわな）による圧殺などである（写真、次頁）。

道具による方法であるが、仕掛けの準備、餌の付け方などに経験を要する方法である。また、事前調査で状況を把握し、設置ポイントなどを誤らない能力が必要である。しかし、習熟すれば効率の良い、経済的な手法である。この他に、超音波防そ器もあるが、人に不快感を与えることがあるので、使用上の注意が必要である。

以上、ネズミ防除の方法について説明したが、その手順は、事前調査に始まって防除作業に至る。しかし多くの場合「防除作業」を終えた時点で作業報告書を提出して、そこで終わってしまっている傾向がある。

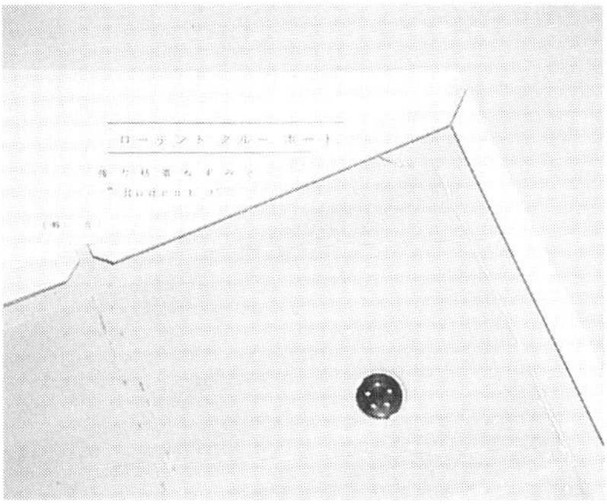

手軽に使える粘着トラップ

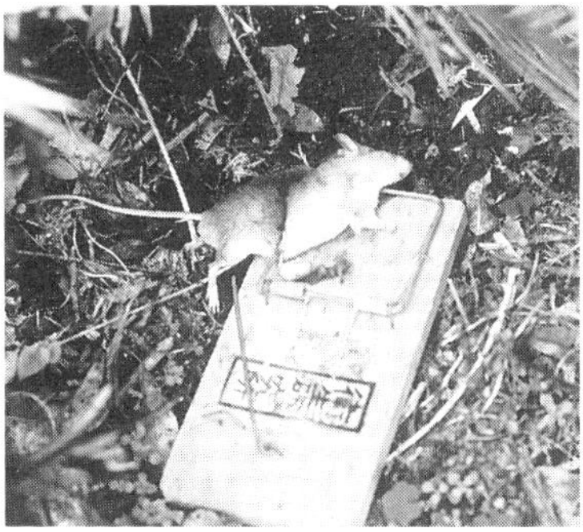

効率の良いパチンコ

大切なことは「効果判定」を行い、定期点検につなげる“後工程”を確実に行うことである。調査が重要視されてきた今日、このことを忘れてはならない。

Ⅳ効果判定の方法

殺そ剤によるネズミ防除を行った場合、その効果の有無を判定しなければならない。これには次の３つの方法がある。

無毒餌消失量による判定法

殺そ剤によってネズミを駆除する場合には、駆除前にネズミの餌に対する好みを調べるために、無毒餌を配置する。

同じ無毒餌を駆除後にも配置し、駆除前後の無毒餌の消失量の差から駆除効果を判定する。毒餌の前後に配置した無毒餌の消失量を連日記録（数日間の平均値でも可）し、両者の差から次の式によって算出する。

$$\text{駆除効果（\%）} = \left(1 - \frac{\text{後餌（無毒餌）の最高消失量}}{\text{前餌（無毒餌）の最高消失量}}\right) \times 100$$

毒餌消失量（累積毒剤使用の場合）による判定法

累積毒餌は、通常の使用濃度では、あまりネズミに忌避されない。そこで、中毒症状の発現する以前の最高消失量と、駆除最終日の消失量の差から駆除効果を判定する。

7～8日間（クマネズミとハツカネズミでは、この日数より長く、2週間程度がよい）の毎日の毒餌消失量を記録し、次式によって算出する。

$$\text{駆除効果（\%）} = \left(1 - \frac{\text{最終日の消失量}}{\text{最高消失日の消失量}}\right) \times 100$$

その他の方法

以上の他に、ふんによる推定と足跡による推定法がある。

前者は、駆除前にふんのあった場所、量を調査しておき、駆除直後に全体を清掃し、その後の状況を観察する（写真）。

後者は、駆除前に侵入口や通路やふんのある場所にタルクや澱粉末などを散布し、粉上に残されたネズミの足跡を記録しておく。駆除後、同じ場所に散布し、足跡の有無で効果を判定する。

以上の方法は、目視調査とも称し、簡単だが現状をよく反映する。それぞれ状況に応じて、以上の3方法を活用して効果を判定するとよい。

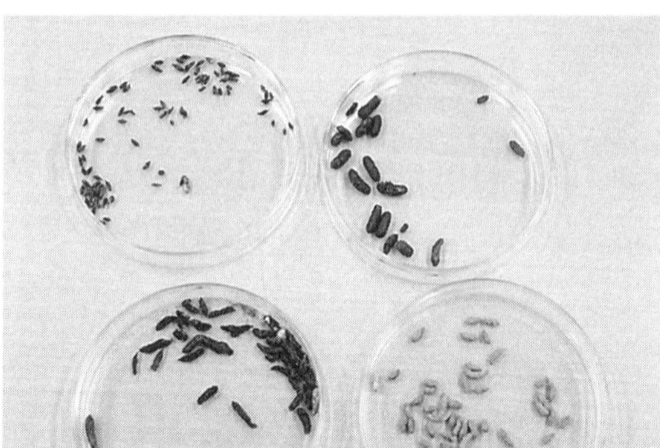

これがネズミのふんだ！（左上：ハツカネズミ、右上：ドブネズミ、左下：クマネズミ）

Ⅴ事後処理

駆除作業を実施した後、必ず死その回収や薬剤の回収を行い、周辺の清掃、消毒を実施すること。

Ⅵ定期検査

事前調査を同じ方法で、定期的な調査を行うこと。

ネズミの防除は以上のⅠ～Ⅵまでの一連の流れを指すものである。このことを「手順書」または「指示書」で明確にする必要がある。これは「食品製造における防そ管理規定」として完成すべきことで、これにより防そ管理を軌道に乗せるべきである。

基準の背景

ネズミ防除の基本動作は、以上に説明した通りである。この動作の背景には、厚生労働省告示第119号にいう「基準」があることを再認識しておきたい。この基準の求めることは次の5項目である。

1）ネズミ等の発生場所、生息場所および侵入経路ならびにこれらによる被害の状況を調査し、当該調査の結果に基づき、建物全体について効果的な作業計画を策定し、適切な方法により防除作業を行うこと。

2）発生源とおぼしい箇所について2カ月以内ごとに1回、生息状況等を調査し、発生を防止する措置を講ずること。

3）防そ設備の機能を点検し、侵入を防止するための措置を講ずること。

4）殺そ剤の使用、管理の適切性、事故防止に努めること。

以上の2）～4）のことは、66頁で紹介したチェック表に従って実施するとよい。

5）作業終了後、換気、清掃を行うこと。

これらが要求項目であるが、調査に基づき、計画的に適切な防除作業の実施と事故防止を強く求めている。

このことをよく認識・理解した上で、基準を明確にした管理が求められている。これらは、「ビル管法」の考え方だが、食品製造関連施設などでは、この考え方以上の“独自性”が必要である。

特に「食の安全・安心」を担保する限り、管理基準を設けて自主管理を徹底することが不可欠である。

管理のための基準とは

防そ対策でいま必要とされていることは、施設内外の調査で得られた結果を、どのように取り扱うかを明確にすることである。

この基準値は、ネズミの防除に求める要求が、生息密度を「ゼロ」に置くのか、あるいは実害の起こらないレベルに設定するのかで、難易度が大きく違ってくる。

今日、有害生物の管理に求められているのは「調査」に重きを置いた対策である。それも、「IPM」を視野に入れたものである。このことを受けて基準を設定するとすれば“経済的被害を最低限にする”あるいは“許容し得る状況”を判断材料とした場合、おおかた次のようになる。

許容基準

「この状況であれば問題はない」とする水準。しかし、定期的に維持管理の調査をする（表4、インスペクションシート1～3）。この判定項目は次の通りである。

・生きたネズミが確認されない
・調査用の無毒餌が喫食されていない
・観察ポイントに置いた調査紙に足跡がなく、場所がずれた形跡がない。
　この調査紙とは、A4判の黒い紙に微粉末を撒いたものである。

警戒基準

「この状況であれば、予防的処置を考えるべき」とする水準。例えば、粘着トラップを配置する。

・生きたネズミが確認されない
・無毒餌が喫食されている
・調査紙に足跡が残る

対策基準

「この状況であれば、防そ作業が必要である」とする水準。

・生きたネズミが確認される
・食品や什器などに咬害がある
・無毒餌が喫食されていて、調査紙に足跡が残り、位置がずれている

表4　許容基準の維持管理の調査事項（その1）

インスペクションシート（1）

実施日：　　　年　月　日

※評価方法（3…良、2…やや良、1…不適）　　実施者：

No.	対象	確認項目	評価	備考（処置）
1	管理項目	GMP規則に防虫・防その項目があるか		
2		防そ管理に対する組織はあるか		
3		防そ管理のSOP（手順書）はあるか		
4		管理基準はあるか		
5		防そ教育は定期に行われているか		
6	施設の周辺	外周に犬走りがあるか		
7		建物の近くに植え込みがないか		
8		整理整頓はされているか		
9		排水桝内部の汚れはないか		
10		排水溝の詰まり、汚れはないか		
11		吸気、排気口の周辺は汚れていないか		
12		吸気、排気口の周辺の破損、亀裂はないか		
13		窓の外側に隙間、亀裂などないか		
14		ドアの周辺に隙間、亀裂などないか		
15		外壁、屋上に亀裂、破損などないか		
16	従業員	ドアは二重構造になっているか		
17	出入口	ドアの隙間は適正か		
18		ドアの開閉状態は正常か		
19		土埃対策（マット等）はされているか		
20		下足、上靴の管理は適切か		
21		カラーコントロール（防虫フィルム）の状態は正常か		
22		捕そ器は適切に管理されているか		
23		壁、天井の亀裂、破損はないか		
24		清掃状態は良いか		
25	更衣室	ドアの開閉状態は正常か		
26	（一次）	ロッカー配置隙間の清掃は適切か		
27	（二次）	ロッカー内部の清掃は適切か		
28		手洗い流し台の清掃は適切か		
29		流し台の排水（流れ）状態は適切か		
30		エアーシャワーの作動状態は適切か		

表4　許容基準の維持管理の調査事項（その2）

インスペクションシート（2）

実施日：　　　年　月　日

※評価方法（3…良、2…やや良、1…不適）　　実施者：

No.	対象	確認項目	評価	備考（処置）
31	更衣室	作業靴の保管状態は適切か		
32		靴底の管理は適切か		
33		換気口周辺の清掃は適切か		
34		壁、天井の亀裂破損などないか		
35		整理整頓はされているか		
36		毛髪管理は適切か		
37		更衣の方法は適切か		
38		入室手順はあるか		
39		清掃の SOP はあるか		
40		清掃用具の管理は適切か		
41	作業室	ドアの開閉状態は正常か		
42	（区分1）	ドアの周囲に隙間、亀裂などないか		
43	（区分2）	流し台の清掃は適切か		
44		流し台の排水（流れ）状態は適切か		
45		流し台の封水トラップに水があるか		
46		床排水口の封水トラップに水があるか		
47		床排水口からの逆風はないか		
48		排水溝、溝蓋の清掃状態は適切か		
49		床、床材の亀裂、破損はないか		
50		床立ち上げ部の亀裂、破損はないか		
51		壁面の亀裂、破損はないか		
52		壁、床、天井等に結露、雨漏りがないか		
53		壁、床、天井等にカビ発生はないか		
54		配管などの錆は発生していないか		
55		カラーコントロール（防水フィルム）の状態は正常か		
56		窓枠に隙間、亀裂などないか		
57		換気口周辺の清掃は適切か		
58		集塵ダクト内部の清掃は適切か		
59		紙粉が発生するダンボールなどはないか		
60		粘着マットは定期的に交換されているか		

表4　許容基準の維持管理の調査事項（その3）

インスペクションシート（3）

実施日：　　　年　月　日

※評価方法（3…良、2…やや良、1…不適）

実施者：

No.	対象	確認項目	評価	備考（処置）
61	作業室	整理整頓されているか		
62		清掃の状態は適切か		
63		清掃しにくい箇所はないか		
64		清掃方法は適当か		
65		清掃手順はあるか		
66		清掃用具の管理は適切か		
67		捕そ器は適切に管理されているか		
68		空調設備の管理は適切か		
69		作業室の陽圧管理は適切か		
70		原料など直書きしてないか		
71		木製のパレットを使用してないか		
72		パレットの清掃状態は適切か		
73	荷受所 倉庫	搬入出口は二重構造になっているか		
74		搬入出口のドアの隙間、亀裂はないか		
75		搬入出口のドアの開閉状態は正常か		
76		搬入出口の照明は適当か		
77		カラーコントロール（防虫フィルム）の状態は正常か		
78		エアーシャワーは正常に作動しているか		
79		エアーシャワーのドアに隙間はないか		
80		エアーカーテンは正常に作動しているか		
81		エアーカーテンの付近に障害物はないか		
82		捕そ器は適切に管理されているか		
83		清掃状態はよいか		
84		整理整頓されているか		
85	その他	その他：ISO9001、ISO14000を取得しているか		

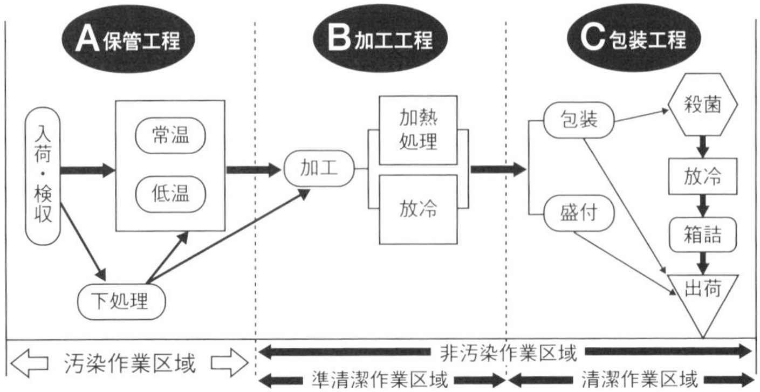

図5　製造工程の作業区分の概要

食品工場のネズミ管理の基準を決めるとすれば、以上の3つの基準が挙げられる。しかし、この運用に際しては図5のような製造工程の作業区分を考えた「指示書」が必要となる。

ネズミ管理の担い手は誰か

ネズミは、対策の難しい有害獣である。ことに環境への適応性は優れていて、予想を超えた行動を取る。

しかし“餌”となるものがなければ増殖することはない。したがって、施設を知りつくした現場の人たちが「ネズミが入れない」監視を徹底すれば、許容基準を維持することは難しくない。ネズミ管理の“担い手”は、一人ひとりの担当者である。

ここに解説したことを参考にして、自社独自の「防そマニュアル」を策定し、許容基準の維持に努めればよい。対策基準を著しく超えた場合は、駆除作業を専門業者に依頼するとよい。しかし、「防そマニュアル」が正しく運用されている限り、このようなことは起こらない。この場合でも、平素からの調査記録は有効に働くことは間違いない。

4章

迷惑昆虫・ハエ対策

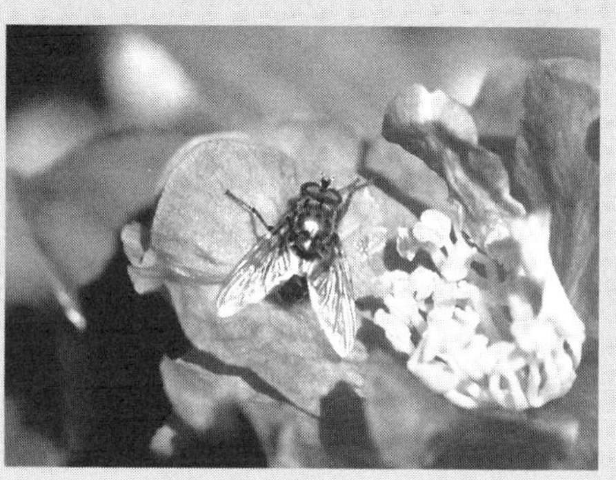

膜質前翅を持つ、どっしり
とした迷惑昆虫ハエ

衛生害虫として君臨するハエ

「ハエ」は、人類が地球上で社会生活を営むようになって以来、人につきまとってきた小悪魔である。社会生活のバランスが崩れると大害虫となる。ここでは、ハエの生活史や行動習性を詳細に解説し、さらに駆除技術史から先端技術について言及した。

ハエは、人の油断をついて異常多発生を繰り返し、衛生害虫として君臨するだけではなく、産業の発達がもたらす新たな発生源で多発し、公害昆虫となった。ここでは、問題種を特定する技術、発生源と防除法の関係を明確に紹介した。ハエ対策は、可視的なものに止まらず、新たに、冬期対策の概念を導入した。

ハエとの戦いの歴史

今、ハエを“害虫”として意識する人の数は、非常に少ないと考えるが、かつては重要な防除対象となる虫あった。ハエは、食品類への混入異物の虫という問題を提起した最初の虫であった。

ハエは、人のいる場所には必ず姿を現すという生活密着型の性質があり、施設の汚れが増すと目につくようになる。このように、人との距離が近い虫は、混入異物の虫として危険性が高く、この代表的な虫がハエである（写真）。

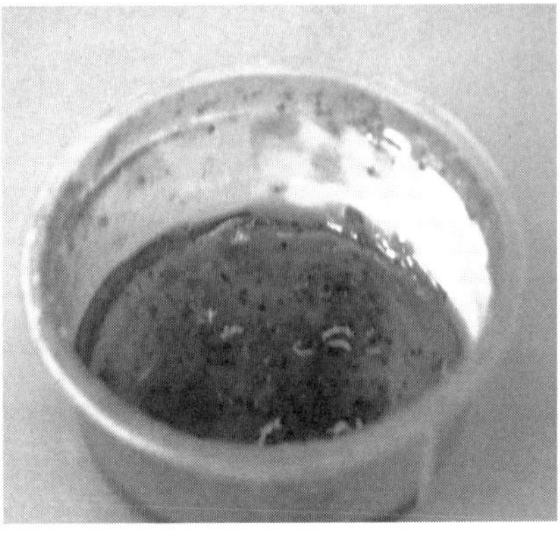

ハエは食品中の異物の虫の元祖
（ウジ入りジャム）

現在のペストコントロールは、このハエとともに成長したビジネスである。この発達のベースは、明治40年に制定された「伝染病予防法」（明治40年4月11日、法律第57号）である。

また、ハエ防除の研究は、陸軍軍医団報告「伝染病を媒介する昆虫の撲滅方法」（大正6年7月7日）を始めとし、大日本警察協会の「蠅の害と其(そ)の豫防(よぼう)」などがある。

第二次世界大戦後は、昭和30年から「蚊とハエのいない生活実践運動」が推進され、ハエの根絶に至らなかったが、一般家庭からハエを追放することはできた。

その後、ハエが問題を起こす場所は、時代の生活スタイルや経済活動の変化などに伴い「ごみ埋立地」「鶏畜舎」、あるいは「施設園芸」の場などと、所を変えつつ今日に至った。

ハエは、衛生害虫に始まり、公害昆虫として話題に上り、今日、混入異物の虫へと姿を変えたのである。しかし今では、イエバエが病原性大腸菌O157の伝播に関与し、オオクロバエやケブカクロバエが高病原性鳥インフルエンザのウイルスを持っていることなどが明らかにされた。

以上のように、ハエ退治の歴史は古く、その時代が必要とする方法で対処してきた。ここからは、混入異物の虫としてのハエをどのように処理するか、食品企業のための手法を考えていく。

ハエの弱点を知る

ハエの防除や管理について考える前に、ハエとはどのような虫であるのかをよく知る必要がある。そのことで、ハエの弱点を知ることができる。

ハエの虫の仲間としての位置づけは、ハエ目（Diptera）、別称は双翅目に属する一群である。一般にハエ、アブ、ブユなどと呼ばれている仲間である。この種類は、世界に25万種はいるといわれているが、はっきりしているのはそのうち10万種に過ぎないとされている。

ハエ成虫の特徴は、一対の膜質前翅を持ち、口器が吸収口を有する。幼虫は、成虫とまったく違った生活をしており、多くが腐朽・腐敗してやわらかくなった有機質を食物としている。その幼虫の形状は、脚のないウジである。

サナギは、囲蛹殻に包まれていて、一般に運動をしない。

ハエの生活史は、卵、幼虫、サナギを経て成虫となるが、活発に活動するのは成虫期のみである。幼虫も移動はするが、餌を中心とした場所に限られている。この発育所要日数はイエバエを例にすると、表1（次頁）の通りである。

こうして眺めると、ハエの弱点は発見がしやすく、活動範囲が限られ

表1　イエバエの生活史

齢期	卵	幼虫			蛹	成虫
		←1齢→	←2齢→	←3齢→		
	産卵	孵化	脱皮	脱皮	蛹化	羽化 ←5〜11日 産卵
発育日数	0.5日	1日	1日	3〜8日	4〜11日	約1カ月

注）一雌の産卵回数　平均6回　最高9回

表2　ハエ類の発生源の主たるもの

発生源＼種類	イエバエ	ヒメイエバエ	オオイエバエ	ヒロズキンバエ	ミドリキンバエ	オビキンバエ	クロキンバエ	センチニクバエ	オオクロバエ	ケブカクロバエ	サシバエ
ゴミ箱	◎	△	△	◎	△	△	△	△	△	△	×
野積	◎	△	△	◎	○	○	○	△	△	△	×
便池	×	○	△	×	×	○	○	◎	◎	◎	×
野つぼ	△	△	△	×	×	△	○	◎	◎	◎	×
畜舎	◎	△	△	×	×	×	×	△	△	△	◎
堆肥	◎	△	△	×	×	×	×	△	△	△	◎
漬物桶	×	◎	○	×	×			×	×	×	×
死体	×	△	△	○	○	○	○	○	○	○	×

注）◎多数発生、○やや多く発生、△少数発生、×発生しない

ている幼虫期といえる。また、幼虫は餌がなければ成長することができない。このウジの育つ場所を「発生源」という。

ハエの発生源はどこか

ハエが問題になるのは、発生源があるからである。その発生源が、施設や生活の場に近ければ近いほど問題になる。

問題になる主要なハエ類の発生源を要約すると表2の通りである。この表に示した呼称の場は、今日的でない場所もあるが、発生源を大別すると厨芥系、ふん尿系、畜舎系、動物死体系などに分けることができる。

発生源の共通点は、有機物が腐朽・腐敗する部分で、人の生活廃棄物であることである。ハエの幼虫(ウジ)はこのような限られた場所に発生し、かなりの期間をここで過ごす。発生源の質的状況は、クロバエは動物質に多く、イエバエは植物質に多い傾向がある。

食品類製造の場は、材料特性を考慮した清掃ポイントを決め、廃棄の手順を決めておくとよい。

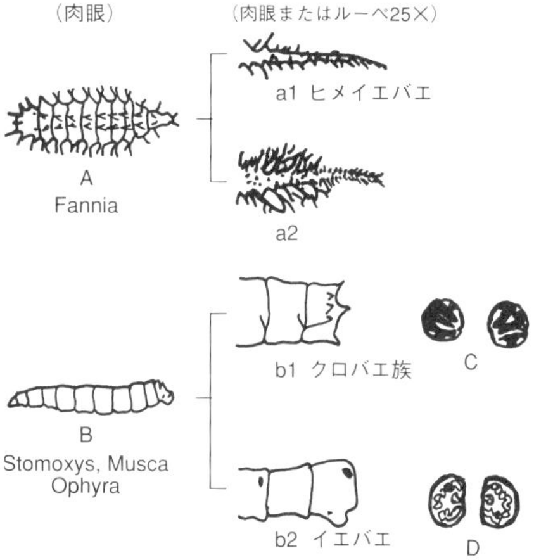

図1 衛生上重要なハエ成熟幼虫の図式検索表

なお、発生源の幼虫を調べておくと、その後の対策が立てやすくなる。この幼虫(ウジ)の調べ方、図式検索表を挙げると図1のようになる。

クロバエ族の幼虫は、図中のBに示す形状をしており、円筒状で黄白色をしている。この体末端節にはb1のような肉質突起がある。

また、後方氣門にCのようなボタン状のキチン環がある。b2のように体末端節に肉質突起のないのがイエバエである。なお、この後方氣門は蚕豆形をしている。

ハエ対策はどのようにすればよいか

食品製造および取り扱い施設には、ハエ類の餌になる材料や発生を許す条件が揃っている。施設が新しい間は、内部からの発生は少ないが、使用年数が長くなるにともない汚れが蓄積されて、これが発生源となる場合もある。

問題のハエ対策は、その生活史を理解しておくとともに、ハエの習性を知ることも大切である。生活史については先に述べたが、幼虫期の長短は温度に影響される。その詳細は『ハエ・生態と防除』(林晃史・篠永哲著、文永堂)に述べられている。ここでは、防除の参考までに、幼虫と成虫の習性の一部について述べる。

イエバエ幼虫の活動

ハエの幼虫（ウジ）は、成虫に比較して行動範囲が狭い。また環境温度によって、その活動性が異なる。活動可能な温度帯と温度区は、かなり幅がある。活動可能な温度帯は10～40℃と広いが、適温区域は30～35℃と狭い。これは、殺虫剤を使わない防除法を考える上で参考になる。

なお活動性は、発育ステージにより若干の違いがある。

成虫の行動

イエバエ成虫は、自由生活を取り、人に身近なところで活動する。この成虫の行動で特徴的なのは、天井面に止まる傾向が強いことである。これは温度に大きく影響されるもので、気温が低いほど多い傾向がある。また暗くなると、天井面に静止する性質があり、これを日週活動という。ハエを管理する場合、このような性質を知っておくと便利である。

ハエ成虫の自力での移動範囲は、一般におおむね400m半径と考えられている。筆者がセンチニクバエで実験した際には、放虫点から500mが最長距離で、70％以上が100～200mの範囲で再捕獲された。

以上のような習性を知っておくと、ハエのIPM（Integrated Pest Management；総合的有害生物管理）の展開に便利である。

生活史と管理手法

ハエという昆虫は人との距離が近いため、時代とともに迷惑度を変えながら今日に至っている。今もって、ハエは「たかがハエ、されどハエ」なのである。その管理手段を生活史の中で探ってみると、おおよそ次の通りである。

ハエ対策は、(1) 成虫対策、(2) 幼虫対策（発生源対策）の2つに大別される。その手法は、殺虫剤を「使用する」と「使用しない」の2つに分けられる。これを要約すると図2の通りである。ここで大切なことは、危害のレベルによって適切な手法を選ぶことである。

現在、製造施設の虫管理、異物混入の虫対策には、次の考え方がある。

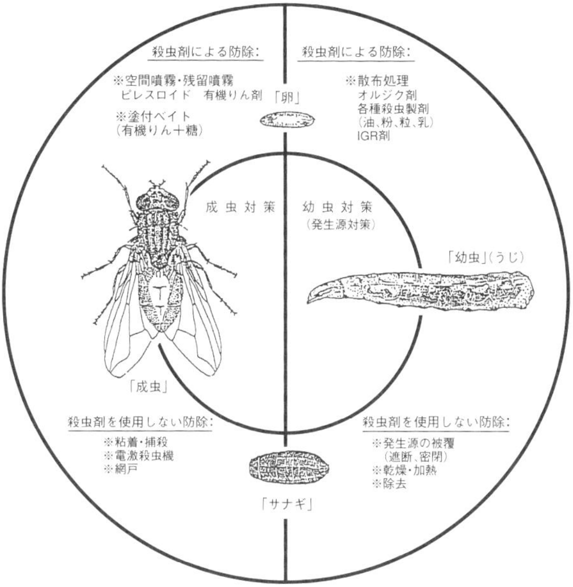

図2 イエバエの生活史と各期における駆除対策

○施設に近づけない
○施設に入れない
○施設内で発生させない

以上であるが、これを支えるのは、防虫構造と教育的防除である。

食品企業では、以上のうちの「発生させない」の考え方が大切である。それも施設内に留まらず、施設外でも発生させないことである。

これは、幼虫対策（発生源対策）を確実にすることである。虫を見て対策を取るのではなく、事前に「発生源」を作らないことの徹底が必要である。

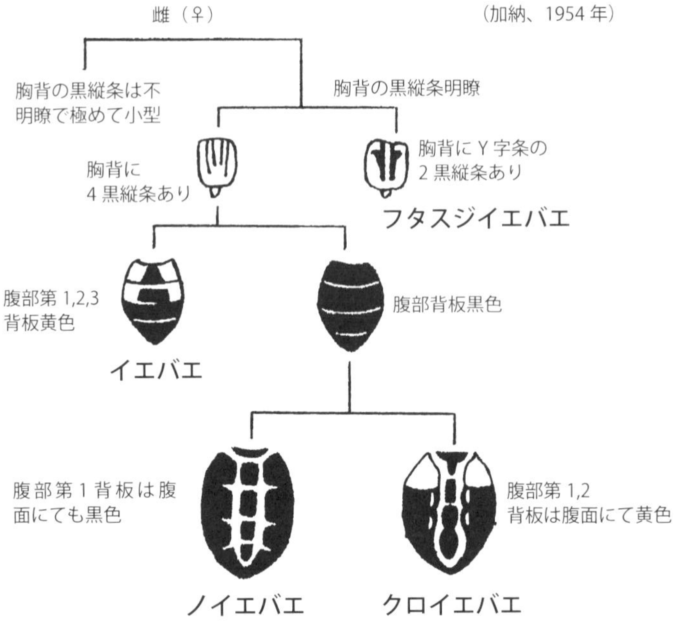

図3　日本産イエバエの検索表

イエバエとはどのような虫か

問題になりやすいハエは人の生活と密接な関係にあるイエバエで、時に人の身体に付いて施設内に持ち込まれることがある。

イエバエ（house flies）は、最も普通にいる中型種で、体長が6～8mmで灰黒色をしている。また、その特徴は、体の胸背部に4本の黒条があって、腹面を見ると雄（♂）は先端が黒く、雌（♀）では黄白色をしていることである。日本産のイエバエを調べるには、図3のような検索表があるのでこれを利用するとよい。なお日本では、イエバエ属はおよそ100種が知られている。このうちよく見かけるのは、イエバエをはじめとして、フタスジイエバエ、ノイエバエ、コイエバエ、ハラアカイエバエ、ウスイロイエバエ、クロイエバエである。

混入異物の虫対策にはハエ類に限らず、施設周辺の昆虫相を経年調査することが必要である。しかし、現状は、多くの施設で有効なレベルに

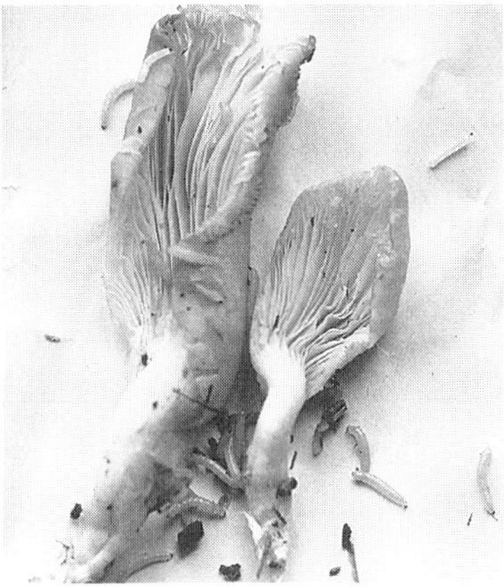

これはハエの幼虫。意外な発生源である

到っていない。

今日、防虫対策は「モニタリング」「調査・監視」の時代と言われているが、そのための基礎がきわめて脆弱である。調査は、発生させないことを確実にするための第一歩である。

ハエを発生させない手段

食品製造関連施設内（製造ライン、敷地内の設備など）でハエを発生させないためには、どのようにすればよいか。その具体的手段を挙げると次の通りである。

その最も良い方法は「発生源」を作らないことである。これは、理に適った簡単で確実な方法だが、実行となると意外に難しい作業である（写真）。発生源となるのは、工程の中で出る廃棄物であったり、製造機やラインに溜まる有機物などである。場所が限られ、その量が少なければ、監視と清掃の徹底で対処が可能である。しかし、意図しない状況で幼虫の発生を見る場合も少なくない。ハエを発生させないためには、ハエの発育過程で最も弱い時期に効率的な処置を取ることである。ハエの発育ステージと、最も有効と考えられる手段および効果の関係を整理すると、表3のようになる。

表3 ハエの防除手段とその効果

防除方法	施用法	適用期と効果			
		卵期	幼虫期	蛹期	成虫期
機械的・物理的防除	器具	−	−	−	◎
	熱	◎	◎	◎	−
	乾燥	◎	◎	+	−
	窒息	−	◎	+	−
	溺死	−	◎	◎	−
生態的防除	環境の改良	◎	◎	◎	◎
	汚物の処理	−	◎	◎	−
生物的防除	天敵の利用	+	+	+	+
化学的防除	殺虫剤	+	◎	+	◎
	忌避剤	−	−	−	+
	誘引剤	−	−	−	◎

◎…効果的である +…しないより良い −…効果がない

なおこのことから、ハ

エの弱い時期は、有効な手段の多い幼虫期であることがわかる。また、興味深いことは、ハエの全期を通して有効な手段が“環境の改良”という生態的防除であることである。また、「熱」が卵期、幼虫期、蛹期に有効であることは、これが発生させない手法として活用できることを示すものである。

いずれにしても、ハエを発生させない手段は、その方法として、熱、環境の改良を採り、ハエが弱い幼虫期をターゲットとすれば良いことがわかる。

幼虫期とはどのような時期か

ハエの幼虫の形態は、種類によってさまざまであるが、イエバエは円筒形で乳白色、咽頭骨格、後方氣門を持ち、12 節で成り立っている。幼虫期間は、環境条件にもよるがおおむね 7 ～ 8 日間である。孵化後、2 回脱皮して 3 歯を経て蛹となる。食性は食植性で、腐敗した植物質、家畜ふん、厨芥、たい肥などの中で発育する。その発育期間は、温度に大きく影響される。その温度と発育所要日数の関係は、表 4 に示す通りである。低温条件下では、卵期、幼虫期および蛹期ともに、発育所要日数が長くなる。全期を通して 16℃区は、35℃区に比較して、約 5 倍の日数を要する。

また、発育下限温度は 12℃であり、それ以下であると発育が止まる。このことから、ハエの発生を防止するためには、発育環境の温度を 12℃以下に保つこともひとつの手段と言える。それに、この温度条件下では、成虫が産卵に飛来することもなくなる。

表 4　イエバエの発育所要日数と温度の関係

実験温度 / 発育段階	実験温度と所要日数（日）					発育下限（℃）	致死温度（℃）
	35℃	30℃	25℃	20℃	16℃		
卵期	0.33	0.42	0.66	1.1	1.7	13	42
幼虫	3 ～ 4	4 ～ 5	5 ～ 6	7 ～ 9	17 ～ 19	12	45 ～ 47
蛹	3 ～ 4	4 ～ 5	6 ～ 7	10 ～ 11	17 ～ 19	12	45 ～ 47
3 期合計	6 ～ 8	8 ～ 10	11 ～ 13	18 ～ 21	36 ～ 42	－	－
雌・卵完熟所要日	1.8	2.3	3	6	9	－	－
卵完熟までの生活史	8 ～ 10	10 ～ 12	14 ～ 1	24 ～ 27	45 ～ 51	－	－

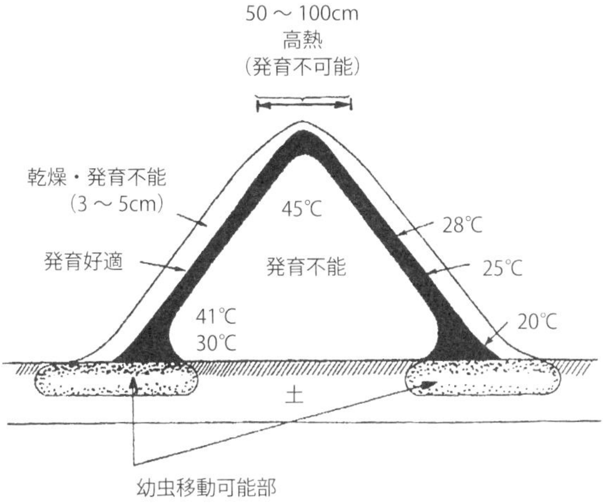

図4 たい肥中のハエ幼虫の棲息分布

なお、幼虫の発生源は、自然条件下では表面が乾燥したり、腐敗・発酵により発熱し、40℃を越すため、幼虫の発育できる場所がかなり限られてくる。このことを、たい肥の実験例で示すと図4の通りである。たい肥が発酵して発熱し45℃を超すと、幼虫は致死に至る。これらのことから、ハエを発育させないためには、12℃という低温条件と、41℃という高温条件を利用した方法が考えられる。ことにハエの幼虫は、自力での行動範囲が限られてくるので、発生源の除去もあるが、温度管理も有効な手法となる。

幼虫期はハエ防除の最適にステージで、やり方として、熱、乾燥、窒息、溺死、環境の改良、汚物の処理、あるいは薬剤の利用と、その選択肢は多い。

成虫にさせない方法

迷惑昆虫であるハエの弱点は、幼虫期であることがわかり、その防除法として機械的・物理的方法や生態的な方法が効果的であることもわかった。

さらに、広域防除に有利な化学的方法による効果も期待される。それは化学物質により、幼虫から成虫への道を遮断する方法である。ベイト（bait、毒餌）を使った投与もあるが、今実用の段階にあるのは、幼虫期に処理するものである。

これは、昆虫成長制御剤（insect growth regulator、IGR）という化学物質である。この物質は、多くの殺虫剤のように昆虫の神経系に作用するのではなく、ハエ幼虫の脱皮などを阻害して、成虫への経路を断って致死させる物質である。

この物質には、昆虫幼若ホルモン様物質、キチン形成阻害剤、抗幼若ホルモン物質、脱皮ホルモン様物質などがある。今、わが国で衛生害虫を対象としたものとして実用化されているのは、昆虫幼若ホルモン様物質とキチン形成阻害剤である。

これらは、人畜毒性がきわめて低く、昆虫に特異的に作用するため、安全性の高い殺虫剤として用いられている。問題点は、作用時期が限られているので施用方法が難しいことである。それに、他の殺虫剤に比較して、効力の発現の遅いことである。その代表的な製品には、次のようなものがある。

人畜毒性の低い殺虫剤

メトプレン（methoprene、アルトシッド）

本品は、19070年に開発された歴史的な幼若ホルモン様物質で、双翅目幼虫に対し高い羽化阻害作用を発揮する。化学名をイソプロピル（E,E）－（RS）－ 11 －メトオキシ－ 3,7,11 －トリメチルドデカ－ 2,4 －ジエノエトという。

毒性は、ラットに対する経口LD50値が>34,600mg/kgと著しく低く、ADIも0.1mgである。本品は、光安定性が悪く、その安定性を保つために、製品は活性炭を用いた懸濁剤やマイクロカプセル剤である。本剤は、ハエ、カ、ユスリカ、チョウバエに有効で、その効果はイエバエ若齢幼虫に対するLD50値が11ppmである。

ジフルベンズロン（diflubenzuron、デミリン）

本品は1972年に開発されたキチン形成阻害剤で、ハエ、カ、ユスリカ、チョウバエなどの双翅目幼虫に効果が高い。化学名を1－（4－クロロフェニル）－3－（2,6－ジフルオロベンゾイル）尿素という。

毒性は、ラットに対する経口LD50値が>8,100mg/kgと低毒性である。ADIは0.02mgである。製剤は、水和剤で若齢幼虫期に用いる。本剤は、農薬登録もあって、アメリカシロヒトリやマツカレハにも効果的であることがわかっている。

ピリプロキシフェン（pyriproxyfen、スミラブ）

本品は、わが国で開発された幼若ホルモン様物質で、その効果は他のものに比較してはるかに高い。

化学名を4－フェノオキシフェニル（RS）－2－（2－ピリデイルオキシ）プロピルエーテルという。

毒性は、ラットに対する経口LD50値が>5,000mg/kgで、ADIは0.07mgである。

その効果は、イエバエ若齢幼虫に対するLD50値が0.14ppmと非常に高い。双翅目幼虫の他、隠翅目幼虫にも有効である。

なお、本品は、羽化阻害作用の他に殺卵、産卵抑制効果もあって、用途が広い。製剤には、粒剤、発泡錠剤、水溶性粒剤などがあるので利便性が高い。

その他

昆虫成長制御剤は、以上の他、トリフロムロン（ヨモペット）、シロマジン（ネポレクス）、フルフェノクスロン（カスケード）などがある。

今日的な化学的防除は、昆虫を幼虫の時期に、脱皮や変態をかく乱あるいは昆虫の表皮の成分であるキチンの合成を阻害し、死滅させる制虫へと変わった。迷惑昆虫のハエ防除は、成虫への道を幼虫の時期に遮断する時代を迎えた。

冬のハエ

冬季には、虫たちの活動が著しく低下することは確かだが、まったく姿を消すわけではない。冬の陽だまりにいるハエは、比較的大型で、意外な曲者である。

これまで、かなりの食品製造関連施設を見たが、エアシャワーを通過

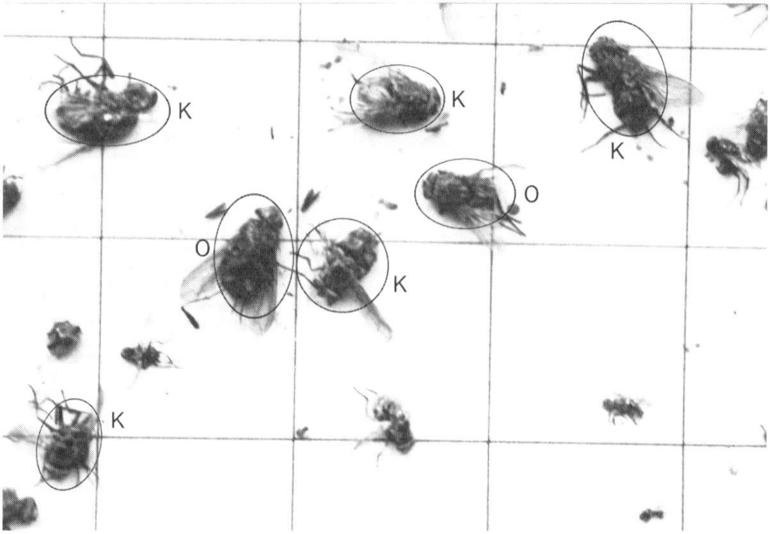

トラップ調査で捕った「冬のハエたち」。
K…ケブカクロバエ、O…オオクロバエ

した先の「清潔区域」に、何本もの“ハエ取りリボン”が吊り下げられている状況に出くわすことが、少なからずあった。

この状況は、何らかの飛翔昆虫が、施設内にいることを示唆するものである。それが「モニタリング」のためであったとすると、そこの「清潔区域」の水準には問題があるといえる。また、出入り口管理の在り方にも、問題があることを疑わせるものである。

このような例は珍しいことであるが、ここで「虫相談」の事例を紹介する。写真は、清潔区域のトラップ調査で捕獲されたものである。この「ハエ」の同定を依頼された。

この粘着紙には、約90頭のハエが捕捉されていて、そのうち70頭が大型のハエで、その優先種は「オオクロバエ」と「ケブカクロバエ」であった。清潔であるべき区域内において、このようなハエ類が捕捉される状況は異常であり、大きな問題である。

これらの問題虫について概略を述べると、次の通りである。

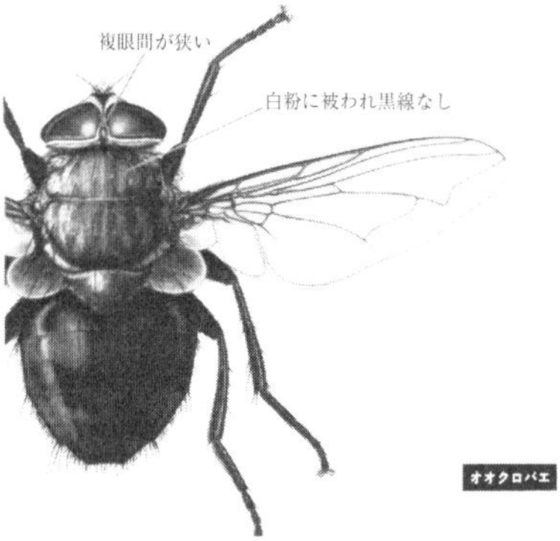

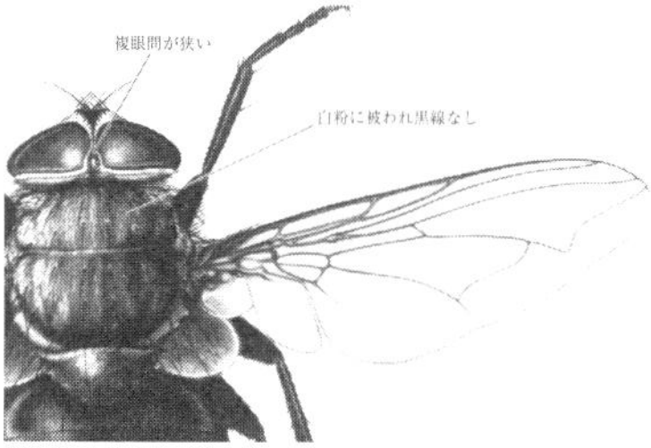

図5（左）これがオオクロバエだ!! バイ菌の“運び屋”になる。図6（上）オオクロバエの分類学上の特徴としては、複眼間が狭いこと、胸背板が白粉に被われていること、黒線がないこと

オオクロバエ

オオクロバエ（*Calliphora lata* COQULLLETT）は、双翅目のイエバエ科のハエで、英名をBlow flyという。雄成虫は、体長が9～13mmで、青黒色である。

その形状は図5、6の通りで、分類的な特徴として、白粉に被われ、黒線はない。幼虫は乳白色で、十分に成長すると、体長が20mmにもなる。発生源は、ゴミ、厨芥、動物の死体、便せつなどである。

発育速度は、25℃前後では卵期1日、1齢1日、2齢1日、3日目で3齢幼虫になるが、3齢期が8日間と長い。なお、蛹の期間は約8日である。

生態は、秋に発生した雌が産卵したものが、老熟幼虫または前蛹期で越冬し、翌春に発生する。冬から早春のハエである。

ケブカクロバエ

ケブカクロバエ（*Aldrichina grahami* ALDRICH）は、オオクロバエの近似種で、外見はよく似ている。人家の周辺に普通に見られるハエである。

その形状は図7（次頁、左）の通りで、分類的な特徴として、胸背面に数本の黒線がある図8（次頁、右）。

このハエは、オオクロバエと混棲しており、発生源も同じであるが、出現期間はやや長いようだ。その発生傾向は、全国調査の結果によると図9（次頁）の通りで、秋口から早春にかけて姿を見せる春秋2型の消

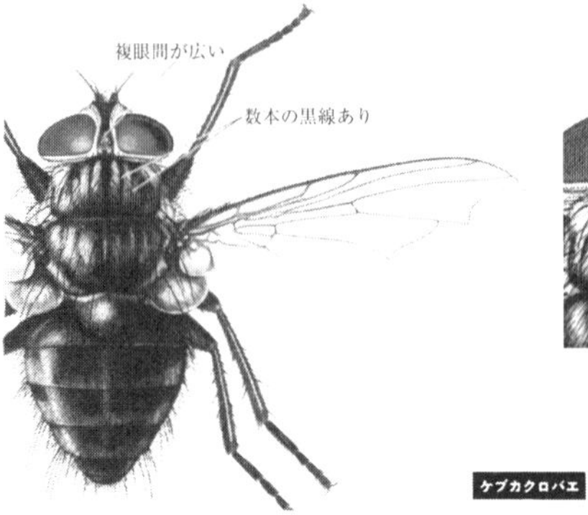

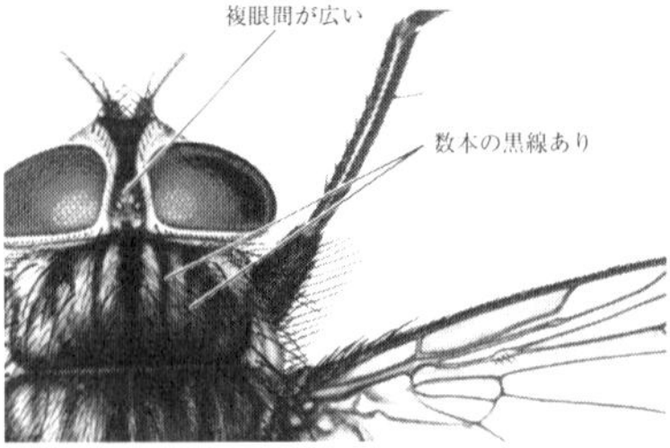

図７（左）ケブカクロバエの成虫。図８（上）ケブカクロバエの分類学上の特徴としては、複眼間が広いこと、胸背板に数本の黒線があること

長を示すハエである。

なお、孵化した幼虫が、成虫になるまでの期間は、湿度によって異なるが、おおむね次の通りである。

○ 7 ～ 13℃・・・ 50 ～ 73 日

○ 13 ～ 20℃・・・ 527 ～ 37 日

○ 20 ～ 26℃・・・ 517 ～ 22 日

以上であるが、28℃を超すと生育できなくなるという、低温型のハエである。

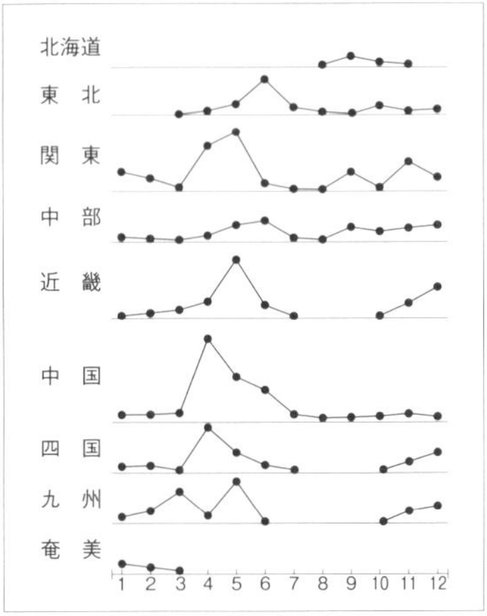

図９　ケブカクロバエの季節消長

著者に相談のあったハエは、以上のような生活史を持つもので、晩秋から早春に姿を見せる冬型のものといえる。

このハエは､外気が下がると、暖かい場所に移動し、密着する走温性を有する。このような性質があるため、施設への迷入の危険度が高く、材料や器物に付着して搬入されたり、移動する確率が高いので、混入異物の危険性は高い。

かつて、クロバエ類は「ふん

食性」であることから、消化器系感染症への運搬者として重要な役割を担うものとして、きわめて危険視されていた。実際に多くの研究者が、ハエによる食品汚染経路に関する実験を行い、その問題性が実証されている。

この相談事例の工場は、施設周辺の衛生管理の在り方や施設の整備、作業手順に問題があることをうかがわせるものである。

では、この異物混入のハイリスク昆虫対策は、どのようにあるべきなのか。ハエの生活史から考えてみたい。

ハエ対策の考え方

この工場では､「ハエ･虫の発生源管理ということに思い至らなかった」「今回の相談の結果を受けて、改善に着手する」という。

改善の手順には、インフラストラクチャーの見直しも必要であるが、その前に応急処置も欠かせない。

まず応急処置であるが、ハエの生活史とそれぞれの時期の対策を要約すると、図2（87頁）の通りである。ハエ対策には、大きく分けると「1. 幼虫対策」と「2. 成虫対策」に分けることができる。それぞれに特徴があるので、その時の状況判断によって方法を選別するとよい。

幼虫対策

幼虫対策は「発生源対策」ともいい、場所が特定できると効率のよい方法である。とりわけ、幼虫期は活動範囲が限られ、また薬剤や外的要因の影響に弱い傾向にある。

ただし、発生源が、自社の管理下にない場合は対応ができない。また、発生源が部分的で、広範囲に分散している場合は工夫を要する。

なお、方法としては、殺虫剤による方法と、殺虫剤に依存しない方法とがある。

殺虫剤による方法

殺虫剤を使用する場合には、医薬品、医薬部外品、防疫剤の承認を得たものを使用すること。殺虫剤には、いろいろな剤型（例えば、油剤、粉剤、粒剤、水和剤、乳剤、エアゾール剤など）がある。これらを発生状況や場所などの条件を考慮して使用する。

殺虫剤に依存しない方法

発生源の状況によっては、殺虫剤による化学的防除が難しい場合がある。このような場合には、次のような方法がある。

○発生源の被覆

幼虫が発生している場所をビニールなどで覆い、移動・分散を防止する。また、土を覆うなどして圧殺する。

○発生源を乾燥させる

幼虫は、過度な湿度環境が必要になるので、送風、耕起・かく拌、加熱・昇熱などにより、生育環境を破壊する。

○発生源を除去する

幼虫対策には以上の方法があるが、幼虫は若齢期ほど弱いので、早期発見・早期処置が有効である。しかし最も大切なことは、発生源を作らないことである。そのためには、環境整備と清掃の徹底である。

成虫対策

ハエの成虫は自由生活者であるため､その活動範囲は広く多様である。また、発生源から自力による直線的な移動は、500m 前後の飛翔をすることがある。また、風や器物を介しての移動は、予想を超えて広域に及ぶこともある。したがって、自社の管理下にない発生源から飛来することがあるので、周辺環境の調査が必要である。

成虫対策には、殺虫剤による方法と、殺虫剤に依存しない方法とがある。このどちらを選ぶかは、発生状況と、それによってもたらされる被害を考慮して行えばよい。しかし、ハエによる経済的被害は、その多くが混入異物を想定してのものであって、その発生率は想定しにくく、判断しにくい。

殺虫剤による方法

殺虫剤を使用する場合、その薬剤は、幼虫の場合と同様、法的整合性のあるものを使用する。

殺虫剤の使用方法には､「直接噴霧法」と「間接処理法」とがある。前者は、成虫に対して、薬剤を直接的にかける方法である。後者は、残留噴霧ともいい、成虫が休息や採餌などで静止する場所に、あらかじめ薬剤を処理しておく方法である。有効成分には、ピレスロイド系化合物や有機リン系化合物があるが、そのいずれでもよい。そのほか、誘引毒餌（ベイト剤）、IGR剤、忌避剤などがあるので、発生状況や期待する効果などによって選べばよい。

殺虫剤に依存しない方法

発生状況によっては、殺虫剤による化学的防除ができない場合がある。このような場合には、次のような方法がある。

○捕殺

粘着紙（ハエ取りリボン）、ライトトラップなどによって、成虫を捕捉する方法である。これは消極的な方法であって、大量発生や緊急時には不適切である。

○電撃殺虫機

電気的に殺滅する方法で、殺虫効率は殺虫剤には及ばない。

○網戸による侵入の遮断

以上がハエ対策の手法であるが、意図するハエの管理レベルによって、方法を選べばよい。

防除の考え方

以上、ハエの防除手法について述べたが、どのように取り組むのか、その考え方について触れる。

ハエ対策は、「達成目標」（どの程度の密度を維持するのか）を設定し、ハエのライフサイクルを考慮して、処置を施すべきである。そのためには、発生量を把握して、図10（次頁）のように「現行害虫防除の考え方」を構築することが大切である。

事前調査に基づき、虫のライフサイクルを考慮し、第1回のAピークを打破する。しかし、一度に100％の撲滅は困難であり、若干の残存個体からの次期発生を考慮する。そのためには、季節と発生率などを認識し、ピークBを確実にする。ピークBを、ピークAよりも低く抑えることが大切である。

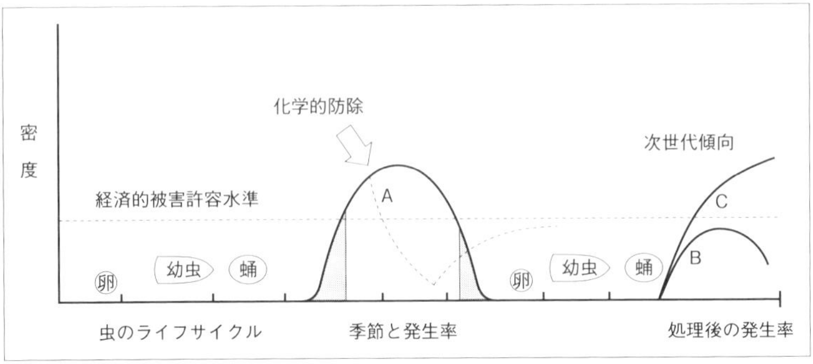

図10　現行害虫防除の考え方

次世代傾向をピークＣのようにせず、ピークＢを下げ続けるには、殺虫剤による化学的防除のみに依存してはならない。そのためには、防除前の調査と、処理後の調査を確実に行い、併用技術を採用することが不可欠である。

今､多くの施設で実施している「防除」は､「期日が来たから実施する」「実施報告書の提出で作業を終了とする」というものがほとんどであり、内容の検討が不十分である。

ハエ対策の有効性を高めるためには､冬季のハエの発生源を明確にし、「冬季防除」を確実にすることが大切である。

「冬季のハエ」は、ハエの「冬季防除」について語りかけているものである。冬季の環境整備と清掃の徹底は､ハエ“ゼロ”への第一歩である。

5章

微小虫・チャタテムシとダニ対策

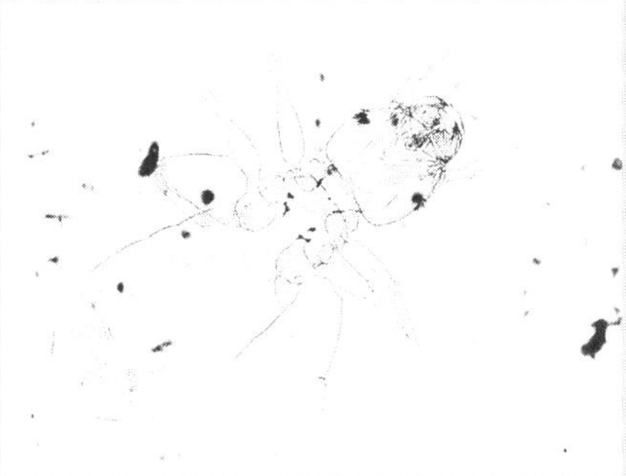

カビを食べて生活する微少な
チャタテムシ

小さな“厄介者”

加工食品類が増えて生活環境が変わると、平素は問題にしなかった虫たちが活動を始めた。乾燥食品や穀粉類の中のダニ類、なかでもケナガコナダニは、今日的な害虫である。ここでは、このダニに関する情報とその管理の方法の詳細を具体的に解説する。

食品工場や医薬品工場などは、先端技術を導入した施設・設備のはずだが、チャタテムシなる微小虫が問題種として登場する。これらの虫たちが、なぜこんなに発生するのか、またどのような方法で退治をすれば良いのか、その駆除方法について解説する。食品類の微小虫は、物理的機械的防除が重要な役割を占めるが、その概要を紹介した。

工場で問題になった虫

食品に関する虫の話題は、多くは混入異物のクレームである。これは情報の集め方によるものではあるが、混入事故によるものだ。

それにしても、毎年、同じように虫クレームが減少しないのは問題である。混入異物として嫌われる虫も、中にはホタルの発光物質が微生物検出法の開発につながったこともある。

虫問題の現状については、東京都が、保健所に寄せられた平成14年～16年までの3年間の苦情をまとめたところ、総件数は1万3244件に達した。そのうち異物混入は有症苦情に次ぐもので、その35%を虫が占めるという。これは少なくとも年2回の害虫駆除が実施されている状況下でのことだけに、問題である。これらは、消費者の肉眼で発見されたものである。実際は目につきにくい虫もあって、それらが知られずに流通している。営業者の受け入れ検査や工程内管理の中で、虫の「ヒヤリ・ハット」は、かなりの件数がある。

実際に、製造施設で問題になった「虫」は表1に整理した通りである。これらの施設の中では、虫管理は医薬品工場において最も徹底されている。

食品工場で目につく虫は、チョウバエ、チャタテムシ、ユスリカが上位3位を占める。医薬品工場の上位3位の虫は、チャタテムシ、ユスリカ、チョウバエであった。その他の施設では、ユスリカ、チョウバエ、ノミバエであった。共通して目につく虫は、チョウバエ、ユスリカで、注目

表1 製造施設で多数捕獲された昆虫類

順位	食品工場	医薬品工場	その他（農薬・製紙工場など）
1	チョウバエ	チャタテムシ	ユスリカ
2	チャタテムシ	ユスリカ	チョウバエ
3	チャタテムシ	チョウバエ	ノミバエ
4	ユスリカ	クロバネキノコバエ	クロバネキノコバエ
5	チョウバエ	シミ	チャタテムシ
6	キノコバエ	ノミバエ	ゴキブリ
7	ゴキブリ	クモ類	コオロギ
8	シバンムシ	ゴミムシ	アリ

すべきは医薬品工場のチャタテムシである。

施設ごとに捕獲される虫の傾向が異なるのは、製造環境や管理程度の相違に由来する。一般的に、管理が徹底し、虫の密度が低くなるにしたがって、微小な虫が目立つ傾向がある。そのような虫のひとつがチャタテムシである。

捕獲された虫の発生源

捕獲調査で工場にどのような虫が発生しているのかがわかったら、大切なことは、この虫がどこから来たのかを明確にすることである。

これは、今日、製造関連施設における虫対策で求められている基本的な考え方——すなわち①近付けない、②入れない、③発生させない、の3原則を満たすために必要とされるからである。

表1の調査結果に示した虫の発生場所は、次のように整理することができる。

施設内発生種

チャタテムシ、シミ、トビムシ、ゴキブリ類、ヒョウホンムシ、シバンムシ、メイガ類

施設周辺発生種

コオロギ、バッタ、カマドウマ、ハサミムシ、ゲジ、ヤスデ、ダンゴムシ、チョウバエ（状況によっては屋内で発生する）

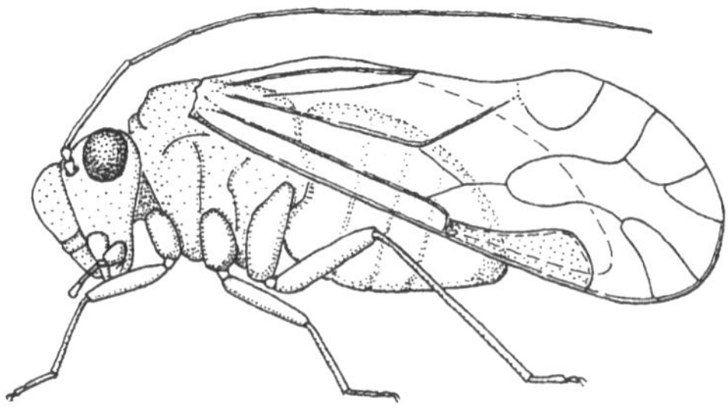

図1　チャタテムシの有翅虫の側面
（ネズミ・害虫の衛生管理、1999年から）

飛来侵入種

ユスリカ、ハエ類、コメツキムシ、コガネムシ、ガ類、トンボ類、ツマグロヨコバイ

捕獲された虫の大まかな発生源は、以上の通りである。次は、これに基づいて管理点を設定することである。

このように、調査結果の活用に際しては、昆虫の行動習性などを把握することが大切である。また監視すべき虫の「種類」を決定し、この「季節的消長」の調査を実施する。このような調査から、管理すべきチェックポイントを決めると無駄がない。

工場施設で捕獲順位の高い微小虫は、以上の調査で明らかにされた通り、チャタテムシである。以下、このチャタテムシについての要点を説明する。

チャタテムシとはどのような虫か

チャタテムシは、環境の整理整頓が進むと気になる微小虫で、その体長は0.5～5.0mm程度である（図1）。

分類的位置

チャタテムシ（茶柱虫）は英名をPsocid、生息場所などからbooklouseやflourlouseなどという。なお、これだけで嚙虫目（チャタテムシ目、Psocoptera）というひとつの目を作る大きな虫群である。今、世界に37科、300属、4100種が記載されている。日本では21科、47属、

100種が記載されている。
現在のチャタテムシは、1794年にP.A.ラトレーユによって確定されたチャタテムシ目で、コチャタテ亜目、チャタテ亜目、コナチャタテ亜目に大別されている。
分類的な位置づけは以上の通りである。不完全変態群で、シラミやハジラミに近い虫である。

生態的特性

チャタテムシは自由生活種で、野外を生息場所とするものと屋内を生息場所とするものの2つのグループに大別できる。しかし場所が違っても、一般に高湿、暗所を好む。だが直接、水に接することはない。
野外では生葉や枯死葉を問わず、樹葉上、樹皮の表面や下、岩の上、鳥獣などの巣、高湿な菌類、地衣類の育つところ等で生活する。
屋内では、湿気の高いところや空気の流れの少ない場所を好む。ことにカビの生えているような場所、本の間、古い貯蔵食品、汚れた壁、掃除の不十分な棚、畳の隙間などで生活する。

生活史

チャタテムシは産卵、孵化、幼虫が羽化して成虫となる。卵→幼虫→成虫と、蛹の時期がない不完全変態を取る。孵化後は同じ餌で生活をする。
齢期は3～8齢を経るが、有翅類は6齢が普通で、無翅類は短いことが多い。
産卵は一個ずつ行うものと、数個ずつまとめて産むものがある。また産卵した卵をふんや糸で塗り固めるものもある。
チャタテムシは幼虫期のみ集合性が見られ、幼虫がかたまって移動することがある。
なお、幼虫期は翅がないが、動きは非常に速い。また成虫の飛翔活動は活発ではないが、灯火に飛来する種類が多い。
生殖は、普通、両性生殖であるが、単為生殖をする種類もある。多くは年一世代で卵態で越冬するが、中には数世代を繰り返すものもある。

主要なチャタテムシ

食品工場や日常生活の場で関係の深いチャタテムシは、多くは屋内生活種である。屋内性チャタテムシは、世界で約50種が知られている。日本で知られている屋内性チャタテムシはおよそ10数種である。

その代表的なものとして、ヒラタチャタテ（*Liposcelis bostrichophila*）について解説する。このチャタテは最も広く分布し、屋内でよく見かける種類であるが、完全単為生殖で雌しかいない。体長は1.0～1.3mmで、全体が弱々しい観がある。体色は褐色で、表皮の模様が明瞭である。

発育所要日数は、温度27℃、関係湿度が70～90%の条件下で、産卵前期は2～7日であって、1日に1～2個を産卵する。

なお、条件が良ければ、一生に140個は産卵する。また卵から成虫になるまでの所要日数は20日である。成虫の寿命は状況によって異なるが、160日を超す。

発育は温度によって大きく影響されるが、低温下では次の通りである。

温度18℃、湿度85%の低温状況下では、卵期が3～35日、幼虫期間が50～60日と長くなる。また1℃以下では成虫の行動が止まり、産卵しない。

温度による生理的影響は、60℃に10分の暴露で死滅する。なお低温では、－18℃に3時間の暴露で、卵、幼虫、成虫ともに死滅する。問題なのは、ヒラタチャタテは単為生殖であるために、湿度が高くカビの生えやすい環境で大発生しやすいことである。

その他の種類

屋内性のチャタテムシの主なものには、コチャタテ、トガリチャタテ、カツブシチャタテ、ソーメンチャタテ、ヒメチャタテなどが知られている。ヒメチャタテは、長翅型で工場や倉庫などで大発生することがある。

以上が何らかの対応を必要とする微小虫のチャタテムシである。

チャタテムシの問題性

チャタテムシは、ほとんど人畜に直接的な被害をもたらさない微小虫である。しかし発生する場所や状況によっては問題になる。

その食性は一般に藻菌類、微粉状の植物性有機物、動物質、昆虫標本、加工食品を食う食菌性といえる。

施設に発生したカビ類、穀粒の表面のカビ類を摂食しているだけで、そのものには被害をもたらさない。しかし食品類に紛れ込むと異物混入害虫となり、汚損をもたらす不快害虫となる。このようなことから、一部のチャタテムシは貯穀害虫、不快虫、異物混入害虫として扱われている。

なお、この虫の問題性は、微小であるために物品に付着したまま容易に移動し、分布範囲を広げることにある。また微小であるため、小さな隙間からも侵入するので、異物混入の重要な虫となった。被害例としては次のようなことが起こっている。

医薬品工場のクリーンルームに迷入し、注射液のアンプル、輸液袋、化粧品の中などから発見された。また電子機器工場などの高度清浄区のマイクロチップの施設に侵入するなど、クリーンルームのペストとして恐れられている。

食性から見て人に対する直接的な害はないとされていたが、「ダニ虫咬症」が話題になった頃、チャタテムシに噛まれ炎症が起こった報告がある。チャタテムシの口器は咀嚼型で前口式となっていて“咬む口”と“吸う口”の中間型である。したがって、皮膚の弱い幼児や女性に被害が起こり得る。

今日のように、気密性の高い建物では、異常発生が起こりやすい。チャタテムシは今日的環境で問題を抱えた微小虫である。

チャタテムシの防除法

チャタテムシは、以上の例のごとく異物混入の重要な虫である。その対策は、製造するものや施設の状況によって違ってくる。しかしその食性から見た場合、基本的なことは「カビ類」の発生を抑制することである。

その手法には、生態的防除である「カビ類」を発生させない環境作りがある。そのひとつは温湿度の管理で、予防的な措置である。また材料とともに搬入されることもあるので、入口の管理が必要である。

またチャタテムシ類が多発生した場合は、化学的防除が必要である。それには殺虫剤による虫を殺滅する直接処理と、防カビ剤による餌となるカビ類対策の間接処理とがある。またチャタテムシ類は比較的高温に

ダニの問題性

問題になるダニの種類は多いが、貯蔵食糧・食品における主要種はコナダニ科に属する一群であることが知られている（写真）。

このコナダニ類が問題化し始めたのは昭和20年代の後半からで、その問題性についてはすでに、「食品害虫及び衛生害虫としてのコナダニ類」（佐々学、1954年）などで明らかにされている。

食糧、食品、薬品等に発生するダニ類は、少なくとも6科20種が明らかにされている。このうち事故につながる主要なものは、ケナガコナダニ、ムギコナダニ、コウノホシカダニ、サトウダニ、サヤアシニクダニなどである。

食品中のダニ調査が進む中で、次のようなダニ事情がわかってきた。日常生活の場にある材料を調べた結果、次のような傾向があった。

小麦粉…最も多いものから、ケナガコナダニ（72%）> チビコナダニ > ニクダニの順であった。

きな粉…最も多いものから、ケナガコナダニ（50%）> チビコナダニ > キナコダニ > コナダニ > サトウダニ > ニクダニの順であった。

落雁（菓子）…検査した材料の85%からケナガコナダニが検出された。

かりんとう…最も多いものから、サトウダニ（40%）> ケナガコナダニ（25%）> チビコナダニ > コナダニ > ムギコナダニの順であった。

砂糖…検査した材料の82%からサトウダニが検出された。

味噌…最も多いものから、サトウダニ（65%）> ケナガコナダニ > コナダニ > アシナガツメダニの順であった。

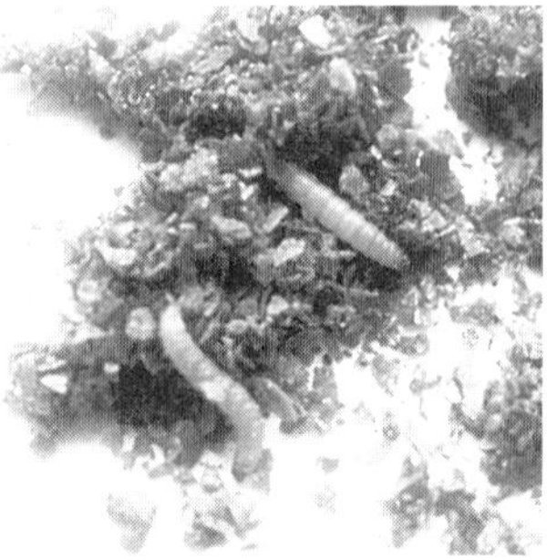

虫入り「七味トウガラシ」

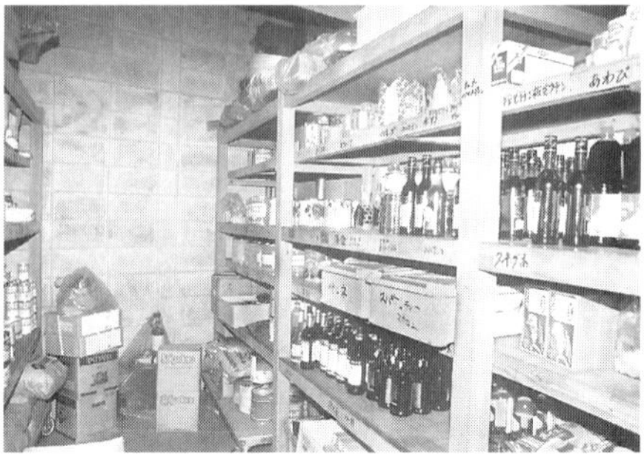

ダニの発生を許した食品・調味料の保存庫

表2 各種コナダニが発生した食品類

コナダニ種類	食品名
ケナガコナダニ	けずりぶし（花かつを）、煮干し、砂糖、パン粉、小麦粉、片栗粉、米、七味トウガラシ、こんぶ、きな粉、味噌、はったい粉、そうめん、糠、佃煮、漬物、チーズ、羊羹、ビスケット、落雁、チョコレート、飴玉
コウノホシカダニ	けずりぶし、煮干し、パン粉、きな粉、魚粉
サヤアシニクダニ	けずりぶし、煮干し
ムギコナダニ	けずりぶし、煮干し、パン粉、小麦粉、かりんとう、こんぶ
サトウダニ	砂糖、味噌、きな粉、ビスケット、かりんとう、砂糖菓子
アシブトコナダニ	きな粉、砂糖、味噌、かりんとう

佐々、細谷、松本（1954～1984）

このような調査の結果、ダニが最も身近な食品害虫であることが明らかにされた。なお、多くの研究者の調査結果を整理すると表2の通りであった。

以上の通り、コナダニ類は動植物質の穀粉類に普通に見られる存在である。また、過去に病院などの薬局で薬品中の調査が行われたが、収集された薬品の4～9%にダニ類が検出された。特に乾燥酵母剤に多いことがわかり、急遽薬剤の保管方法が検討された。

ダニは食糧・食品や薬品の害虫であるばかりではなく、人の皮膚炎やダニ症などの原因になるなど、問題性に富んだ存在である。

ダニの問題性は明らかになったが、まだ完全な解決には至っていない。一般消費者の関心の高いミクロのペストである。発生させない、入れない努力が求められている厄介者である。

ダニとはどのような生き物か

ダニとは、分類上は節足動物に属するが、昆虫よりも「クモ」に近い蛛形綱のダニ目に入る虫の総称である。

体型は昆虫と違い頭部、胸部、腹部と明瞭な区分がなく、顎体部と大きな胴部とからなる。また、脚は幼虫の時期から4対の8本で、昆虫の3対6本より2本多い。その形状をケナガコナダニを例に図示すると、図2（次頁）の通りである。

ダニ類の生活圏は非常に広範囲で、陸上、土中、動植物の体表や体内、陸水中、海水中にまで及ぶ。その生活体系は自由生活性、植物寄生性、動物寄生性の３つのタイプに分けられる。このタイプによって農業害虫、衛生害虫、あるいは家畜害虫などと分類され、防除の対象になっている。

ここで取り上げた食品害虫のダニは、陸生の自由生活性のものである。その主要なものは、コナダニ科、ニクダニ科、サトウダニ科に属するダニである。

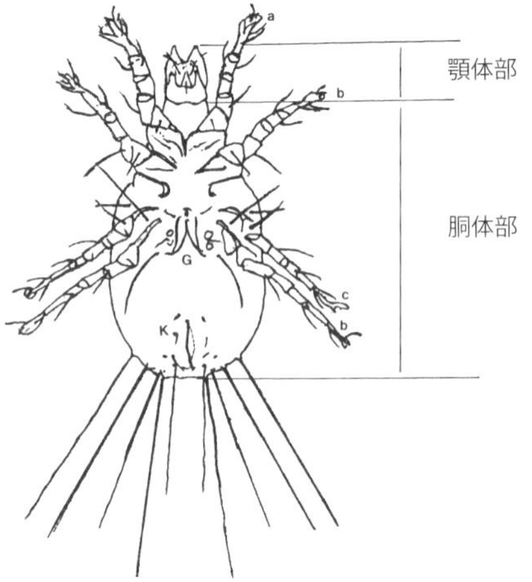

G・・・生殖器 K・・・肛門
a、b、c、d・・・第１脚、第２脚、第３脚、第４脚

図２　ケナガコナダニの体の構造

問題のダニの呼称であるが、古くから、「壁蝨」などの字が当てられている。また外国では大型で吸血性のダニを Tick あるいは Zecke、小型のものを Mite あるいは Milbe などという。

以上が、ここで対象となるダニである。

コナダニ科の生活史と問題種

ダニを防除するためには、その生活習性を理解する必要がある。問題のコナダニ類は、多くが次の６期を経過するが、中には環境条件などで移動若虫という時期を経ずに、後若虫に至るものもある。

１期 卵期（egg）
２期 幼虫（幼ダニ、larva）
３期 前若虫（第一若ダニ、protonymph）
４期 移動若虫（第二若ダニ、hypopus）
３期 後若虫（第三若ダニ、tritonymph）

6期 成虫（親ダニ、adult）

以上であるが、卵から孵化した幼虫は、1回の脱皮の後に若虫となる。若虫期には数回の脱皮を繰り返して成虫となる。

移動若虫（ヒポプス、hypopus）は、生育環境が悪い場合に発生しやすい。このヒポプスは、顎体部が退化していて、栄養を摂取しなくとも長期間生存できる（写真）。

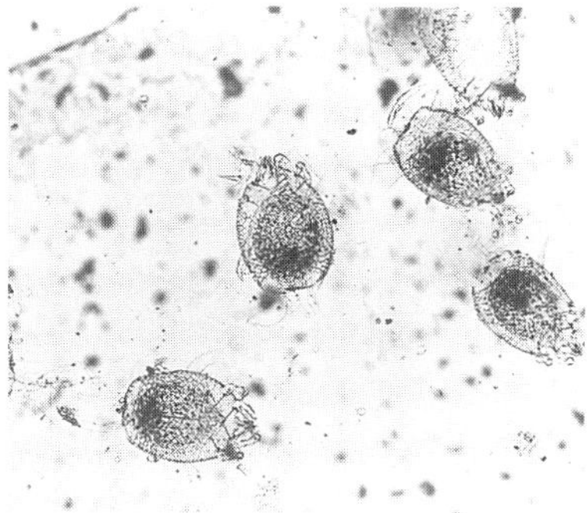
サヤアシニクダニ（*Glycyphagus destructor*）のヒポプス（移動若虫）。これでもダニだ!!

このコナダニ類の発育所要期間は、湿温度に大きく影響されるが、好適条件下であれば2～3週間で一世代を繰り返す。

一般に、高温多湿条件下では成長が速く、温度が30℃、環境湿度90％の条件であると5～8日で生育する。しかし温度が14℃前後の低温下では18～26日を要する。

以上がコナダニ類一般の生活史であるが、その代表的な種類の状況は次の通りである。

ケナガコナダニ

コナダニ類で最もよく知られているのがケナガコナダニ（*Tyrophagus putrescentiae*）である。このダニは体長が0.3～0.4mmの乳白色の微小虫で、世界に広く分布する最も普通の種類である（写真、次頁）。

外国名をcommon grain miteといい、食品類や家屋内に多発する。わが国では食品害虫としてよりも、畳に異常多発生することでよく知られている。

このダニの発育至適条件は、温度25℃、湿度75％である。この条件下での発育所要日数は次の通りである。

卵期…4～6日

幼虫期…1～2日

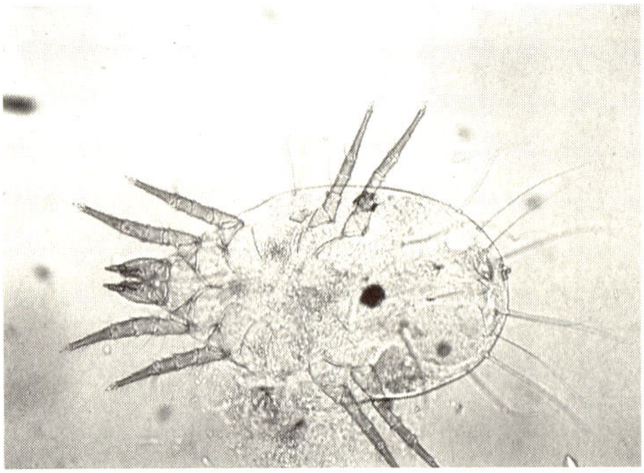

最も目につくケナガコナダニ

前若虫期…1～2日
後若虫期…1～2日
なお、産卵から成虫までの所要期間は10～11日である。
また1匹の産卵数は、温度が25～28℃の条件下では、1日に13～30個を数えるようである。実験的にチーズや酒粕で飼育した場合、飼料1g中のダニ数が16万匹に達した記録がある。
ケナガコナダニの被害は、表2（109頁）でも示した通り広範囲である。ダニによる食害により、貯蔵食品には変質、劣化がもたらされる。また、食品中の混入異物の虫として問題化もしやすい。
それに、皮膚炎や人体内ダニ症をもたらしたり、コナダニ類の排せつ物をアレルゲンとする疾患や、この捕食者による刺咬の害がある。

ムギコナダニ

このダニは体長0.5～0.6mmで、ケナガコナダニよりもやや大型である。脂肪分の多い干魚製品、パン粉や湿気を帯びた食材に発生しやすい。また動物の肥育飼料などにも見られる。
ムギコナダニの至適生育条件は温度30℃、湿度85％であるが、低温にも強く－30℃で5時間も生存した例もある。

コウノホシカダニ

体長0.3～0.6mmで、夏期に多発するダニである。発生食材はムギコナダニと類似する。至適生育温度は30℃で、この条件下での発育所要日数は6日であった。

サトウダニ

体長は0.4mm前後で、世界に広く分布している。加害材料が未精製の砂糖や乾燥果実、味噌などとかなり限定されている。

至適生育条件は温度25℃、湿度75%で、ケナガコナダニと類似している。この条件下での発育所要日数は11日であった。

サヤアシニクダニ

体長は0.4mm前後で、魚肉製品に多発する。欧米では有名な食品害虫で、日本でも輸入食品穀物倉庫で大発生し、問題になったことがある。

以上のダニが主要なもので、自社の倉庫はもちろんであるが、流通過程などでも十分な監視が必要なミクロのペストである。

食品類のダニ防除

ダニという微小な食糧･食品害虫に関する概要は、以上の通りである。ダニ類は、常時多く発生をしているわけではないが、平素の注意を怠ると容易に発生する。

問題のケナガコナダニは農作物を加害するため、このところ農業害虫として注目されている。今日、食の安全・安心の確保に当たっては、原材料の管理の徹底が求められている。そのため、食材の上流での問題点の認識が必要である。

食品類のダニは製造工程内での管理もおろそかにできないが、保存・保管の場での衛生的管理の徹底が不可欠である。

ダニの防除法は、他の害虫防除の方法と変わらない。生態的、機械的、物理的、生物学的、化学的防除を骨子とする。

しかしダニ類は食品そのものに発生するため、薬剤による化学的防除はかなり制約される。したがって、物理的な方法による発生予防が中心的な手法となる。とりわけ侵入防止や繁殖阻止などが取り組みやすく、この手法が取り上げられる。その具体的なものは、次の通りである。

◎加熱処理

コナダニ類は一般に高温に対して弱いことが知られているので、被害材料の熱処理に期待される。

例えば、ケナガコナダニであれば35℃で50分、45℃では1～2分の接触で致死することが確かめられている。材料が少量であれば、夏期ならば天日乾燥も有効である。その他には蒸気、煮沸、乾熱などの方法がある。

◎低温処理

低温によるダニの殺滅は理論的には可能であるが、実際場面ではかなり難しい。しかし低温下ではダニの増殖は十分に阻止できる。0℃で30時間、－10℃で180分処理すると致死効果があることが、実験的に示されている。

◎含水率制御

ダニ類は乾燥にも弱く、材料の含水率を下げることで生育を抑制できる。ケナガコナダニでは含水率が10％以下になると発育しない。

このことを考慮し、環境湿度を60％以下に保つ方法も採られている。大量保管の場合、倉庫環境の改変でその効果が得られる。

◎包装

今日、食品の加工技術や包装技術が進歩したので、加工時の水分含量を調節して包装を完全にすると有効である。

◎発生源の管理

ダニは餌となるものがないと発生することはできない。倉庫や施設などでは、発生源をなくすための「清掃」によってダニの発生を未然に防ぐことができる。

以上がダニの侵入防止や繁殖阻止の方法である。しかし異常多発生時は、燻蒸や殺虫剤の処理が必要である。

6章

近年の異物昆虫
ヒョウホンムシとアブラムシ対策

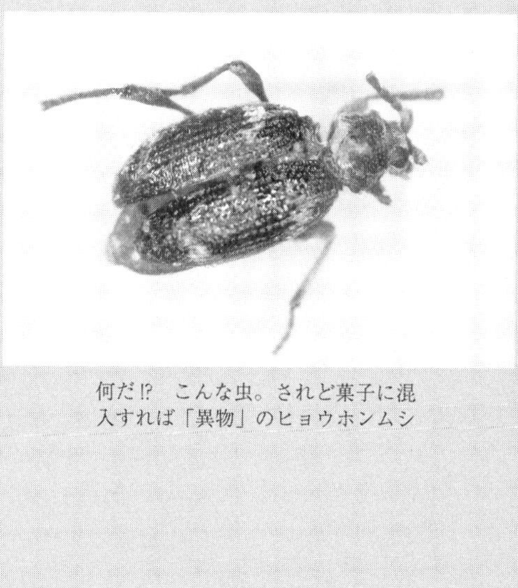

何だ⁉　こんな虫。されど菓子に混入すれば「異物」のヒョウホンムシ

暮らしが変われば虫も変わる？

今日、何かがおかしい。かつて、食品類への混入異物の虫といえば、ウェットな環境のハエやゴキブリなどであったが、今では、ドライな環境の虫たちである。それは、製造環境や生活環境の変化なのか、あるいは食生活が変わったのか、原因究明が難しい。こんな中、ヒョウホンムシの混入事故が続いたが、これは貯穀害虫で、一般家庭から多発するとは思えない。流通由来にしても不思議だが、保管のあり方に課題がある。

また、アブラムシの混入事例も増えている。これは、食習慣の変化に由来する。アブラムシは、植物に寄生する微少虫だが、その生態を解説し、防除についても紹介した。

食品製造関連施設の異物昆虫

穀粉類を材料とし、各種製品を製造している施設、食材販売業者の保管・配送の施設から相談を受けたことがある。微小昆虫の成虫が菓子に練り込まれていたり、製品のパックに幼虫が発生していたり、成虫が包装の中から発見される等のケースが見られた。

その中でも例数の多い甲虫類は、貯穀害虫あるいは食品害虫というには仰々しいものであるが、ヒメマキムシ類とヒョウホンムシ類であった。

このような虫の相談がなぜ増えてきたのか。その理由はわからないが、菓子に練り込まれた例を紹介することで、問題解決の資とする。

ヒョウホンムシとは

問題のヒョウホンムシは、位置づけるとすれば「貯穀生産物昆虫」の一群に属する昆虫である。分類学的には鞘翅目（Coleoptera）のヒョウモンムシ（標本虫）科（ptinidae）に属する昆虫で、英名では ptinid beetles、spider beetles などと呼ばれる。人間からはあまり良く思われていない昆虫である（写真）。

この虫は、シバンムシに近い種類で、乾燥された動植物質を餌とする。一般家庭や食糧貯蔵庫等で姿を見かける。体型は微小で、卵型あるいは円筒状で、体長はおおよそ 2.0 ～ 3.0mm である。この仲間は、世界に広く分布し、その種も 500 種以上が知られている。わが国では、今のところ 7 種が知られている。

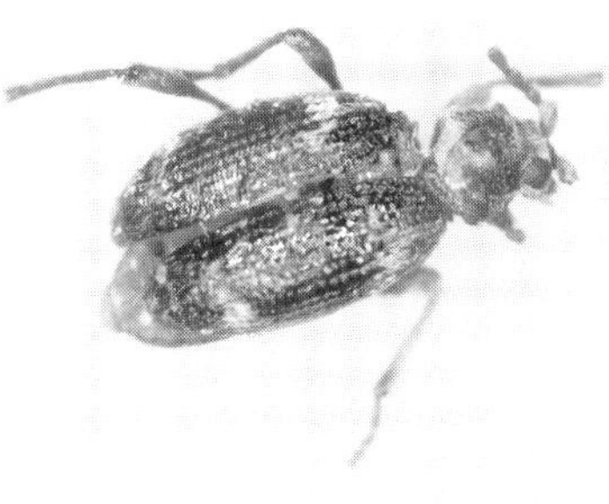

菓子に混入していたヒョウホンムシ

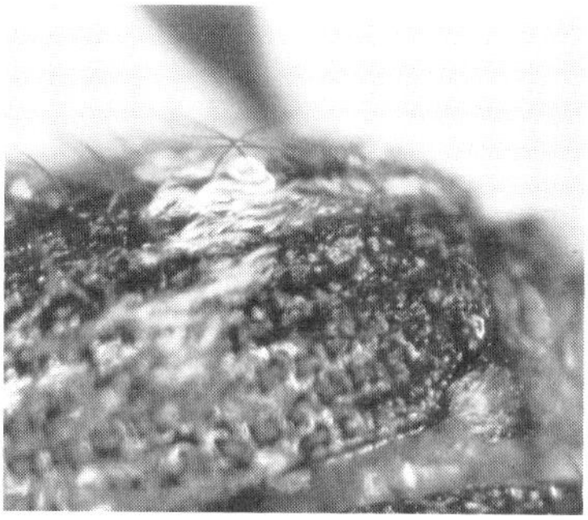

確認のポイントは前翅の状況

問題のヒョウホンムシ

著者に相談のあった材料は、欠損部分もあり確かな「同定」が困難であるが、重要な部分を確認すると「ナガヒョウホンムシ」と判断して間違いない。

ナガヒョウホンムシ（長標本虫、*Ptinus japonicus* Reiter）は国内に広く分布し、幼虫が乾燥動植物質や昆虫標本などを食害することが知られている。珍しい例では、ネズミのふんや乾燥した鶏ふんから多量発生したことがあった。乾燥という条件が発生に大きく関与する。今回、製造現場を調査したところ、乾燥した穀粉類が器材や周辺に堆積しており、その中での活動個体が確認できた。

また、ヒョウホンムシの食害力は、他の貯穀害虫に比較すると「微害」レベルである。しかし、微害であっても、食品の中の異物は、害の有無とは関係なく問題となる。

製造環境では、微害の虫の発生場所の確定および除去が大切である。とりわけ、器具・材料の周辺に止まらず、残さの溜まりやすい場所、壁面、天井面、および装置の間隙の管理が不可欠である。

微小昆虫は、少量の餌で十分に発育し、人の予想を超えた行動をとる。今日では「微害」と目される小型昆虫類は、無視できない存在である。

監視の必要なヒョウホンムシ

今日、わが国で知られているヒョウホンムシ類は、セマルヒョウホンムシ、ニセセマルヒョウホンムシ、ナガヒョウホンムシ、ヒメヒョウホンムシなどであるが、今や食材の交流は国境をなくしている。

乾燥動植物性食糧に付着して来日するヒョウホンムシは、アメリカヒョウホンムシ、キイロヒョウホンムシ、ネブラスカヒョウホンムシ、ムナコブヒョウホンムシ、ナミゲヒョウホンムシなど多種類にわたる。今日では、このような虫が（定着するか否かは別として）無意識のうちに持ち込まれているのかもしれない。

このようなヒョウホンムシは、年に2～3回の発生を繰り返し、卵の時期から成虫になるまでの期間は（温度にもよるが）50～70日を要する。発生が目立つのは6～7月である。成虫の寿命はかなり長いので、清掃や殺虫剤などによる成虫対策が必要である。

問題のヒメマキムシ

食品製造施設で多発し、問題になったのがヒメマキムシであった。この虫は、体長が0.8～3.0mm程度の微小甲虫で、貯蔵穀物倉庫、食品・医薬品倉庫、一般家庭にも発生する。カビ類を主食とし、食品を直接的には食害しない。米俵の内側や木製のパレットなどで姿を見かける。

以上が問題虫の状況である。いずれも製品中に混入していて回収されたものである。

微小甲虫類の防除方法

問題になった微小甲虫類は、食品害虫としての害虫性が「微害」であるが、混入異物の「虫」である。したがって、再発防止の対策は必要であるが、施設の状況によってその手法に工夫を要する。

一般的な害虫防除法としては、発生を抑制する生態的手法、道具や機械による手法、殺虫剤による殺滅などの方法が挙げられる。

混入防止の対策としては、他の場合と異なり、迅速な対応を要するため、殺虫剤による化学的防除法によるのが適切である。殺虫剤を選ぶ場合、この虫が衛生害虫であるのか、農業害虫であるのかを明確にする必要がある。

問題のヒョウホンムシ類、ヒメマキムシ類は、発生場所や影響を及ぼす材料は、農畜産物や貯蔵食品類であると考えられるため、農業登録された殺虫剤を必要とする。

使用可能な殺虫剤としては、表1のような貯穀害虫用殺虫剤が挙げられる。しかし「ヒョウホンムシ」や「ヒメマキムシ」などと昆虫名は明記されていないが、代表的な害虫であるコクゾウ、コクヌストモドキ等への有効性を考慮して使用するのが現状である。

発生場所の状況や発生量、対応の緊急度によってこれらを使い分けるとよい。なお、殺虫剤による駆除を行う場合、発生場所を確認し、清掃を徹底し、その後に殺虫剤を処理する。また大切なことは、殺虫剤を処理した後に、効果を確認し、清掃することである。

今回のヒョウホンムシ対策では、問題区域が特定できたので「DDVP（ジクロルボス）プレート剤」により対応した。本剤は、DDVPを16.7％含有するもので速効性である。液性製剤ではないので、周辺を汚す恐れがない。以上、ここでは応急的処置な事例について紹介した。

表1　貯穀倉庫などの貯穀害虫防除剤の種類および用法

使用製剤	適用害虫	使用量	使用方法
DDVP プレート剤	コクゾウ、ナガシンクイ、コクヌストモドキなどの甲虫類、マメゾウムシ類	$20m^2$ 当たり 120g、1枚	庫内の壁際およびはいの周辺に2mの高さに吊るしておく。間隔は3mとする。ガ類は高めにコクゾウなどの甲虫は低めに高さを調節して吊るす
	ノシメコクガなどのガ類	$40m^2$ 当たり 120g、1枚	
燻煙剤	コクゾウムシ成虫 コクヌストモドキ成虫 ノシメコクガ幼虫・成虫	$100m^2$ 当たり 100g、1個 $200m^2$ 当たり 200g、1個	施用場所の窓や出入口など外回りの戸締まりをし、可燃物のない所を発煙場所とする。中目ぶたの赤く突き出た部分を添付の点火用すり板でこすって点火する
リン化 アルミニューム製剤	コクゾウ類 ヒラタコクヌストモドキ マメゾウムシ類 タバコシバンムシ チャマダラメイガ	$1m^2$ 当たり 3g 錠を 0.5～1錠 作物 1t 当たり 1～3錠で、3～4日間くん蒸（15℃以上のとき）	作物の中または床上に均等に散粒してくん蒸する
炭酸ガス	コクゾウ、コクヌストモドキなどの甲虫類、ノシメコクガ、バクガなどのガ類	倉庫容積の 50% 相当量	本剤の所定量を倉庫の下部から、気化器を用いて投入する
PGP 粉剤	コクゾウ、ココクゾウ、グラナリアコクゾウ、ンガシンクイ、コクガ、バクガ、コクヌスト、マメゾウムシなどの貯穀害虫	$3.3m^2$ 当たり 10～15g	倉庫内側の床、壁、出入口、棗木あるいははい付けした俵の表面が十分被服されるように散布する

＊適用害虫名は、登録名である

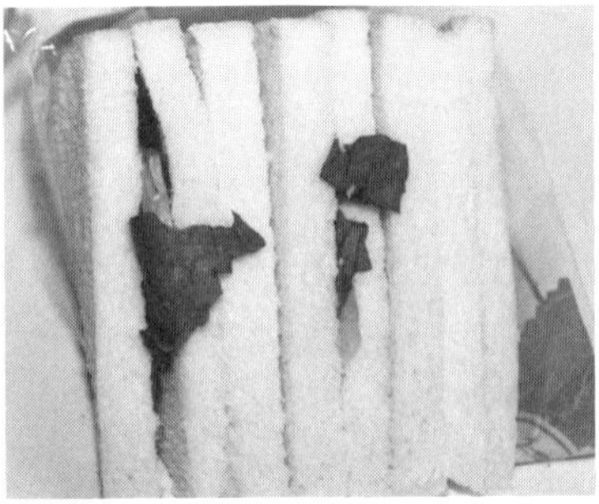

問題のサンドイッチと同製品。野菜部分に付着していた

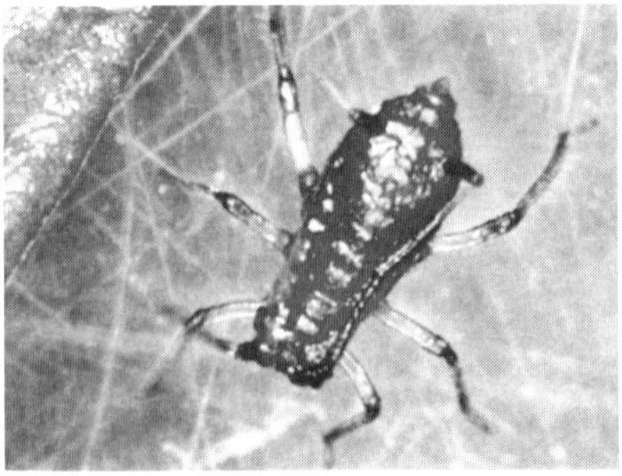

サンドイッチに混入していたアブラムシ。大きな角状管が特徴である

サンドイッチの虫

著者が相談を受けた「サンドイッチ」は、品名が「調理パン」、原材料が「全粒粉食パン、スライスオニオン、パプリカ、トマト、サラダ菜（キク科の1･2年草、レタスと同種）など」でできた製品であった。この中に、体長が1.8mmの黒色をした虫が発見された。これを顕微鏡で拡大すると「アブラムシ」であることが判明した（写真）。

このサンドイッチは2007年10月30日に製造されたものであった。相談があって、11月2日に調べた時点では、虫は活発に活動していた。調べてみると、この異物の虫は、工場や店頭で混入したものではなく、材料由来のものであった。状況から見てサラダ菜に付着していたものと考えられる（写真）。

アブラムシとはどのような虫か

問題を起こしたアブラムシとは、どのような虫なのだろうか。要約すると次の通りである。

アブラムシ（蚜虫）は、分類上では半翅目のワタアブラムシ科やアブラムシ科に属する一群である。食習性（Food Habits）は植物食性（Phytophagous）で、汁液吸収昆虫（Juice suckers）である。各種の植物の新芽に好んで寄生し、口針を幼枝の先端部や茎、根などにも刺し込み、吸汁する。

アブラムシの仲間は、日本でも数百種が知られ、農作物を加害するものは200種を下らない。また、この生活史は複雑で、産卵雌虫、雄虫、胎生雌虫など、多数の生活型を持つ。比較的生活史が簡単なのがソサイアブラムシ（蔬菜蚜虫）である。

ソサイアブラムシは、秋に十字科植物の茎上に卵を産下し、卵で越冬する。越冬卵は、翌春3月上旬に孵化し、幹母成虫に発達する。これらは、有翅、無翅の単性胎生を構成する。この一世代は非常に短く、数世代を繰り返す。

秋になると胎生型が無翅雌虫と有翅雄虫となり、交尾し産卵する。短期間に世代を繰り返す無翅虫は、寄主植物に付着し定住する。また、有翅虫は自力での飛翔分散はしないが、風に流されて移動する。ほ場、林地に近接する施設では、迷入することがあるので、注意が必要である。

アブラムシが持ち込まれないためには

アブラムシ類が、食品工場で問題になるのは、無翅類が蔬菜類に吸着したまま持ち込まれることである。では、アブラムシが原材料とともに持ち込まれないようにするためには、どのようにすればよいか。

今日、生産の場では、アブラムシ対策が従来とかなり違ってきたので、新しい工夫が必要となっている。受入側の対策としては、入荷検収の段階でのチェックを強化する。また、加工の過程に「目視」の徹底を図る。さらに「洗浄」を確実に行う。

アブラムシの発生は、春先に始まる。そのため、生産段階における「産地情報」を入手する体制を確立しておくとよい。また、その情報に基づいて間隔を決めて「サンプリング」を行い、原材料の分解検査を行うことも、混入防止手段のひとつである。

検査の時期は、問題虫の発生モデル（図1、次頁）を参考に設定するとよい。また、監視期間中の材料を洗浄した水中の異物検査を行うとよい。担当者には、アブラムシの形態的な特徴を理解させると有効である（図2、次々頁）。アブラムシは、頭部に発達した「額瘤」を持ち、腹部に大きな「角状管」（図2のe）を備えているので判別しやすい。無翅虫の場合、アンテナ（図2のo）が虫体よりも長いので識別しやすい。

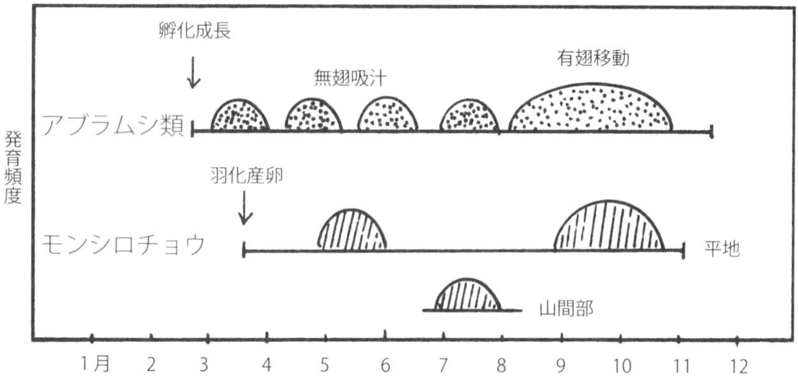

図1　問題虫の活動期と発生ピークのモデル

主要なアブラムシ

問題を起こす危険性があるアブラムシは､蔬菜害虫としても主要種で、その代表的なものを挙げると、次の種類である。

モモアカアブラムシ

体長は、有翅胎生虫で1.7mm前後、無翅胎生虫で2.0mmである。これは全世界に広く分布する普通種である。食性は広く、ダイコン、ハクサイなどの十字科植物をはじめとして、モモ、バラ、タバコなどにも寄生する。

奇主植物のモモで越冬した卵は、3月下旬～4月上旬に孵化する。5月中旬・下旬には、10日前後で発育を完了する速さである。また、6月頃に有翅虫が発生し、移動する。盛夏期には繁殖が低下する。したがって、5月頃が重要監視時期といえる。

ワタアブラムシ

体長は、無翅胎生虫で1.3mmと小型である。体色は、黄、緑と変遷が大きい。また、アンテナは、体長よりも短い。全世界に広く分布している。食性は広く、ジャガイモ、キュウリ、カボチャなどの畑作物、キクなどの花弁類、果樹、雑草と広範囲である。

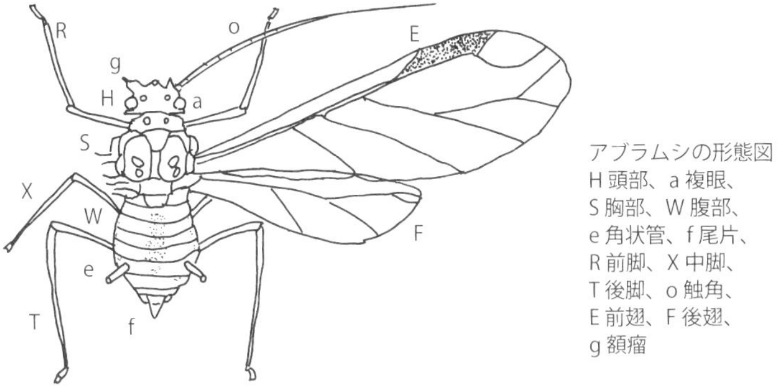

図2 アブラムシの形態図

ミカンなどの枝で越冬し、4月上旬に孵化して、無翅胎生虫の雌に成長する、5月上旬に有翅胎生虫が発生し、移動する。両方ともに有翅が出現し、移動する。また、宿種を変えるという特徴がある。

その他、問題になるアブラムシ

その他の問題になるアブラムシとしては、ダイコンアブラムシ、ニセダイコンアブラムシ、キクヒゲナガアブラムシ、ジャガイモヒゲナガアブラムシ、ヨモギヒメヒゲナガアブラムシなどが知られている。

カット野菜のアオムシ

アブラムシは、難防除害虫であるとともに、食性が広いため、生鮮野菜の取り扱い時の注意を怠ることができない。今日では、カット野菜（野菜がカットされて袋に入れられた商品）が販売されている。独居者などにとっては、包丁もまな板も使わずに食生活ができる時代になっている（しかし、便利になるにしたがって、家庭から「本来の調理」というものの姿が失われつつある感がある）。

このような中「カット野菜」の工場から「虫」の相談が持ち込まれた。相談の内容は「キャベツの葉をカットした中に、虫状のものがあるので、どのような虫かを判定してほしい」というものであった。調べてみると「モンシロチョウ」の幼虫であった。問題のカット野菜は、一般消費者用ではなく、業務用と称するものであった。

モンシロチョウの幼虫は、若茎であると切断されずに、健全な虫体のまま混在する可能性がある。モンシロチョウは、成虫ならば誰でも知っているチョウである。しかし、この幼虫は、ナタネやキャベツの大害虫である。モンシロチョウ（*Pieris rapae* crucivora）は、鱗翅目のシロチョウ科（Piredae）に属する虫である。翅の開張は 45 ～ 65mm で、白色をしている。幼虫はアオムシと称されている。

発生回数は、年に５～６回で蛹で越冬する。その場所は、風雨の当たらない納屋の壁、垣根などである。蛹は３月上旬に羽化産卵する。生活史の概要は、適温であると次の通りである。

卵期間…約３日

幼虫期間…約 14 日

蛹期間…約７日

加害活動は春から秋にかけて行うが、環境によって若干異なる。本州の平地では、５月～６月と９月中旬～ 11 月中旬の２つのピークがある。山間地では７月～８月が被害甚大である。

野菜に虫が混入する被害を防ぐには、どのようにしたらよいか。被害の大きい野菜は、出荷されることはないが、識別は「目視」であるため、絶対的な安心はできない。工場で問題を起こさないためには、入荷時の検収項目に「虫のチェック」を入れる。また、産地情報を入手して、監視を強化するとよい。このことは、産地における虫対策が、従来と変わりつつあるので、消費サービスを考えた場合、安心の提供のためのチェックの強化は欠かすことができない。また、工程内での監視を高めるためには、前出の発生モデル図（図１、前々頁）を参考に設定するとよい。

アオムシの混入防止のためには、５～６月、７～８月、９～ 11 月に洗浄水の残さ調査を行い、監視の指標を決めることもひとつの方法である。

今後はこのような、ほ場由来の混入異物の事故が増える可能性がある。既にハクサイのメイガ、レタスのガなどの事例があり、対策には、原材料の虫を知り、入荷時のチェックを十分に行い、洗浄の工程を工夫するなどの取り組みが不可欠である。

7章

異常多発生の虫 ユスリカとヤスデ対策

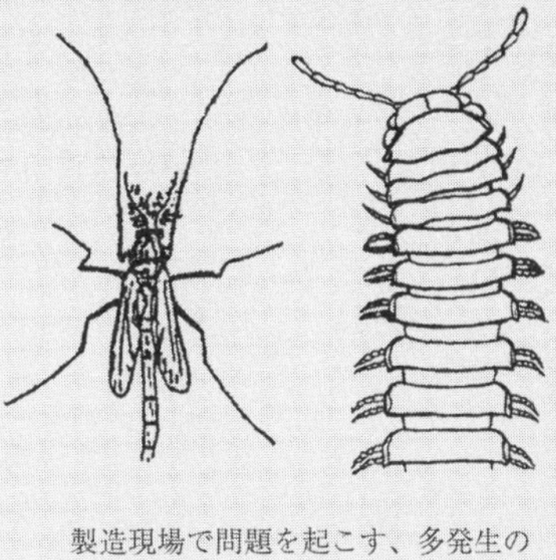

製造現場で問題を起こす、多発生の
ユスリカ（左）とヤスデ

虫の大群が保管品を汚損…

特殊な環境で、予想もしなかった虫の大群が発生することがある。こんな虫も、人の眼に触れることがなければ、まったく問題にならない。

厄介な異常多発虫で、話題性の高いのが、ユスリカ（写真）とヤスデである。ユスリカは、河川、池沼などの水系が発生源であるが、都市化の進む中で水が汚損し、大発生する。この水系の近くの工場、施設の照明に向け虫の大群が飛来、施設の保管品を汚損するが、その対策のための具体例を紹介した。

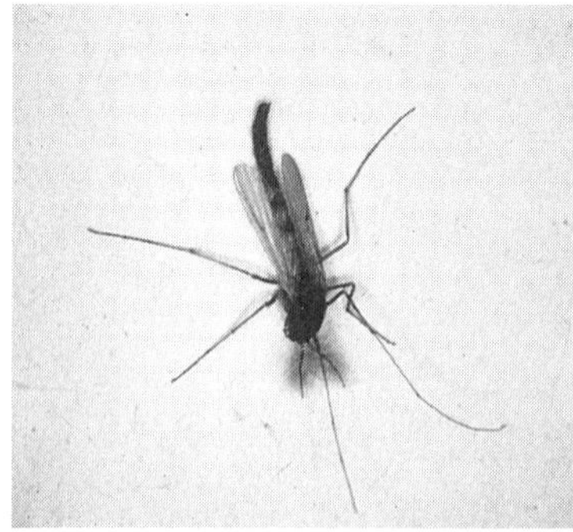

異常多発生の虫「ユスリカ」

また、ヤスデは、陸上が発生源であるが、環境の変化により多発し、大移動をする。この時期や浸入防止策を紹介する。

食品で問題になる虫

各種食品類の製造、加工および取り扱いの場面等で問題になっている虫事情を整理すると表1の通りである。食品の種類によって、問題になる虫の種類は若干異なるが、どの食品にとっても問題となるのがハエ類である。中でも、小型のハエ類は多くの食品に関与する。小型のハエ類

表1　食品別の主要問題虫一覧

食品の種類	ハエ類			ゴキブリ類	*貯穀害虫	農業害虫
	大型	小型	その他			
生鮮魚肉類	◎					
半生加工品	◎	○		◎	○	○
乾燥加工品				○	◎	
缶詰類		◎				◎
冷凍食品	○	◎	○			◎
液状食品		◎	○			
味噌		◎		○	◎	

注）*印はダニ類を含む

は、概して施設内に発生源が存在することが多い。これは、半生加工品や乾燥加工品などの貯穀害虫と称するグループに共通する。このような虫と食品の関係」が明確にできるものは、今言われているところの「モニタリング」という手法が導入しやすい。

食品工場の調査例としては、表2のような状況が挙げられる。施設Aは築後20年を経過した工場、施設Bは築後3年の工場内における捕集状況である。

この結果は表1の状況をよく反映している。食品工場の問題種は、双翅目のハエ類であることはうかがえ、確かに小型種が主要なものである。ここで問題となるのは、B施設においてユスリカ類の捕集数が多いことである。このユスリカは、施設内や周辺の開放水系発生源とする。

また、ユスリカは、かつて環境が変化する中で、異常多発生を繰り返した問題虫であり、ユスリカの混入異物事故例はかなり問題になった。ここ数年はマスメディアに登場しないが、完全に問題解決に至ったわけではない。従来のような多発生ではないが、発生期間が長くなって心配されているところが多くなっている。

かつて公害昆虫として問題になった、このユスリカについて、異物の虫として再認識しておきたい。

表2 粘着式ライトトラップに捕集された種類と虫数

種類 ＼ 施設名		A 虫数	A %	B 虫数	B %
噛虫目	チャタテムシ	196	13.9	2	0.8
半翅目	カメムシ類			2	
鱗翅目	ガ類	2		1	
双翅目	ガガンボ・キノコバエ類			7	
	ニセケバエ類	61			61
	チョウバエ類	9		2	
	ユスリカ類			78	31.5
	クロバネキノコバエ類	45		136	55.1
	他の糸角類			2	
	ノミバエ類	778	55.2		
	ショウジョウバエ類	235	16.7	6	
	他のコバエ類			2	
	イエバエ類	7			
	クロバエ類	29			
	ニクバエ類	14			
小計		1178	83.7	23.3	94.3
鞘翅目	ハネカクシ類	7		1	
	シバンムシ類	3		5	
	ゴミムシ類	3		1	
小計		13	0.9	7	2.8
膜翅目	アリ類	18			
合計		1407		252	

異常多発生の虫「ユスリカ」

虫の異常多発生というと、世界的にはバッタの大群（飛蝗）が挙げられる。また、わが国では稲の害虫であるウンカが知られている。なお、身近な生活の場での虫と言えば、ユスリカ、カメムシ、ヤスデが最もよく知られている。ここでは、ユスリカについて解説を進める。

ユスリカ（揺カ）は、その種類が非常に多く、発生源もきわめて多様性に富む昆虫の一群である。分類学的には双翅類のユスリカ科に属する昆虫で、成虫は蚊によく似ているが、吸血しない種類である。なお、ユスリカの種類は非常に多いが、わが国で問題になるのは次の３種類である。

セスジユスリカ

体長が 10mm 程度の中型種で、体色は緑色をしている。日本全土に見られ、側溝や泥の溜まった水溜まりや生活排水で汚れた水系に多発する。

オオユスリカ

体長が 11mm を超し、淡褐色をした大型種である。日本全土に見られるが、ことに琵琶湖、児島湖、宍道湖、霞ヶ浦、諏訪湖などで大発生し、問題になった。

アカムシユスリカ

体長が 10mm 前後で、黒色の体色を持ち、褐色の毛で覆われている。霞ヶ浦で大発生し、問題になった。

以上が最もよく知られたユスリカで、全国各地に被害をもたらした。

ユスリカは、それほど飛翔力を持たないが、日没時に群飛し「蚊柱」を作り、灯火に向かって飛来する。灯火に飛来したユスリカが、建物、家財、商品の汚損、食品や包材製造に大きな支障をもたらした。この他、死骸の微粉が吸入アレルゲンとなり、アレルギー疾患の原因となることも知られている。

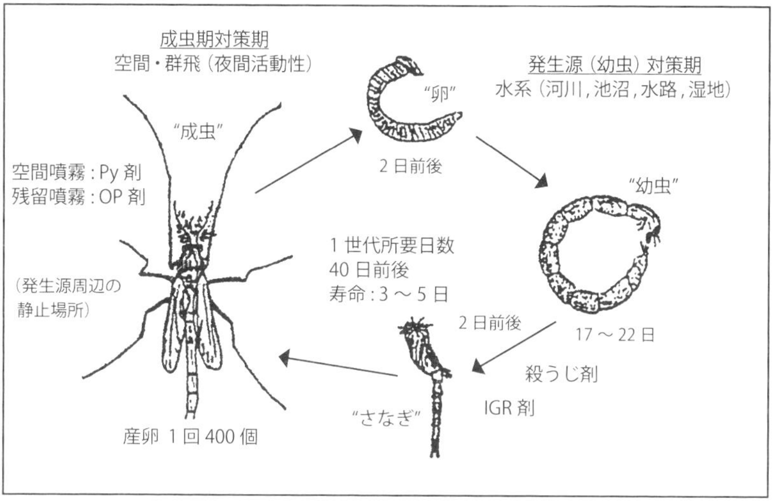

図1　ユスリカの生活史と活動環境

ユスリカの生活史

大量発生するユスリカは冬季でも見られるが、活動が盛んになって産卵するのは5月～10月である。発生回数は種類によって若干異なるが、年に数回発生する。産卵は一生に1回で、一卵塊は300～650個の卵を持っている。なお、ユスリカの生活史は図1に示すが、その概要は次の通りである。

・卵期間･･･約2日

・幼虫期間･･･ 17～22日

・蛹期間･･･ 2日

・世代の寿命･･･ 3～5日

・一世代所要日数･･･ 40日前後

幼虫期間は種類によってかなり異なり、10日～数カ月に及ぶものもある。ユスリカの幼虫は、水底の土中の浅いところに生息するが、越冬幼虫は土中に深く潜入する。

なお、幼虫の齢期間日数は温度でかなり異なるが、20℃の条件下であると1齢が3日間、2齢が4日間、3齢が7日間、4齢が11日であった。蛹は羽化前になると巣から出て、水面近くで活動する。羽化後は近くの草木、稿の下、排水口などの薄暗い場所に休止し、日没頃から群飛する。この群飛はおおよそ２時間前後であり、この間に雌が交尾する。産卵活動は早朝か夕方である。この所要時間は短時間で10分前後である。

産卵活動が盛んで多量に行われるのは、６月頃から９月頃にかけてである。また、産卵された卵塊から孵化脱出した幼虫は、10分から30分以内で造巣する。

ユスリカの管理方法

ユスリカは種類によって発生場所や条件が異なり、発生域が広いために、成虫および幼虫対策ともに困難である。ユスリカ対策には、発生源対策と成虫対策とがある。確実な効果を期待するには、発生源対策が好ましいが、問題は発生源となる開放水系の河川・池湖の多くは公共水域であり、個人での対応ができないという点である。このような制約の下で、防除方法を整理すると次のように大別することができる。

(1) 発生源対策

①物理的・生態的方法

②生物的防除法…寄生者・捕食者の利用

(2) 成虫対策

①物理的・生態的方法

②化学的方法

根本的には発生源対策が重要な意味を持つが、総合的管理の手法を必要とする。なお、防除計画の考え方を示すと図２の通りである。

今日、殺虫剤による化学的防除はとかく消極的であるが、虫による被害のレベルや科学的根拠と安全性への配慮など総合的判断で実施すべきである。製造現場や施設周辺を調査確認して、適切な手段を取るべきである。

防除計画の中で、発生源が私有地であれば、①の草地残留処理においては､除草剤による成虫の潜み場所となる雑草管理を実施すべきである。②壁面残留処理では、建物の壁に直接処理を行うのではなく、薬剤を処理したパネルやシート、あるいはネットを成虫の活動時間帯に設置することである。③の連続投下では、施設内の幼虫の発生源となる水系に自動投与装置を設置し、管理することである。④の成虫対策では、管理ポイントに間歇自動噴霧装置や自動装置で管理することである。

成虫対策はライトコントロールも必要で、周囲の状況を確認し、設計すべきである。なお、蛹からの羽化脱出後の周辺管理として、草刈りも不可欠な作業である。

また、産卵場所の管理も乾燥という処置で卵塊管理が可能である。ユスリカ管理では、産卵、卵塊、幼虫期、羽化、休止、群飛という生態的ポイントを加味するとよい。

化学的防除における成虫対策用の殺虫剤には、ピレスロイド系殺虫製剤が適切である。これについては、別の機会に解説する。また、成虫の潜伏場所となる排水口や隠れ場所には蒸散性製剤が便利である。発生源の水系には、低毒性有機リン剤やIGR剤などがある。標的以外の生物などへの影響を考慮することが不可欠な前提条件である。

水系処理剤としては、使用歴の長い、今日まで問題を起こしていない殺虫剤が必要である。そのひとつにはテメホス（Temephs）がある。テメホスは、O,O,O',O' －テトラメチルO,O' －（チオヂイ－ p －フェニレン）ジイ－ホスホOチオエイトと言う。なお、商品名はアベイト（abate）と称し、5%乳剤が市販されている。

急性経口毒性は、ラットに対するLD50値が4202mg/kg（♂）>1000mg/kg（♀）である。ユスリカ幼虫に対するKC50値は0.015～0.68ppmである。なお、本剤のユスリカに対する問題地域での実用効果の結果は、表3（次頁）に示した。その後、各地で実用化されているが、

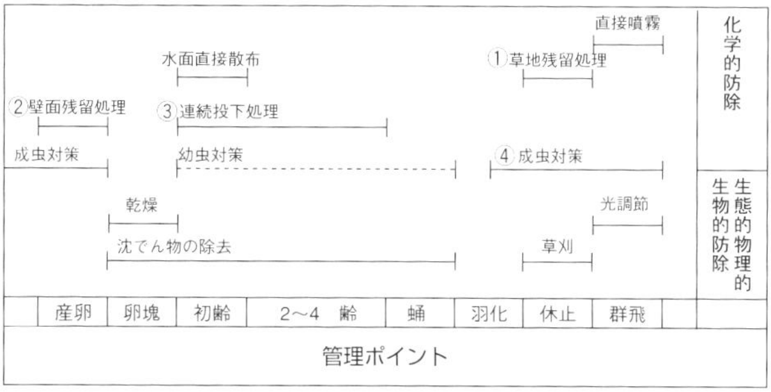

図2 ユスリカの防除計画

有効性や安全上の問題は発生していない。

ユスリカは、水系に近接した工場や施設内に水系の多い施設・工場では、今なお注意を怠ることができない昆虫である。

ユスリカは、施設ごとに問題性が異なるので、早い段階で周辺調査を行い、来シーズンに備えるとよい。

表3　セスジユスリカ幼虫に対するアベイト水和剤の効果（実地試験の要約）

報告者	場所	投入時間、濃度…効果
井上ら（1975）	モデル水路	2ppm、10 分…30% 死亡 2ppm、20 分…50% 死亡 8ppm、10 分…100% 死亡 アベイト > バイテックス = スミチオン > マラソン
大倉ら（1975）	養池（停滞水）	0.05ppm、60 分…97% 以上死亡
田原（1975）	水門川（大垣市）	1ppm、60 分…1600m 下流まで全域 ドジョウ、フナには無効
田原ら（1979）	野川（小金井市）	1ppm、60 分…3100m 下流まで全域 流失した苦もん（悶）虫は 100% 死亡
	善福寺川（杉並区）	0.68ppm、60 分間…2000m 下流まで 90% 以上流失 幼虫流失は殺菌剤散布 3 時間後がピークであった
林ら（1979）	古川（港区）	1.5ppm、60 分間…800m 下流 90% 以上致死 生息密度、散布 800 匹が散布後には 70 匹で駆除率 99.9%
坂戸市（1980）	飯盛川（坂戸市）	1ppm、60 分…1350m（99.7%）、300m（100%）
林ら（1980）	巴波川（栃木県）	1.5ppm、45 分間…180m 下流 80% 以上致死
林ら（1981）	新河岸川（朝霞市）	1.0ppm、60 分間…800m 下流 100% 以上死亡

（注）林 晃史：環境管理（1986）．より引用

ヤスデとはどのような生物か

通常、ヤスデ類と称される生物は、ムカデ類とともによく知られた多足類の生物で、不快、気持ちが悪い、怖い印象を与える（写真）。

分類学的には、倍脚綱（Diplopoda）に属し、ツムギヤスデ目、オビヤスデ目、ヒラタヤスデ目などが知られている。生活の場でよく知られているのは、ヤケヤスデ科（Strongylosomide）のヤケヤスデとヤンバルトサカヤスデである。

この虫の特徴は、足（歩脚）の生え方にあって、「倍脚」と称するように、各体節から2対ずつの脚が生えていることである。ただし、第1節には歩肢がなく、第2、3、4節に1対の歩肢がある（図3）。

なお、ヤスデの形態や行動の特徴を整理すると次の通りである。

・体形は円筒形または扁平である
・体節は成体になると20節となる
・歩脚は多くの体節から2対ずつ生えている
・触角は8節から成る
・生殖口は体の前方にある
・毒牙はない
・嗅腺は多くはあるが、ないものもある
・前進運動は直進する
・歩行速度は遅い
・渦巻反射はあるものとないものとがある
・食性は腐植性である

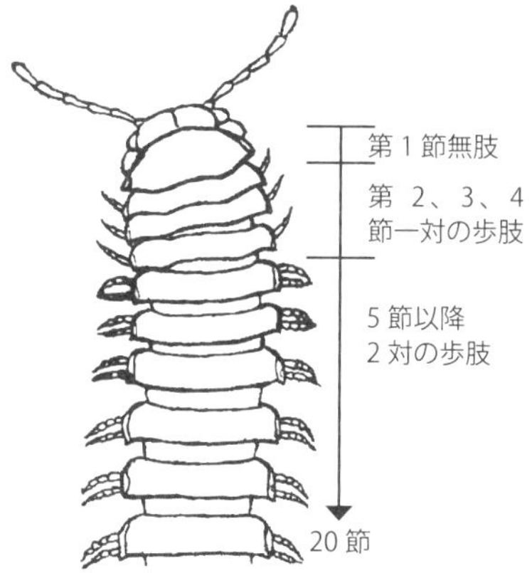

図3　ヤスデの体節と歩肢の生え方

なお､その棲息場所は森林、草地、畑地、洞穴などと広範囲で、湿った環境に好んで住む。しかし、水分が多く、水浸しになるところには生活しない。

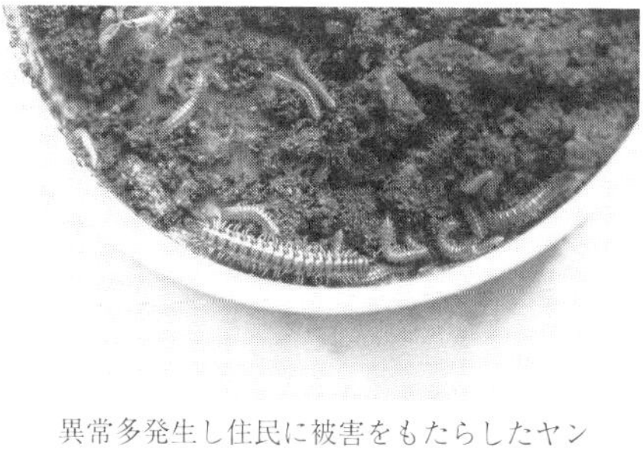
異常多発生し住民に被害をもたらしたヤンバルトサカヤスデ（名瀬市浦上町で採集）

また、ヤスデは堆積した有

機物を良質な土壌に還元する役割を果たしており、環境にとっては有用な土壌生物である。

ヤスデの生活史

ヤスデの生活史は、種類によって若干の違いがあるが、問題になったものについて見ると次の通りである。

ヤケヤスデ

ヤケヤスデ（*Oxidus gracilis*）は、体長が 18 ～ 20cm、体幅約 3mm である。全国的に分布し、都市近郊や農村部に多い。その発生は、5 月と 9 月にピークを持つ年 2 回の繁殖期を持っている。

成虫と 6 齢前後で越冬し、成虫の場合には 4 月から 5 月にかけて出現、交尾、産卵をする。幼虫の場合は、7 月頃に成虫となって交尾産卵する。交尾産卵した成虫の寿命は、約 2 週間である。

産卵された卵は 1 ～ 2 週間で孵化し、幼虫は 7 回の脱皮を繰り返し成虫となる。この脱皮ごとに体節が増えていく。

問題なのは、梅雨明けに住宅や施設内に集団で侵入することである。夜行性で、長雨が続くと水分が過剰となるので、上へ上へと移動する。

ヤンバルトサカヤスデ

ヤンバルトサカヤスデ（*Chamberlinius hualienensis* Wang）は、台湾の花蓮が原産地であり、昭和 58 年 11 月に沖縄県中城村屋宜原で大発生し、異常多発生のヤスデとして知られるようになった。

このヤスデは、1 年 1 世代型の生活史を持つ。卵から幼虫となるが、1 齢から 6 齢を経て、7 齢で亜成体となり、成体となる。成体は、10 月から翌年の 4 月頃まで出現するが、最盛期は 11 月から 12 月である。

問題なのは、集団で移動する「群遊現象」で、形状の不快性に加えて、刺激すると異臭を発することである。この群遊行動は、成体の性成熟による生理現象である。

問題となる時期を要約すると図 4 の通りで、これにより警戒すべき時期を知ることができる。なお、各期の所要日数を要約すると次の通りである。

（沖縄県公害衛生研究報告より改写）

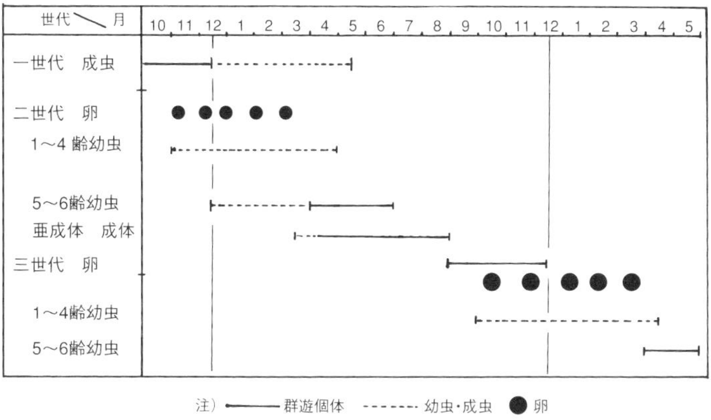

図4　ヤンバルトサカヤスデの発育段階別出現期間と群遊期間の概略

卵期間…8日間
1齢期…3日
2～4齢…17～21日
5齢期…76日
6齢期…34日
亜成体期…125日
成体の寿命…175日生存
総発育日数…300日

以上が、ヤンバルトサカヤスデの生活史である。問題なのは4月から5月にかけて、5～6齢に達したものが放散群遊することである。それと、10月から12月に起こる生殖群遊である。

ヤスデの群遊は棲息環境の変化と生理現象によって惹起されるが、家屋内への侵入性の高い性質は、異物混入につながるため、警戒を要する性質である。

ヤスデ類の異常発生とその対策

ヤスデの異常発生で話題になったのは、昭和51年10月に長野県のJR小海線清里村付近で、オビババヤスデが大発生して線路に出現、列車の運行を停めた事故である。大発生するヤスデについては、埼玉県でもキシヤヤスデの調査が続けられたが、昭和24年から昭和58年の34年間に、11回の大発生があったことが明らかにされている。なお、この大発生については、どうやら周期性があると考えられている。

ヤスデの大発生で生活被害をもたらし、その対策が組織的に行われたのは、ヤンバルトサカヤスデである。昭和58年11月に沖縄県北中城で異常発生したものが、数年を待たずに全島の問題虫となった。

ヤスデの被害

今日では、奄美大島や鹿児島県の南薩地方にまで分布を広げている。ヤスデの人や農産物への直接的被害はないが、名瀬市では平成11年にヤスデ対策費が9400万円を超えたという。市の米飯センターなどでは、操業が妨げられ、「ヤスデ返し」の設置を必要とする状況であった。

また、一般住宅などでは、夜間に侵入して、就寝中にヤスデが耳や首に付着する。店舗などでは、夜間の駆除作業で睡眠不足になるなどの被害をもたらす。

ヤスデ対策

ヤスデは異常多発生で群遊活動をしなければ、人に対して問題にならないが、製造施設などにあっては、存在することだけで無視できない対象である。

ヤスデは、施設周辺の堆積した落ち葉、ゴミ、腐朽した木材、雑草地などに棲息しているので、その対策には「発生させない環境づくり」が必要である。

また、発育ステージごとの手法を明確にしておくことが大切である。それは、卵対策、幼虫対策、成虫対策の3つがある。その時期は、図5の通りである。

防除の基本は、生態的防除法である環境整備で、産卵場所、活動場所などに集中して行うとよい。具体的には落ち葉や廃材を除去し、水はけと日当たりを良くする。また、除草や樹木の剪定をして、暗くて湿った場所を作らないことである。

施設内への侵入を防ぐには、機械的･物理的防除法のひとつである「ヤスデ返し」を設置する。

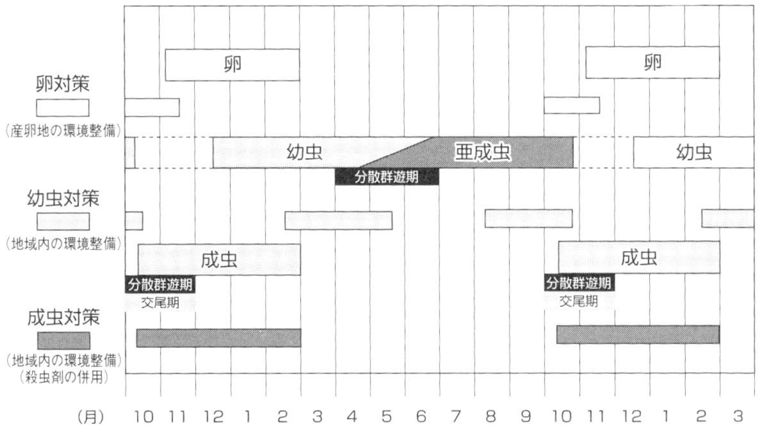

図5 ヤスデ類の習性から見た防除の手順(IPM法)

例えば、建物の足周りにステンレス板、プラスチック板、あるいは紙ローテープのような表面のツルツルした素材を張るとよい。

成虫期の群遊時には、殺虫剤による化学的防除が必要である。殺虫剤を用いる場合には、環境条件をよく調べ、化学的汚染をきたさない注意が必要である。ヤスデは殺虫剤に対する感受性が高く、よく効くので、撒き過ぎないようにする必要がある。なお、この虫は、殺虫剤に触れると悪臭を発するので、死体を速やかに処理する必要がある。

ヤスデのまん延防止策

ヤスデの分布やまん延は、ヤスデの自力による移動もあるが、人の不注意によるものもある。ヤスデの移動を助ける持ち込みを防ぐには、次のような注意が必要である。

・ヤスデ発生地から土壌やたい肥などを持ち込まない。公園緑地化や土壌造成などのときに注意を怠らないこと

・ヤスデ発生地から植木や鉢植を持ち込まないこと

・ヤスデ発生地での土木工事に使用した重機や工事用車両は、よく清掃すること

・ヤスデ発生地からの荷物の移動には、よく注意すること

以上が、異常多発生や異物混入の予防的処置で大切なことである。

これまで述べた通り、虫を知り、その背景を知り、応急処置をとり、また、予防処置をとることは、虫の混入事故を防ぐための基本的手段である。

以上、ヤスデの異物混入が続いたことから、ヤスデを例に取り有害生物総合的管理（IPM；Integrated Pest Management）の在り方を紹介した。環境が変化する中、虫は、時として異常発生を起こすことがある。常に虫の眼で環境を監視することが大切である。

8章

貯穀物害虫
コクゾウ、ガ類、シバンムシ対策

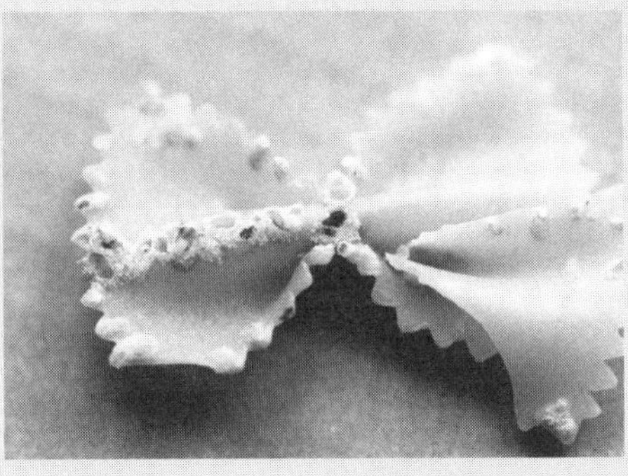

この虫はどこの段階で発生したのか？
パスタのクレーム

食の豊かさが招いた虫たち

米麦、菓子、加工食品に発生する虫が、なぜ多発するのか、それは、食の豊かさ故（ゆえ）である。これらの虫が、貯蔵倉庫で発生している限り、それほど問題にならないが、流通や店舗や少量保管の場で頻発する現状では、応急措置は不可欠である。

ここでは、コクゾウ、メイガ類、シバンムシの生態を再認識し、その防除の具体策について詳述する。なお、これらの虫の問題化の背景には、貯穀害虫の防除に、重要な役割を果たしてきた、臭化メチルの全廃がある。その経緯を明確にし、代替技術の効率的な運用について解説、新たなアプローチを示す。

貯穀とはどのようなことか

貯穀に関わる虫を知る前に、「貯穀」とはどのようなことかについて、明確にしておく必要がある。

貯穀とは、その言葉通りに解釈すれば“穀類”を貯えることであるが、意外にも、最近では「穀（コク）」そのものを、直にイメージできない人が少なくない。

その「穀」とは、通常いわれるのが「五穀」で、それは米、麦、粟（アワ）、豆、黍（キビ）または稗（ヒエ）という。なお、これらは人間の“主食”である。

この主食である“穀類”を貯えることを「貯穀」と総称する。貯えるべき穀物は、一年一作であるため、次の年の収穫期まで、計画的に必要量を確保しなければならない。

それを貯える施設を「倉庫」と称するが、その歴史は、遠く垂仁天皇の27年（皇紀568年）に、「屯倉（ミヤケ）」が作られたことに始まるといわれる。このような、貯える「貯穀」の制度的な位置づけを明確にすると、これは「主食」であって2分野にまたがり、おおむね次の通りである。

そのひとつは、「食品衛生法」で、他のひとつが「食糧管理法」である。この保管に関して、詳細を定めているのは、後者である。食糧管理法は、昭和17年法律第40号として制定され、1995年（平成7年）に廃止されたが、貯穀を理解するためには、その分類を利用するのが便利なので、これに基づいて説明する。

この法律では、主食を次のように分類している。

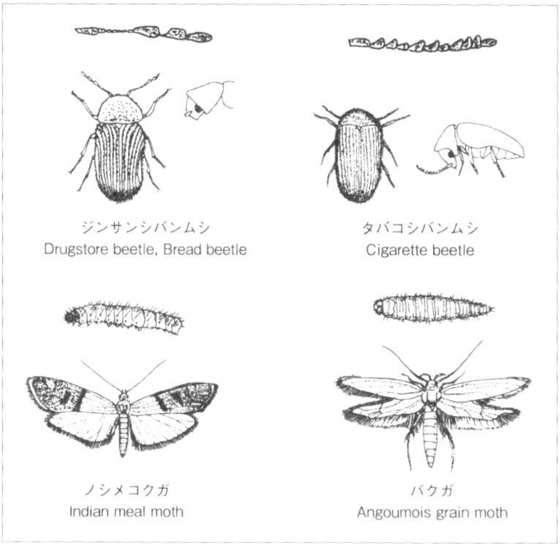

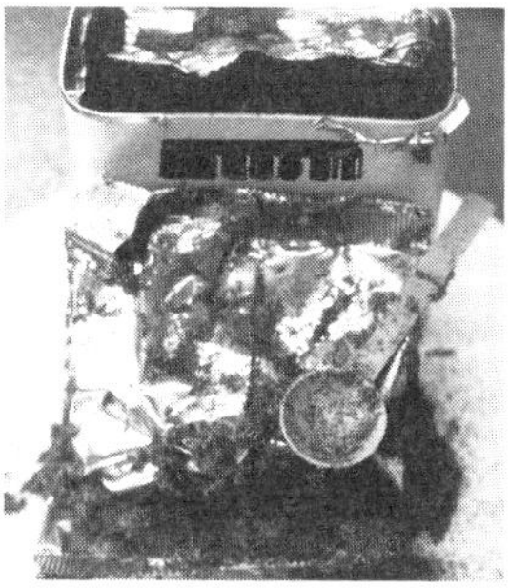

図1（左）巷の食品害虫、クレーム昆虫類
写真（上）貯穀害虫のメイガ類が発生したドライ型食品のひとつ。植物の実を粉にした健康食品。発生源はどこだろうか？

1）主要食糧…米穀類（籾）、玄米、精米（白米）をいう。

2）補正食糧…麦類（小麦、大麦、裸麦）、雑穀類（粟、稗、高粱）などをいう。

3）穀粉類…トウモロコシ、大豆、小麦、諸粉、干大根

以上が「貯穀」というものである。このうち、保存管理の方法が明確に示されていたものが米穀類で、その技術は今日に継続されている。

貯穀ということは、以上の通りである。大切なことは、これを劣化・損耗あるいは消失することなく保管することである。

非意図的な被害、ネズミ・昆虫・病害の防止には、行政主導で徹底した管理がなされて、その効果があった。しかし、現在、制度の変革、物流の発達・変貌などと防除手段の変化により、虫問題を惹起し、その影響が拡大することとなった。

食品由来のクレーム昆虫

食品類の混入異物の虫は、今、ウェッタブル型からドライ型の食品類に変わりつつある傾向が見られる（図1、写真）。しかし、この虫たちの抜本的な対策が具体化されないままに、今日に至っている。このことは、“穀粉害虫の防除の新たな手法”の中で、一部を解説したが、この

ところメイガ類やコクゾウ類といったものが、クレーム虫として定番化しつつある。

これらの問題虫対策を構築するためには、「貯穀害虫」という虫を正しく理解し、現場を見直すことが、最も必要なことである。

貯穀害虫とはどのような虫か

貯穀害虫とは、先に述べた「貯穀」を減少、損耗させる昆虫であって、それぞれにその害を判断する基準がある。

その基準は、例えば害の大小、喰害行動の流れ、喰害様式などに基づき、類別されている。

①害の大小

貯穀に対して、最も大きな被害をもたらす昆虫として、「五大害虫」が挙げられている。それは、①コクゾウ、②ココクゾウ、③ナガシンクイ、④ノシメコクガ、⑤バクガの５種類である。

また、五大害虫には及ばないが、それよりも軽微なものとして、次の種類が示されている。

○軽害虫

コクヌストモドキ、ノコギリコクヌストモドキ、カクムネコクヌストモドキ、シバンムシ類などが挙げられる。

○微害虫

ヒメマキムシ、ヒョウホンムシ、ホソカムシなどが挙げられる。

以上が、害の程度で区分した種類である。

②喰害の順位

喰害の順位とは、その虫がどのような加害行動を起こすのか、その状況から見たものである。

その加害行動は、対象穀物を直接的に加害するものと、この直接的加害種によって出てくる喰害砕粉状物に発生するものの２つに大別される。

この前者を第一次性害虫といい、後者を第二次性害虫と称する。その種類は、次の通りである。

○第一次性害虫

コクゾウ、ココクゾウ、ナガシンクイ、バクガ、マメゾウムシなどが挙げられる。

○第二次性害虫

コクヌストモドキ、ノコギリコクヌストモドキ、カクムネコクヌストモドキなどが挙げられる。ノコギリコクヌストモドキは、小麦の製粉工場の問題種である。

以上が、喰害の順位から分類したものである。このような視点で虫を見ると、予防的処置をとる場合、大変、参考になる。

③喰害様式

喰害様式とは、害虫が貯穀を加害する状況、喰害方法（つまり食べ方）によって類別したもので、それには次の様式がある。

○潜行性喰害

これは喰害状況が、加害対象の内部を喰害するもので、喰害の状況が外部からは判別ができない。この代表的なものが、コクゾウ、ココクゾウ、バクガ、マメゾウムシなどである。

○破壊性喰害

これは、その加害状況が外部から内部に及ぶもので、比較的状況がわかりやすい。この代表的なものがナガシンクイ、ゴミムシダマシなどである。

○剥皮性喰害

これは、加害状況が表面（ことに穀粒の糖層、胚芽などの部分）を喰害するもので、ことに蛾類の幼虫に見られる。

以上が、貯穀害虫の喰害様式、喰害戦略（Feeding Strategies）というべきもので、これを知ることは防除法を考える上において必要な情報である。加害様式を略図で示すと図2の通りである。

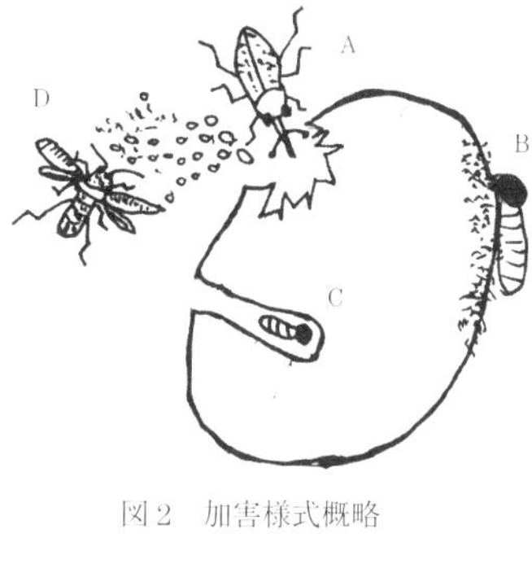

図2　加害様式概略

Aは直接的なもので破壊性のもので、Dはその砕粉を利用する種類である。Cは、潜行性のもので、孔内に産みつけられた卵がふ化し、幼虫となって喰害して蛹化、脱出するものなどがいる。Bは、表面を剥皮、喰害するものである。

貯穀・食品害虫の特性

貯穀・食品害虫を加害スタイルから整理すると、以上の種類が問題虫であることが明確になった。

では、この虫たちが、どのような性質、特性を持っているのかを整理すると、次の通りである。これらの虫は、元々は野外の虫であったのが、加害対象が「貯穀」に特化されることで、屋内棲息を営むようになった。

そのために、次のような特性を持つようになった。

①棲息環境の安定性。これは、環境条件に非常に恵まれていることである

②潜伏可能な体躯

③食性が広い

④低水分量の食糧で生活可能

⑤体眠を要さない

⑥光に対する負の走行性

⑦飛翔性の喪失

⑧分布範囲が広い

以上が、貯穀・食品害虫の特性で、このことを理解した上で、防除や危害回避の対策を構築する必要がある。

かつて著者に相談があった貯穀関連の虫の事例で、その対応の在り方を説明する。

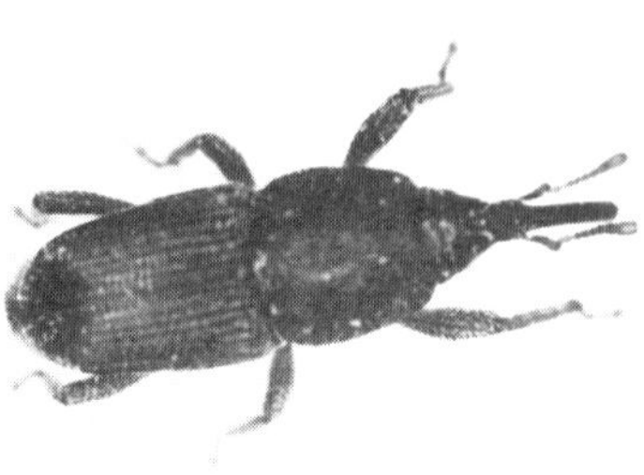

これが問題のコクゾウの成虫（体長約2.5mm）。五大害虫の一種

問題になったコクゾウ

あるデパートから変わった相談があった。それは、お客様から「贈答品でいただいた品物か

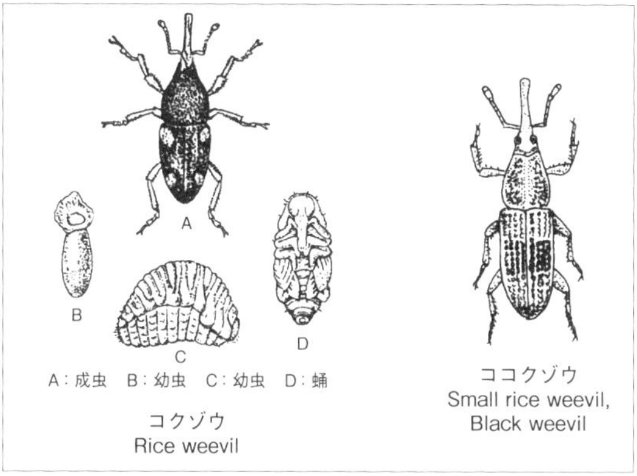

図3　コクゾウ類（Weevils proper）

ら、こんな虫が出てきた」ということで、品物が返送されてきたものである。

その虫を確認したところ、それは「コクゾウ」の成虫であった。贈答品の虫というだけで、詳細は知らされていないが、このような「コクゾウ」がいただけで返品されるという事実に驚いた。

この話とは別に、ある食料品店から「コクゾウ」の駆除法についての質問があった。昔は、米櫃（コメビツ）に虫がいても、それは当たり前のことで、米屋に苦情をいったというような話は聞かなかった。しかし、今日では、「コクゾウ」が1匹いても、混入異物として問題になるようだ。

これは稀な例だとしても、改めて貯穀の虫を復習しておきたい。

コクゾウ

コクゾウ（穀像）は、学名を *Sitophilus zeamais*、あるいは *S. oryzae* といい、英名を Rice weevil と呼ぶ。ゾウムシ科の昆虫の一群で、世界に広く分布する穀類の重要害虫である。わが国では、コメムシ、ホリ、ツミ、ゴマムシ、ソウゲなどと呼ばれ、庶民的な虫であった。

成虫の体長は、2～3.5mm 程度で、卵、幼虫、蛹、成虫の経過をとる完全変態種である。

その生活史の概略は図3の通りである。発生回数は、年に2回から3回で、成虫が見られるのは3月下旬から10月下旬までである。

習性

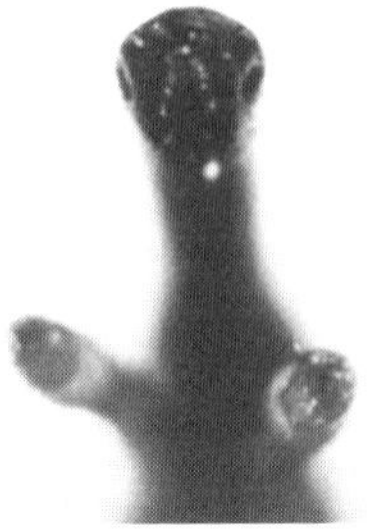
コクゾウの細長い口吻の先端。
鋭い大顎が見える

成虫は、細長い口器で、穀粒に穴を開け、その中に1卵ずつ産卵する（写真）。ふ化した幼虫は、粒内で成長し、3回脱皮をして4齢となって蛹化し、成虫になって脱出する。

普通の環境条件であれば、卵期間が4～5日、幼虫期間は12～13日、蛹期間は前蛹期が1～2期、蛹期が5～6日、羽化から脱出までに3～6日を要する。

その一生は、早いもので24日、遅いものでは34日を要する。いずれも環境条件に影響される。

成虫の生存日数は、幼虫で越年し、4月に羽化したものは50日程度であるが、平均的には100日という報告もある。また、成虫で越年したものは200日ともいう。

なお、生活の適温は28℃から29℃である。また、15℃以下になると繁殖ができない。実験によると、発育零点は15.5℃である。

行動特性

面白い性質は、穀粉類は成虫の餌にはなるが、幼虫は生育できないことである。また、4～5月頃、成虫が白い花に好んで集まり、吸蜜行動をとるが、終了後には倉庫内に戻ることである。

関東周辺では、3月下旬頃に、成虫は潜伏場所から這い出してくる。また、10月下旬には倉庫の外に脱出する。

脱出個体は、庫外の近くの古材木、古瓦、枯枝、叢中に集団で潜伏するのを見ることができる。

コクゾウという虫は、以上のような習性を持つ虫である。この虫の防除を、どこの段階で行うかは別にして、現場ではコクゾウの周年経過表くらいは作成し、総合的管理のプログラムの構築を進めるべきである。

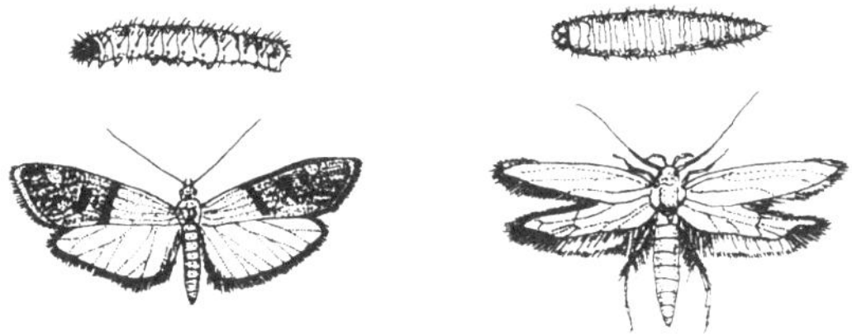

図4 貯穀食品害虫としてのガ類

問題になったガ（蛾）類

人の生活の場で､問題になるガ（蛾）は､かつては衣類の害虫の「イガ」であったが、今日ではそれに「メイガ」類が加わった。

また、昔は、コクゾウと肩を並べた麦類の大害虫であった「バクガ」が、麦作が一部の地域でしか行われなくなったために、局部的な問題虫となった。

このように、問題の「ガ」類は、農業形態や生活習慣、それに流通の変化などによって様変わりをした。今、食品関連の問題の「ガ」は、メイガを筆頭として、局部的なバクガが挙げられる（図4）。

以下に、これらの「ガ」類の生活習性について紹介する。

この「ガ」は、鱗翅目（リンシ目、Lepidoptera）の一群の虫で、貯穀･食品に関連するものは、主としてメイガ科、キバガ（牙蛾）科、マダラメイガ（斑螟蛾）科に属するものである。

ノシマダラメイガ

この「ガ」は、世界に広く分布し、ノシメコクガ、マダラメイガとも称されている。学名を *Plodia interpunctella* Hübner といい、英名を Indian meal moth と称し、これは「印度穀蛾」という意味である。日本には、外米の輸入で持ち込まれて定着した。

加害材料は、穀物、豆類、ナッツ、ココア、チョコレート、乾燥果実など、広い食性を持つ虫である。

この虫の成虫は、体長が10mm前後で、翅開張が18mm程度である。

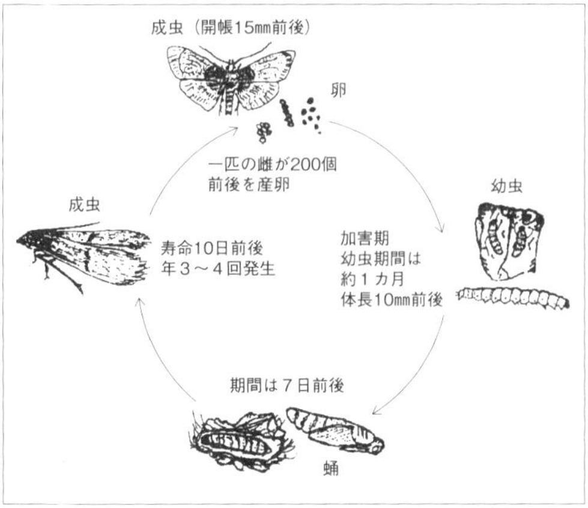

図５　メイガの一生

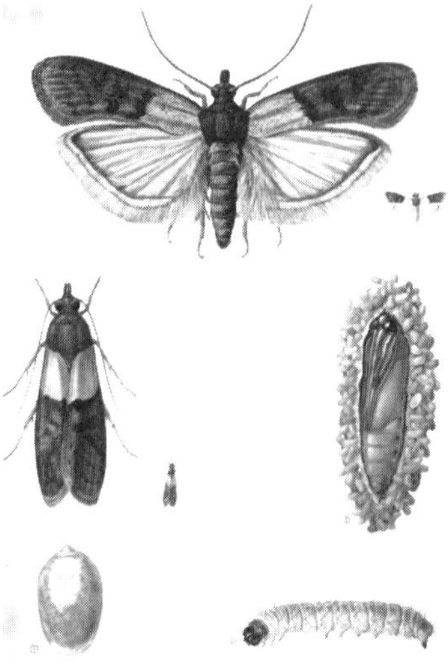

上はノシマダラメイガの成虫、翅開張るの姿。中段の左は静止状況、右側は蛹。下段の左は卵、右は幼虫

その生活史、つまり一生は、卵、幼虫、蛹の期を経て、成虫となる。その概要は図５に示す通りである。

発生回数

この虫は、経過がかなり不規則であって、地域によっては、常に卵や成虫を見ることができる。

しかし、通常では、年に４回の世代を繰り返している。その状態は、幼虫で越冬して、翌春の３月に１回目の成虫が姿を見せる。成虫が姿を見せるのは、おおむね次の通りである。

○１回目･･･３月下旬
○２回目･･･５月下旬
○３回目･･･８月下旬
○４回目･･･10月下旬

以上のように、発生は４回であるが、地域によっては５回の発生を見るところがある。

幼虫期間

この虫の幼虫期間は、温度条件によってかなり異なるが、おおむね次の通りである。

○夏期は、卵期間が2～3日で、その後の幼虫期は22～45日とされている。

○5月期は、卵期間が約10日で、その後の成虫期は34～45日で、夏に比較して若干、長い傾向にある。

この幼虫期は、製品の被害と直接的な関係があるので、注意が必要である。

発育所要日数

この虫の発育所要日数は、短いもので夏季の卵期が3日、幼虫期22日、蛹期7日として、32日である。このことを考慮した防除対策の準備が必要である。

その発育所要日数は、温度の影響を受けやすい。その関係を示すと、おおよそ次の通りである。以下に、ノシマダラメイガの産卵から羽化までの所要日数と温度の関係を示す。

○15℃・・・145日

○20℃・・・68日

○25℃・・・40日

○30℃・・・32日

以上のように、温度は5℃の違いで、発育所要日数に大きく関与することがわかる。

また、この虫が発育しなくなる発育零点は10.8℃であるので、10℃以下のところでの発生はない。

なお、発育所要日数は、温度の他に、餌の種類によっても異なることが知られている。

加害特性

この加害特性は、加害物の表面、例えば米俵では、俵の表面に点々と

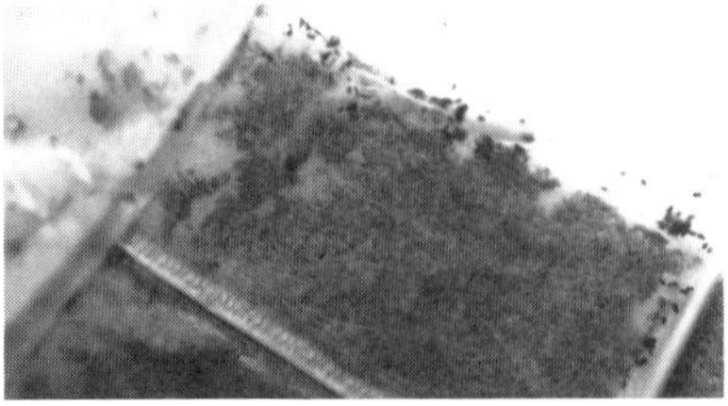

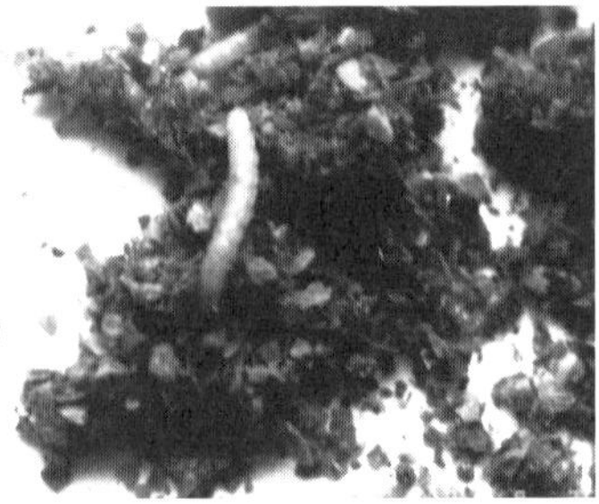

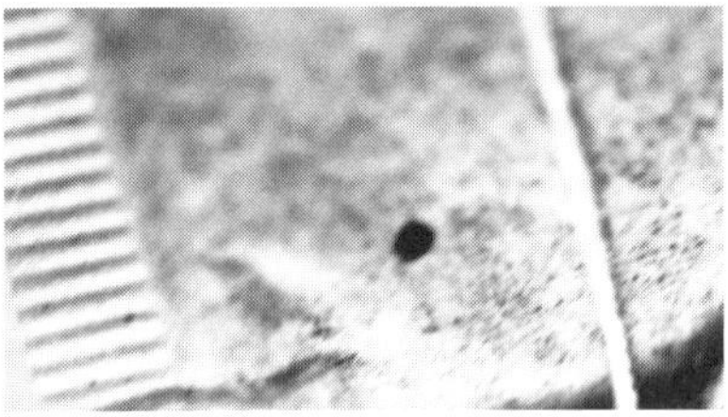

（左上）ティーバックに発生したメイガの幼虫
（右上）七味唐辛子の中のメイガの幼虫
（左）メイガの幼虫により穿孔された穴

して産みつける。卵からふ化した幼虫は、俵内に浸入し、吐糸して米粒を綴ってその中に入り、胚芽部を喰害する。

幼虫は、喰害活動の後に、老熟した幼虫体で、加害物の俵外に出て、吐糸、営巣（繭）する。なお、産卵行動は日没後に行い、1雌の一生の産卵数は約300粒程度である。

また、成虫の寿命は、雌、雄ともに10日前後で、それほど長くない。

この虫が問題なのは、幼虫の穿孔能力がきわめて高いことで、包装容器を容易に喰い破って、内部に侵入することである。

特に、冬季には、越冬のために寄主から離れて移動するため、食品材料などの中に潜伏することがあるので、注意が必要である。

最近、この虫によるクレームが多いのは、植物を材料とした健康食品類、紅茶、その他の食材、健康茶などの、個包装用品である。

商品では、ティーパック、七味唐辛子などから、このような虫がいるという相談が多い。時には、動物の餌などにも多発生することがある。その他、農家の倉庫などにスジコナマダラメイガ、ツヅリガなどの発生も見られる（写真）。

バクガ（麦蛾）

バクガは、かつては麦類の大害虫で、ほ場での立毛の頃から加害し、貯蔵の段階においても加害を繰り返していた。

英名を Angoumois grain moth といい、その害の在り方をよく示している。外から倉庫の中までを荒らす、しつこい虫である。

しかし、今日では、麦の栽培が減ったため、倉庫の中を活動場所として生きながらえている。これが､流通の場で混入異物となることがある。

幼虫は、穀粒中に喰い入り、それが包装容器の中で、数回繁殖し、問題を起こすことがある。

また、一世代の発育所要日数は 25 ～ 40 日で、成虫の寿命が約 10 日と短い。

以上が、問題になる貯穀・食品類の「ガ（蛾）」類である。中でも問題が多いのは、ノシマダラメイガであるため、この虫への対応手段について考えたい。

問題虫のガ類への対応

身近な問題虫の「ガ（蛾）」類の全体像は、以上に述べた通りである。問題は、この伝播、まん延の機会の多様性にある。

原料、製品の保存の段階、流通の過程、さらには生活の場にまで、この虫の発生源がある。

倉庫では、こぼれ落ちた原料屑が貯まり、これが発生・繁殖の場所となる。このような場所に、別の原料や材料あるいは製品が持ち込まれると、潜伏していた虫が移行して、加害する。

また、船舶、車輛などにさまざまな食品類が混載された場合、その中の製品に虫がついているものがあると、交差伝播することがある。

このような問題を起こさないために何をすべきか、その手段を製品ごとに策定する必要がある。これを「防除法」と総称するが、この策定の基準は、その生活習性に基づく必要がある。

具体的には、その問題虫の「周年経過表」を作成することである。これをノシマダラメイガ（ノシメコクガ）で例示すると、おおよそ表1（次頁）の通りである。

この虫は、年間を通じて見られるので、防除を考えるのに先立ち、この作成が不可欠である。

この虫は、幼虫で越冬するので、2年次に分けて作成する。経過月齢を上旬、中旬、下旬に分け、その期における発育ステージを挿入する。この表の策定で、ノシマダラメイガの活動状況が一目瞭然となる。これに基づいて、どの時期に何をするのか、それぞれの状況により、方策を選べば良い。

食品製造および取扱い施設では、その多くが害虫防除をアウトソーシングしているのが現状である。しかし、材料由来の有害生物管理の在るべき姿は、「自主管理」である。食品製造は、農業生産と共通する部分がある。この生産農家が、今のところ、「病害虫防除」を完全にアウトソーシングした例はない。食品製造の場は、ビルや飲食店舗とは異なるので、見直しの時期にある。

表1　食糧・食品害虫ノシメコクガの執念経過表（Indian meal motn）

月旬	経過月齢と虫のステージ																																			
	I			II			III			IV			V			VI			VII			VIII			IX			X			XI			XII		
	上	中	下	上	中	下	上	中	下	上	中	下	上	中	下	上	中	下	上	中	下	上	中	下	上	中	下	上	中	下	上	中	下	上	中	下
	△	△	△	△	◎	○	☆	◎	+	+	+																									
1年目									*	*	☆	☆	☆	△	◎																					
											★	★	★	★	+	+																				
															*	*	☆	☆	☆	△	◎	+														
2年目																	★	★	★	★	+	*	△	☆	☆	☆	△	△	△	△	△	△	△	△	△	△
																					○		★	★	★	★										

注）+；成虫時代　○；蛹時代　◎；繭の中の蛹時代　△；繭の中の幼虫期　☆；幼虫期　*；卵　★食害次期

貯穀害虫の管理の道程

ノシマダラメイガ等の問題になった虫たちは、「食糧管理法」で挙げられた食料を加害する一群の虫のひとつである。これらは、今までどのように扱われたか。

これらは、かつて「食糧統制令」によって、あらゆる食糧・食品が統制されていた頃には、国による統一的な管理がされていたため、“虫害”が表面化することがなかった。

なお、その防除対策は、予防的手段とともに、殺滅のために次のような方法がとられていた。

1. 環境の整備と清掃の実施
2. 防虫（殺虫）剤の使用
   例えば、防虫粉剤、低毒性殺虫剤、気化性殺虫剤など
3. 煙霧剤の使用
4. くん蒸剤の使用

以上であるが、倉庫（サイロ、コンテナなど）や大型製粉、精米工場施設などは、くん蒸剤が主要な役割を果たしていた。

なお、くん蒸剤としては、二硫化炭素、青酸、クロールピクリン、臭化メチル、リン化水素、二酸化炭素などが知られていた。

この主要なくん蒸剤の沿革は、要約すると表2の通りである。

しかし、重要な役割を果たしていた「臭化メチル」が、1992年に“オゾン層破壊物質”に指定されたことで、今、新たな時代を迎えた。

また、問題の「貯穀害虫」は、昭和23年に「食糧統制令」が解除され、さらに法改正があって、食品の製造の自由化が進む中で、その活動の場を広げることになった。それに加えて、今では、食生活の豊かさに伴い、生

表2　主要な燻蒸剤の遠隔

年代	薬剤
西暦紀元前1000年	硫黄
1853年	二硫化炭素（仏）
1877年（明治10年）	青酸ガス（米）
1888年（明治17年）	メチルブロマイド活用
1897年（明治30年）	日本で二硫化炭素の試用
1919年（大正８年）	日本でクロールピクリンが合成（山本享）
1935年（昭和10年）	メチルブロマイドが実用化される（カナダ）
1950年（昭和25年）	日本でメチルブロマイドの工業生産が始まる
1951年（昭和26年）	リン化アルミニウム製剤発表
1955年（昭和30年）	ホストキシンが輸入される
1965年（昭和40年）	パナプレートが農薬で登録
1985年（昭和60年）	フミトキシンが農薬で登録

活の場の虫、"生活害虫"に位置づけられる状況となった。

かつての「貯穀害虫」は、指定倉庫から食品加工の場や生活の場へと領域を広げてしまった。このような時代背景の中で、「貯穀害虫」は、食糧管理法の中の防除から食品製造の視点での防除法の構築が必要となった。

問題虫は、このように生活領域を広げることとなったので、食品害虫や生活害虫としての両面からの防除法の検討が必要となった。

では、どのような処置をとれば良いのか。以下、このことについて解説する。

食品害虫の防除をどうするか

食品害虫は、製造の場から家庭の食卓までにまたがり、その守備範囲がきわめて広い。しかし、一般の関心は、「混入異物」の虫として高かったため、調理･加工の場での防除法に関して解説されることが多かった。この場合、目的は「異物」の虫の防除であって、製造工程内での迷入を防ぐことに重きが置かれ、局所的に終わった。したがって、発生した虫そのものの殺滅であって、材料の被害防止という考え方は乏しかった。

しかし、今のように一般からの問題虫となったことを考えた場合、原材料や「流通由来」ということも視野に入れた、防除体系の必要性が高まった。このことを考慮した場合、食品害虫への対応は、図6のような「プロセス管理」の策定が大切になった。

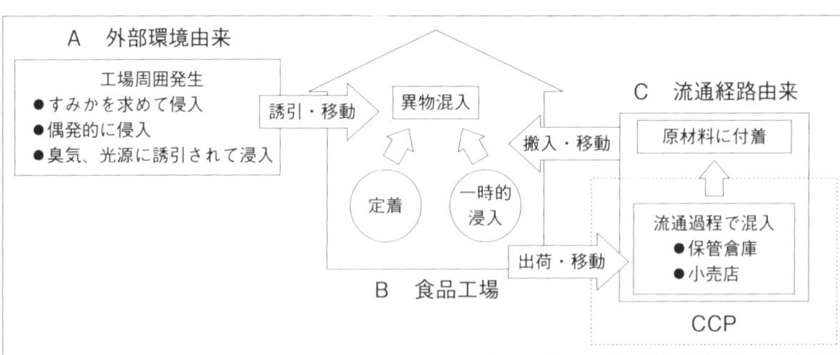

図6　食品害虫のプロセス管理の重要ポイント

防除を行う場合の重要ポイントは、図中のAにおける誘引・移動、Bにおける出荷・移動、Cにおける搬入・移動の3つが挙げられる。

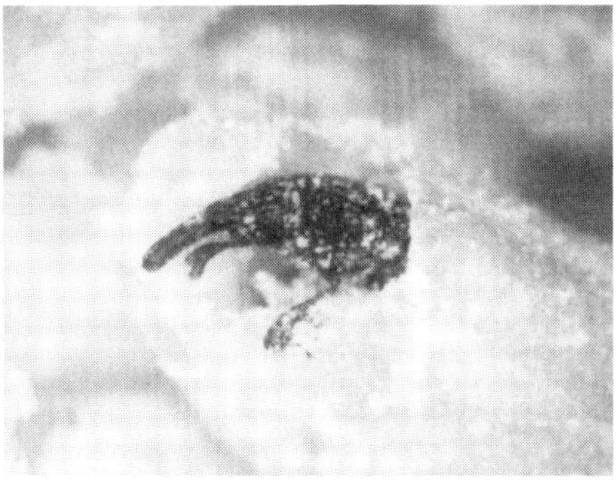

コクゾウの発生状況

また、貯穀害虫が「生活害虫」という様相を持つ現状では、流通過程の混入で、保管倉庫、小売店を挙げたが、さらに「一般家庭」という消費者宅を加えての管理の徹底も必要となった。

図中の破線で囲った部分は、今日の問題虫の「CCP」(重要管理点)である。この部分で必要なことは、B食品工場が発信する啓発活動に加えて、各々の施設、場所における防除活動の実施である。

その防除活動は、「異物の虫」としてではなく、経済的被害をもたらす「害虫」という観点で、徹底を図ることである。ここでは、問題虫として紹介したコクゾウ（写真)、シバンムシ類、メイガ類を対象とした防除法について述べる。

下記では、「臭化メチル」問題で、代替技術として薬剤による化学的防除法が見直されたので、これに基づきたい。

防除法の基本

害虫防除の方法は、1.化学的方法、2.生物的方法、3.機械的・物理的方法および4.生態的方法の4つで成り立っている。その概要は図7（次頁）に示す通りである。4つの防除法には、それぞれ特徴があるが、効果の発現が迅速で確実なのは、薬剤による化学的防除法である。

また、限られた条件下では、機械的・物理的防除法も有効で、特に「加熱」という温度処理は、化学的汚損を避けたい場合に適切な方法である。

これらの防除法を適切に活用するためには、次の手順を踏むことが不可欠である。

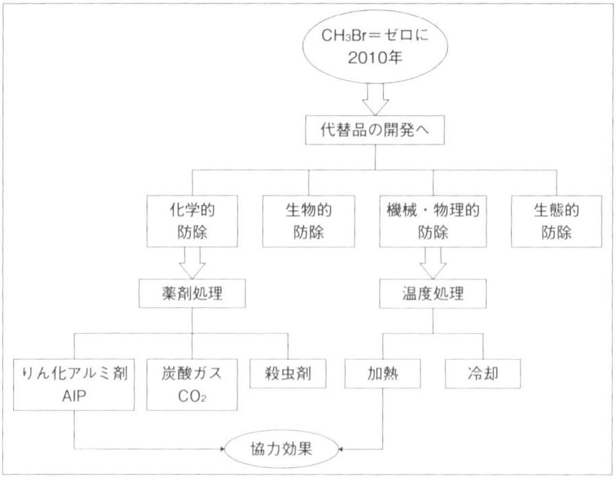

図７　貯穀害虫防除のための代替技術の開発へのアプローチ

防除前の手順

害虫防除の方法は、先に述べた通り、４つの方法があるが、この選択と運用に当たっては、組織内での管理体制の見直しと正確な現場調査が大切である。

その手順として、最初に「被害調査」を実施するが、目視、トラップ調査と同定を行う。この調査に基づいて、防除対策の設計を行う（写真）。これは、例えば、次のことを決めることである。

1. 殺虫剤を用いない方法
2. 殺虫剤を用いる方法
3. 施設・設備の改修
4. その他

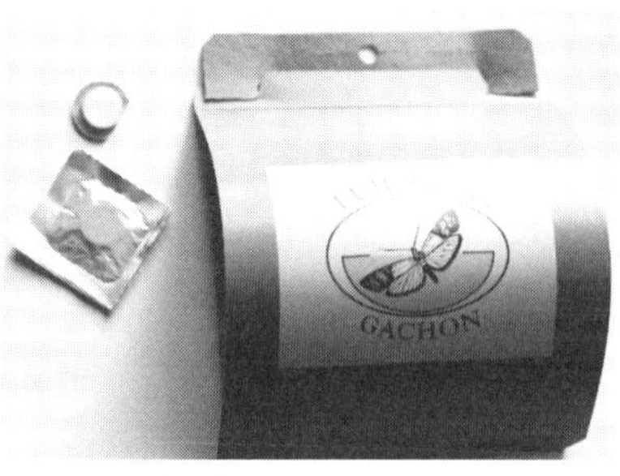

防除の前に念入りなトラップ調査

以上の１～４のどれを選ぶのか、その選んだ方法で具体的な実施手順を決める。この決めた手順、設計に基づき、「施工」を行う。さらに、施工の実施後には、必ず「効果判定」を行う。

効果があった場合は、日常管理で効果を維持させる。また、効果がなかった場合には、再び1～4の方法を選び直し、施工する。

これらは当然の手順であるが、実際には怠りやすいことなので、強調しておきたい。

化学的方法による問題虫の防除

現在は、環境の時代の直中にあって、化学物質に対する一般の受け止め方は、必ずしも好意的なものではない。また、ポジティブリスト制度の導入は、一部で誤解され、化学的防除の実施を難しいものにしている。

しかし、食糧・食品の安定供給や良品作り、あるいは生活の場での不快感の解決には、化学的防除は今なお必要な手段である。現実に、貯穀害虫が、生活の場で頻繁に問題になっており、この対策を必要としている。

その方法として、図7に示した「臭化メチル（Methyl bromide）」の代替剤として挙げられているリン化アルミニウム、炭酸ガス、殺虫剤などによる化学的防除の役割を明確にしている。ここに挙げる薬剤は、いずれも問題虫が発生している場所や発生量などの状況によって、適切に使い分けるものである。

また、薬剤には、剤型や施用方法があって、状況により選別が必要である。倉庫や大型施設などでは、燻蒸という手段や投入などというやり方がある。

リン化アルミニウム（aluminum phosphate）

この薬剤は、倉庫燻蒸剤の代表的な化学物質で、臭化メチルの代替品のひとつであるが、「特定毒物」で毒性が高く、取扱い者は限られる。

使用者は、国、地方公共団体、農業協同組合、燻蒸業者、倉庫を有するもので、都道府県の指定を受けた者、船長、船倉燻蒸業者に限られる。商品名をアミノトキシン、ニティア、ホストキシン、ヒミトキシンと称する。使用対象は、豆類、穀物類、飼料、種子などである。コクゾウ、ヒラタコクヌストモドキ、マメゾウムシなどに有効である。その他、葉タバコのチャマダラメイガ、タバコシバンムシの防除に用いられる。一般に使用されることはないが、フードチェーンを考えた場合、情報とし

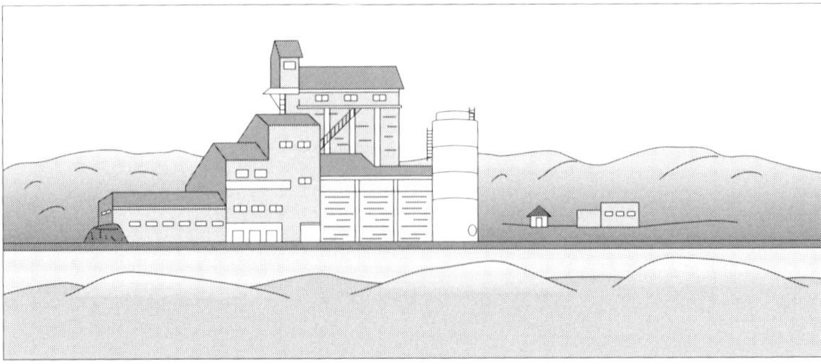

図8　まだある大型施設――どうする？　こんな場所の虫管理

ては認識の必要がある（図8）。

急性毒性は、急性吸入毒性LC50値はラットで11ppm/6時間である。眼刺激性作用や皮膚刺激作用がある。作用特性は、リン化アルミニウムが空気中の水分を吸収し、少しずつ分解して、“リン化水素ガス”を発生する。これが、虫体内のミトコンドリアの呼吸酵素系を阻害することで、殺虫力を発揮する。

この薬剤の残留対策物質は「リン化水素」であって、日本では、玄米を含む穀類では0.1ppmの基準が設定されている。リン化水素は、穀類などには残留量が少なく、それに日数の経過に伴い減少するので、保管日数を長くすることで、規準値以下になり、流通が可能となる。

この薬剤は「知っている」ことが大切である。詳しいことは（社）日本くん蒸技術協会編「燐化アルミニウム剤による倉庫くん蒸の実際と危害防止対策」を参照されたい。

炭酸ガス（Carbon dioxide）

これは、一般名を二酸化炭素と称し、CAS（米国化学会登録番号）124 － 38 － 9として登録されている。

作用特性は、空気中の炭酸ガスを高めることにより致死させるものである。この単独使用による防除は､高濃度で長時間を必要とする。倉庫、サイロなどの燻蒸に使用するが、集荷単位を小さくして使用することもできる。

製品には液化炭酸ガス、殺虫用炭酸ガスなどがある。対象虫は、コクゾウ、コクヌストモドキ、タバコシバンムシ、ノシメマダラメイガ、バクガなどである。

以上は、倉庫や施設レベルでの防除であるが、製品によっては「虫害対策」の中で見直しが必要である。そのひとつに、「有機」と関する製品と、その保管をする施設などが挙げられる。

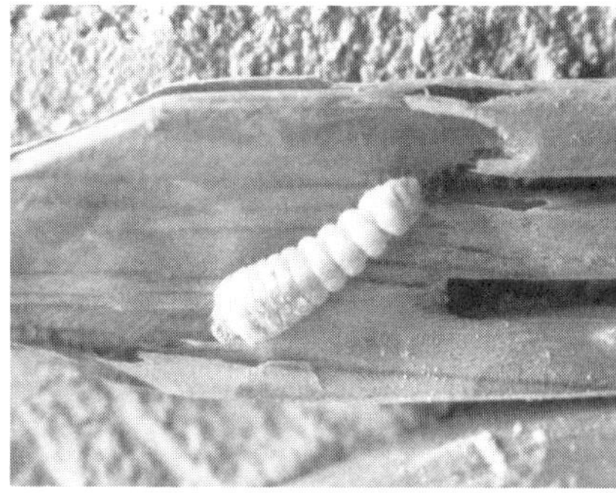

木製のサラダボウルからの虫——さて、食品害虫か？

殺虫剤

小売店、生活の場、一般家庭などに活路を広げたコクゾウ、シバンムシ類、カツオブシムシ類、メイガ類などの防除については、「こうあるべき」という明確な基準がない（写真）。

これに対応できる殺虫剤は、ジクロルボスと除虫菊剤である。この対象虫は、コクゾウ、アズキゾウムシ、コクガ、コクヌストモドキ、ナガシンクイ、バクガなどである。

厄介な貯穀害虫

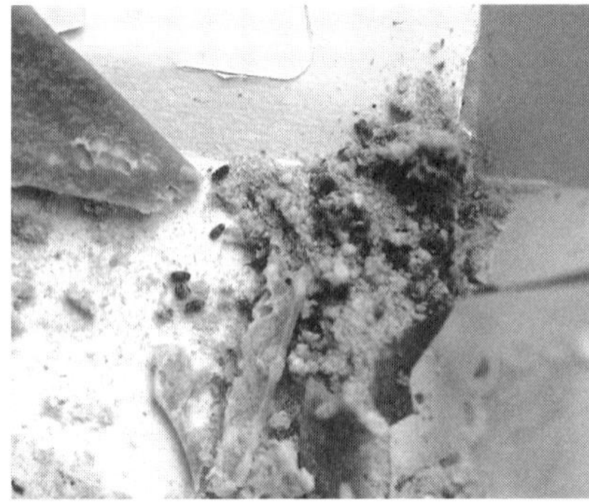

後を絶たない穀粉害虫

「食の安全」を確かなものにする手段のひとつとしてポジティブリスト制度が導入された（2006年）。今、その成果が問われつつある。また、この制度の導入に伴い、意図しない農薬汚染防止や害虫防除の省薬化が課題となって今に至る。

食品企業における課題は、食品類を直接的に喰害する虫と混入異物事故をもたらす虫への対応の仕方である。ことに必要なのは、食糧・食品の加工および保管の場における防除法の見直しであった。中でも厄介なものが、貯穀害虫と称される穀粉類を発生源とする虫類である（写真）。

なお、この害虫群への対応は、環境保護を求めた「オゾン層を破壊する物質に関するモントリオール議定書」（平成4年、1992年）を受け、くん蒸剤臭化メチル（CH_3Br）の全廃を目指す作業が始められた時期から本格化した。その結果、どのような技術が登場したか、その一部を紹介する。

モントリオール議定書が示すもの

1992年（平成4年）にモントリオールで開催された国際会議で「臭化メチル」がオゾン層破壊物質に指定され、期間を置いてこの全廃が定められた。当関係業界は当初、この決定は途中で中断すると楽観視していたが、世界の動きは厳しく強固なもので、本格的な取り組みが不可欠となった。

この臭化メチル（methyl bromide）は約120年も前に開発され、殺虫剤、殺線虫剤、殺菌剤、除草剤あるいは殺そ剤として、広く使用された優れた薬剤であった。しかし国際社会は、地球環境を守るために代替技術の開発を優先させて今日に至っている。その代替技術開発は、図7の

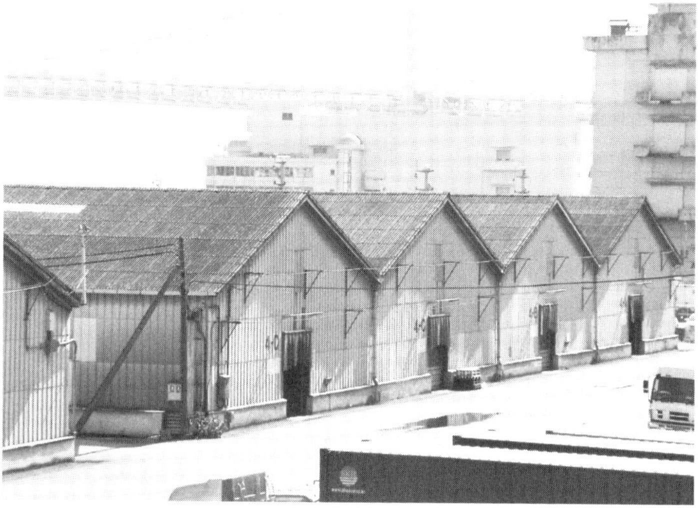

整理整頓の良い、交通の要衝にある倉庫群。では、衛生は？

ような考えで進められた。

モントリオール議定書の精神は“地球への優しさ”にあるが、同時に人の豊かな生活を求めるものである。それには、害虫防除法の4つの柱の中から期待される効果のレベルで、薬剤処理という化学的防除法と温度処理という機械的・物理的防除法が取り上げられた。

薬剤処理は効力発現が迅速であり、広域が処理できる。また温度処理は、効力発現までに時間を要し、範囲が局所的であるが、化学的汚染がないことに特徴がある。この“地球への優しさ”という背景は、古くからある「温度処理」という手法を再認識させるものであった。

温度処理の手法

この方法は、機械的・物理的方法（mechanical and physical control）に属する手法である。また、この機械的な方法は、水、熱、光、高圧電気、超音波などの安価な道具や資材を用いるものであり、労働力が豊富で安く、害虫が発見しやすく、行動が不活発な状況で有利である。この温度処理には「加熱」と「冷却」の2つの方法があり、一般に「加熱」の方が実施しやすい。最も容易な加熱は太陽の直射光を利用する方法で、温湯や熱湯、蒸気、火、赤外線などがある。

昆虫類は、60 ～ 66℃の温度帯では、短時間で死亡する。米の害虫であるココクゾウは、40℃で 18 時間も置くと 50% の致死率が得られ、50℃ではもっと短時間で死亡する。一般に虫は、室温 51 ～ 55℃の条件下で、10 ～ 12 時間置くと死亡する。この熱処置の実験は、70 年以上も前の 1935 年（昭和 10 年）に、米国モンタナ大学で実施され、その効果が明確にされている。また、日本でも 1945 年（昭和 20 年）に京都大学でコクゾウ、ココクゾウを用いた実験が行われ、その効果が確認されている。

このように、温度処理の手法は早くからその有効性が知られていた。この普及が遅々としているのは、適用条件がかなり限られていたことにある。しかし、特化された条件下では、有効な手段である。なお、日常生活の場での温度処理は、かつてはエンドウやソラマメの害虫駆除を目的として、夏期炎天下で 1 週間前後干す作業が行われていたほか、ソラマメの虫防除として「温湯浸漬」が取られていた。これは、豆を 70℃の温湯に 3 分間（60℃では 5 分間）浸漬する方法で、その効果は高かった。このような方法は、農業生産方式の変化や生活習慣の変化などで姿を消したが、保存・加工の場では、ライン化の可能な技術である。温度処理の技術は、今日の社会的背景下での新たな手法で、これを食品・食材ごとに、システムとして運用を考える時期に来ている。

製粉工場の温度処理

倉庫、製粉工場などの問題種には、ゴミムシダマシ類（darkling beetle）、ヒラタムシ類（flat bark beetle）、ホソヒラタムシ類（flat grain beetle）、シバンムシ類（death watch beetle）などがある。中でも厄介なものは、「カビ」の生えた穀類の中で越冬し、5 月頃から活動するノコギリコクヌスト、コクヌストモドキ、ガイマイゴミムシダマシなどである。現在、これらの問題虫対策のために、今日の社会的要求に沿う薬剤処理や温度処理が実施されているが、著者は「温度処理」（熱風駆除）を実施している施設の現場を確認し、検証したので状況を紹介する。

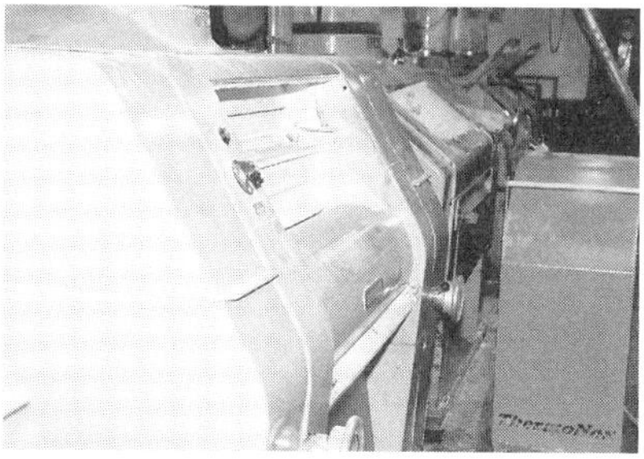

製粉工場の温度処理の状況。熱風を送り、室温を上げる

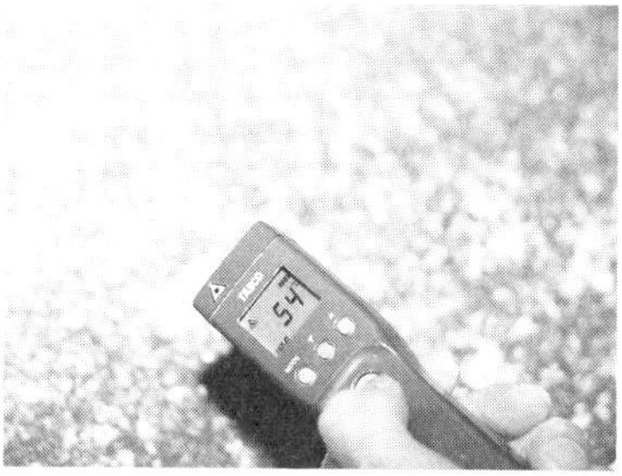

目的に温度に到達しつつある

この施設は、地方都市の郊外にある、大手ではないが歴史のあるK製粉である。作業に使用した装置は、熱風を出す「ThermoNox」であった。記憶にある、わが国における製粉工場の熱風駆除サービスの始まりは1994年（平成6年）であったが、その後の活動状況が不明であった。再び活動が見られるようになったのは、2004年（平成16年）である（写真）。

見学したこの施設は、昨年の実績を踏まえて温度処理を実施しており、手順が整理されていた。またこの施設では、サナギや卵が45℃で死亡すること、成虫も55℃で確実に致亡することが確認されていた。作業に要する時間は、昇温に要する時間、効力を発揮するため55℃で16時間持続させ、その後の徐冷時間など、事前作業や事後処理も含めて3日間である（写真）。実施結果は、施設内の温度が有効温度に達していたこと、施設内や機械装置内に致死個体が多数発見されたことから、殺虫という目的を達成したと言える。

問題点はないか

この熱処理は、化学的防除と比較して、殺虫剤による化学的汚染がないことが特徴である。温度処理の問題点は、昇温速度と高湿による機器への影響である。温度処理はまた、有効熱風が直接虫体に接すればよいが、昇温という過程があるために、その間に昆虫の「温度選択性」によって移動分散することも懸念される。施設内の機器、備品の耐熱性が問題になるが、経年劣化は事前に知ることができることから、逆に大きな問題ではない。

温度処理は、工場全体の保守管理を基礎にすると、新たなシステムが構築できる。温度処理は視点を変えて、衛生管理を見直す材料である。「粉を出さない」「粉を貯めない」ライン作りは、温度処理を可能にする。現状のままで、「温度処理」の効果を上げるためには、この処理を年に2回実施することのできる工夫が必要である。また、製粉工場における問題場所は、製粉ラインの他に、製品の保管倉庫がある。この保管倉庫には虫を入れない工夫が必要である。

温度処理は今日的であり、かつ効果が期待できる手法である。しかし、この効果をさらに向上させるには、薬剤処理との協創が必要である。そのための薬剤には表3のものがある。これらを施設の状況に合わせて使用するとよい。

現場に欠けるもの

食品企業における品質管理は、さらに確かなものにする必要がある。

表3　穀粉類害虫の駆除のための殺虫剤

種類		DDVPプレート剤	DDVPくん煙剤	リン化アルミニウム製剤	炭酸ガス	PGP粉剤
性状						
製剤の種類		くん蒸剤	くん蒸剤	くん蒸剤	くん蒸剤	粉剤
性状		淡黄色合成 樹脂固形板	小缶に収められ、有効成分と燃焼発熱剤とから成る	ラウンドタブレット（3g）とペレット（約6.0g）の剤がある。アルミ缶に密封貯蔵されている。 淡黒緑色	30kg、160kg入りのボンベ。大量に使うときはタンクローリーで供給	鉱物微粉末に有効成分を含有
主成分		DDVP 16～18.5%	DDVP 30%	AlPとして 55～56%	CO2 99.9%	ピレトリン 0.08% ピペロニルブトキサイド （効力増強剤） 1.2%
理化学的性質	分子式	O ‖ $(CH_3O)_2POCH=CCl_2$		PH_3 $AlP+3H_2O$ $\rightarrow PH_3+Al(OH)_3$	CO_2	＊略す
	分子量	221		34	44	
	比重	7.6		1.2	1.5	
作用機構		接触毒 呼吸毒 （神経毒）	接触毒 呼吸毒 （神経毒）	呼吸酵素 阻害	神経細胞へのダメージ 呼吸阻害	接触毒

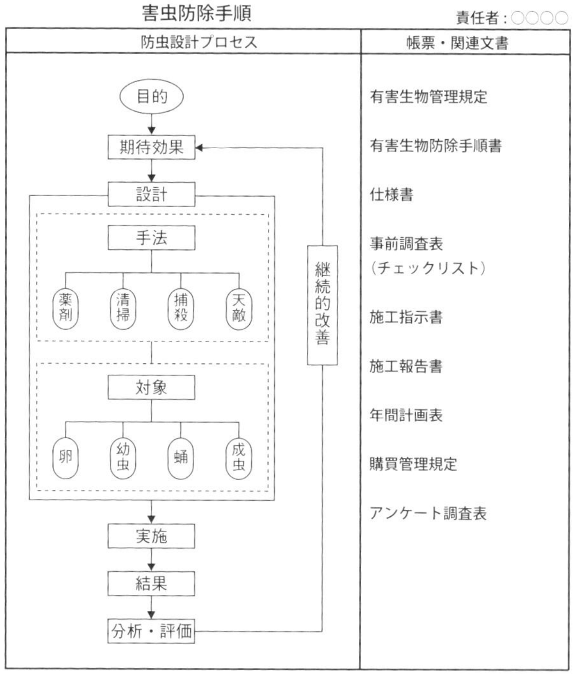

図９　虫管理は、手順を決めて確実に

その現場は、企業間での格差が非常に大きい。もっと第三者の目で評価してもらう必要がある。HACCPシステムを導入、あるいはISO22000の認証を取得したと称する現場を垣間見るに、防虫管理に限っても十分とは言い難いところがある。今回の現場確認においても、作業そのものに問題はないが、防虫設計（殺虫処理）のプロセスで設計の部分が欠落していた。

この新たな手法を効率的に運用・展開し、効果を上げるためには、簡単でもよいので、図９のような手順書が欲しいところである。

たかが虫退治とは言わず、しっかりしたシステムを構築してほしい。それと言うのも、次にあげるような虫の問題が、製造の場に加えて、一般家庭という生活の場でも多発しているからだ。

急増するクレーム

昔、米櫃(こめびつ)と言えば、ゴマ粒のような黒い小さな虫「コクゾウムシ」の湧いていたことを思い出す。また、乾燥食材や穀粉加工食材に虫が出るのは、ごく普通だと思っていた。したがって、虫がいたからと言って、それを作った農家や売っていた米穀販売店に苦情を申し立てる人はいなかった。

ところが、今では穀粉や穀粉加工製品などの混入異物の虫のクレームが増えており、地球温暖化の話とともに急増の傾向なのは前述の通りである。

異物の虫の相談で厄介なのは、この虫がどこで入ったのか、その特定を求められることである。この混入･迷入の起こる場所は、製造工程内、流通の段階、店頭あるいは消費者の段階などがある。これが消費者の段階で起こった場合、その回答は一様にはいかない。

混入物の虫の多くは、生活の場の虫であることが多く、これが生活の場の都市型化と無関係ではない。

最近､頻発している問題虫の一種であるシバンムシについて紹介する。

シバンムシという虫

シバンムシは、どのような「虫」であるのか、またどのような被害をもたらすのか、と問われると、一言では説明しにくい虫である。それは、従来、人の生活の場に姿を見せることが少ない、収納や保管の場を主体に活動していたからである。

これが、人のライフスタイルの様変わりや生活環境の構造的な変化などにより、生活の場に姿を見せる機会が増した。

したがって、この虫は、人の生活習慣の都市型化がもたらした「気になる問題虫」なのである。

分類的位置

シバンムシは、虫の仲間の中では、鞘翅目（Coleoptera）に属する、体長が 3mm 前後の小型の甲虫で、世界に広く分布する。

この虫は、わが国では「死番虫」の字が当てられ、その英名も death watches と称されているように、あまり表立つものではない。なお、この仲間は、世界で約1150種が知られ、わが国でも54種が知られている。
幼虫は、乾燥植物質のものを食し、食品害虫としてよく知られている。その代表的なものが、ジンサンシバンムシ、タバコシバンムシである。また、この他には、樹木を穿孔加害するマツザイシバンムシ、和紙を穿孔するフルホンシバンムシ、畳表やテックスなどを食害するクシヒゲシバンムシなどが著名である。
いずれにしても乾燥した動物質や植物質のものを食し、標本類の大害虫としてのイメージが強い存在である。

加害範囲

このシバンムシが、今日、身近で話題になるようになったのは、その食性の広さのためである。その被害食物の種類は、話題になっているだけでも100種を越している。
よく知られているのは、食品類ではパン、ビスケット、コーヒー、ココア、豆類、トマト、ネギ、レタスなどの種子、トウガラシ、コショウなどの香辛料、イースト、乾果、粉末スープ、濃縮飲料、シロップ、乾燥シイタケ、乾麺、パスタ、マカロニ、粉ミルク、昆布、生薬、タバコ、エコ包材、壁紙、畳床、人形、造花、皮製品など、身近な生活材料に広範囲にわたる。
かじる力が顕著で、加工食材の包材を穿孔侵入するので、異物混入の原因となる。一般家庭でも、食材の使い残りや収納箱内の食材の残さなどからも発生し、管理が悪いと定着して常態化する。
最近では、健康食品などからも発生し、同定や対策に関する相談が増えている。また、そのほとんどが「タバコシバンムシ」で、一般家庭からのものである。
その原因のひとつは、食生活の都市型化が背景としてうかがわれるので、今一度、タバコシバンムシについて見直したい。

タバコシバンムシの生態

タバコシバンムシは、その名の通り「タバコ（煙草）」の大害虫である。この虫の英名はシガレット・ビートル（Cigarette beetle）と称し、今から約180年前頃からタバコの害虫として知られ、研究されてきた。

なお、わが国において、タバコ害虫としてのタバコシバンムシの生活史が明らかにされたのは、1952〜1955年頃にかけてのことである。また、早くから静岡県や宮崎県などで乾燥ショウガやサツマイモの害虫としても知られていた。

発生回数

タバコシバンムシは、通常の倉庫内の調査によると、6月上旬に羽化し、産卵を行う。年2〜3回の発生を繰り返す。この時期は、1回目は5〜7月、2回目は7〜9月、3回目は9〜11月の経過をとる。そのうち、2回目に産卵され孵化した2世代幼虫は、老熟して越冬形態をとる。しかし、早く発生したものは、2世代成虫となって3世代幼虫となり越冬状態に入る。

発生回数は以上の通りであるが、成虫の寿命が極めて長いこともあった、各期のものが常に見られる状態である。このような状態は、被害回避が難しく、製品ごとの管理仕様が必要となる。

生活史

タバコシバンムシの生活史は、図10に示す通り、卵、幼虫、蛹（さなぎ）、成虫の形態をとるが、その期間の長短は、温度などの環境条件によって異なる。その概要を示すと、以下の通りである。

○卵期間

23℃・・・10〜12日

27℃・・・6〜8日

○幼虫期間

15℃・・・49〜64日

20℃・・・40〜56日

23℃・・・40〜45日

25〜28℃・・・30〜40日

30℃・・・11〜32日

○越冬期間・・・200日前後

○蛹期間・・・5〜7日

○成虫寿命・・・7〜42日

○産卵期間・・・6～25日
○産卵数・・・50～110個
○最短発育日数
夏季・・・40日
32.5℃・・・25日
○幼虫頭巾（初齢）・・・0.15mm
（幼虫は舐食から表面に小さな穴を開け、0.15mmという小さな頭を刺し込んで内部に侵入する）

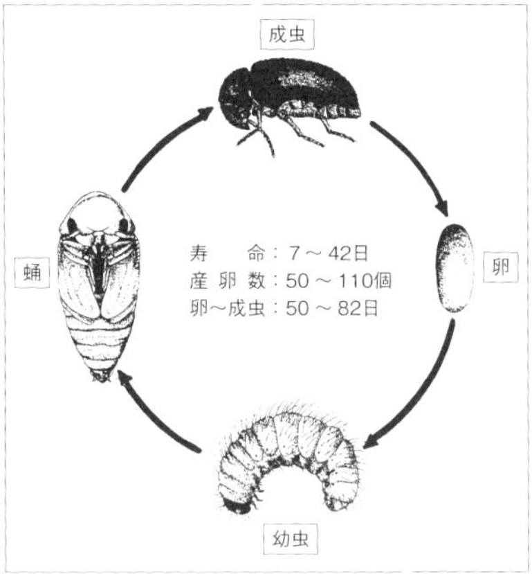

図10　シバンムシの生活史

以上がタバコシバンムシの生活史の概要である。このデータを基礎にして、侵入の時期や状況、あるいは防虫管理の手法を案出すればよい。

問題となる習性

注意が必要なのは、幼虫の発育が、餌とする材料の種類によって、所要日数が異なってきたり、齢数が多くなることなどである。

タバコシバンムシが、加工食品類への「異物混入虫」になりやすい原因のひとつは、成虫が狭い間隙に好んで産卵する習性の強いことである。包装内で羽化した成虫は、外部へ脱出するために。相当に強い包装紙であっても食い破る力がある。

羽化後、交尾した雌成虫は、狭い間隙や個包装を重ねた折り目の間に、2～3粒づつ並べて産卵する。これを6～25日にわたって続ける。なお、最も加害活動が盛んなのは8～9月にかけてである。

以上がタバコシバンムシの害などを考える場合に知っておきたい基本情報である。タバコシバンムシは、餌となる材料があれば、生活の場、製造の場、保管、販売あるいは一般住宅などを問わず、どこで発生をしても不思議ではない。広域性のある食品害虫なのである。

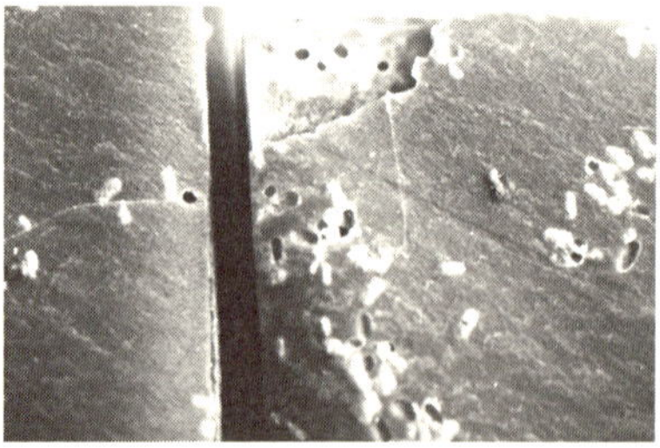

シバンムシの発生したクレーム穀物加工食品（パスタ）

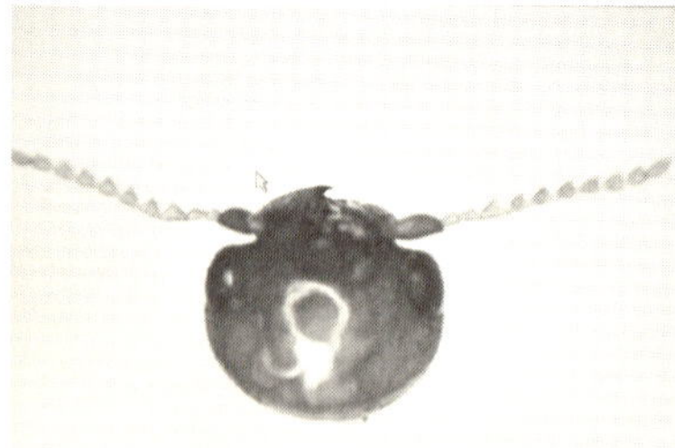

ダバコシバンムシの頭部、クシ状のアンテナがこの虫の特徴

夏の相談事例

2008年夏のことになるが、混入異物の虫相談で多かったのは「シバンムシ」で、それも「どこで侵入したのかが知りたい」というものであった。そのひとつに、大手の販売業者から「この虫の発生、侵入した場所を推定してほしい」というものがあった。

それは、輸入の穀粉加工食品（パスタ）で、問題虫は「タバコシバンムシ」であった。購入者から苦情の申し出があったのが9月初日で、その購入日は7月初旬という。

購入者は、製造工程内で侵入したと認識し、改善を求めている。製品が輸入品で、製造から発見までに6カ月以上も経過していて、販売者としては特定が難しいところである。しかし、持参された「サンプル」を見た場合、製造の場で侵入したことは考えにくい状態である（写真）。

原因究明は、購入者の協力が不可欠である。理由を説明し、協力をお願いしたところ、理解が得られたので、実験を試みた。

購入者から使い残りの同一製品をもらい、保管し、観察をしたところ、間もなく1匹の成虫が羽化した。成虫が羽化脱出したのが9月5日であり、この日を起点にして逆算すると産卵日を推定できる。タバコシバンムシの夏季における最短発育所要日数は40日前後であるので、これを40日とした場合、産卵日は7月4日前後と推定できる。

この推定が正しいとすれば、購入者の自宅が侵入場所ということになる。また、その後の調査で、購入者宅の「置物」にタバコシバンムシが多発していたことが確認できたので、これが屋内に分散したものと考えられる（写真、前頁）。今回のクレームの虫である「タバコシバンムシ」の発生源は、購入者宅であるとして、差し支えのないことがわかった。このように原因究明ができたのは、きわめてタイミングが良かった例であり、著者としても初めての例である。

しかし、これで販売業者も製造者も安心してはいけない。食品害虫は、環境の都市型化に伴い、新たな姿を見せてくる。

9章

駆除のための殺虫剤とその施用法

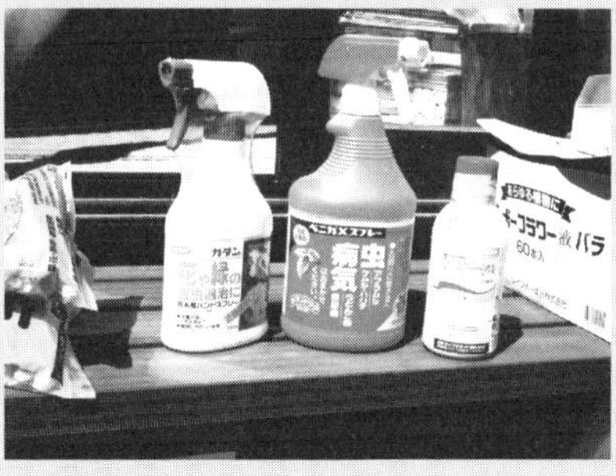

安全・安心・よく効く市販のプレスロイド
製剤のひとつであるベニカスプレー

使用上の注意

生活の場のトラブル害虫対策には、殺虫剤は不可欠な存在である。しかし、この殺虫剤は、人やその他の生物に対しても強い生理活性もあって、使用に際し正しい知識が必要である。

ここでは、殺虫剤の特性を解説し、実際に使用される殺虫製剤の成り立ちとどのように使用すれば、安全で効率的であるかを具体例をあげて解説した。

特に、問題虫対策には、しっかりした年間管理計画の策定が大切なので、施設内外の代表的な虫を例に、そのプログラムを示した。

また、虫対策は、総合的管理の考え方が不可欠なので、その手順についても詳述した。

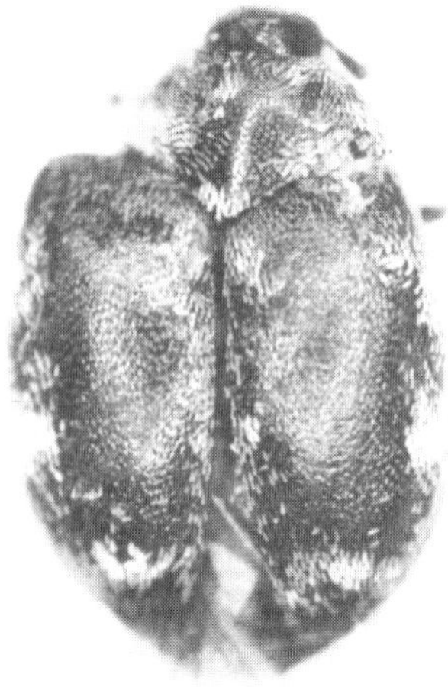

監視を怠り、発生源対策を忘れて再発を許したヒメマルカツオブシムシ（混入異物の虫と誤解するところであった）

農薬とは何か

農薬とは、農作物の病害虫からの保護を目的として、農薬取締法（昭和23年7月1日法律第82号､最終改正平成19年3月30日法律第8号）という法律で規制されたもので、次のように定義されている。

それは､「農作物（樹木および農林産物を含む）を害する菌、線虫、ダニ、昆虫、ネズミ、その他の動植物またはウイルスの防除に用いられる殺菌剤、殺虫剤、その他の薬剤および農作物等の生理機能の増進または抑制に用いられる成長促進剤、発芽抑制剤、その他の薬剤をいう」と定められている（農薬取締法第一条第二項）。

その用途はさまざまで、大きく分けると次のようになる。

○殺虫剤…害虫を駆除する薬剤

○殺菌剤…農作物に有害な微生物を駆除する薬剤

○除草剤…雑草を枯死させるための薬剤
○殺そ剤…農作物を加害するネズミを駆除する薬剤
○植物成長調整剤…発芽、開花などを促したり、抑えたりする薬剤

以上であるが、殺虫剤は少し変則であって、同じ化学物であっても、家庭やビル等の衛生管理（例えば、ハエ、カ、ゴキブリなどの駆除）に用いる製品などは、農薬ではなく、「医薬・医薬部外品」に分類されている。

食品製造および関連施設で用いられている殺虫剤は、医薬・医薬部外品である。

農薬は、登録制度に基づき、薬剤ごとに求められている必要要件を満たし、農林水産大臣の登録を受けなければならない。今日、この登録を受けた登録農薬数は、約5000件に達する。その内訳は、農薬全体の約29％が殺虫剤で、殺菌剤が約23％、除草剤が約30％という状況である。

このような農薬は、品質の良い農作物を消費者の元に届けるため、わが国の農業形態では欠かすことができない。これらの農薬は、国の使用基準を守って使用する限り、異常な問題が起こることは考えられない。

では、なぜ農薬が問題視されるのか。それは、自然界に「残留」することが心配されるからである。そこで、この残留ということについて若干の説明を加えると、次のとおりである。

残留ということ

作物などに散布された農薬は、施用直後から、日光や微生物などの作用によって、別の化学物質に分解されるが、その一部が農作物や環境中に残り続けることがある。このような現象を「残留」と名づけ、その場所によって、「作物残留」「水系残留」「土壌残留」あるいは「大気残留」などと称している。また、これを「農薬汚染」と表現した。

このような残留については、早くから注目されていたが、自然界で農薬の挙動を追跡し、その関連が整理されたのは、今から約40年前の1970年のことで、図1（次頁）のような環境中の農薬循環である。

この当時は、物理的・化学的に安定で、残留性の高い、有機塩素系殺虫剤が目立った存在であった。

実際に、農薬を茎葉処理した場合、作物への付着量は10％程度で、多くが土壌に落下し、これが河川などに流出したり、大気へ蒸散すること

で、環境中に広く拡散することがわかった。

また、調査の中で、農薬による汚染は、拡散以外に、生物濃縮および食物連鎖を含めた、自然の生態系を媒体とした系で容易に広がることが明らかになった。

このような農薬の環境中への挙動が明らかにされて以来、わが国では1971年（昭和46年）に農薬取締法で、土壌中における残留試験が義務づけられた。また、1977年から食品（飼料）汚染物実態調査の一環として、「マーケットバスケット方式」により、食品中の農薬の全国調査が実施された。このように、化学物質による環境汚染を防ぐために、新たな法規制により、それぞれの農薬に基準値を設け、管理する方向に向かった。

なお、ここでいう「残留」という目安を、土壌中を例にすると次の水準である。

農薬の減少が、一次反応的に進むと考え、通常、散布直後の土壌中濃度が2分の1になる期間を示す「半減期」が残留指標として用いられている。

なお、農薬として登録される必要要件は、残留が1年を超えないこと

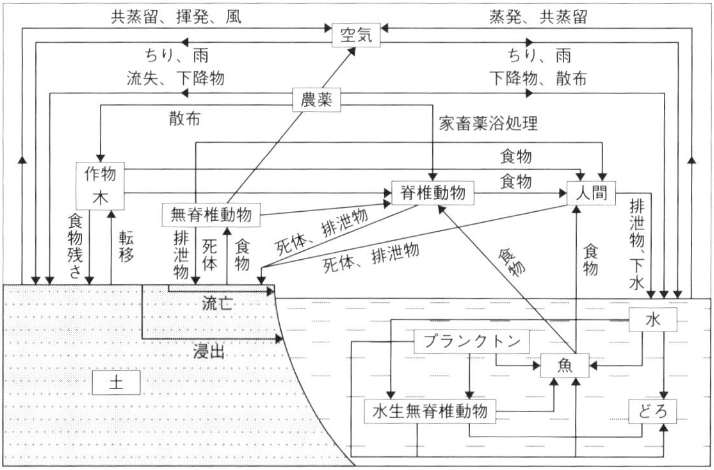

図1　環境中の農薬循環

とされている。現在、登録されている農薬の実状は、次のとおりである。

畑の状態下では、半減期が10日以内のものが、全農薬の57%を占めている。また、10～30日までのものが19%で、100～200日を要する長期のものは、わずかに7%である。

ほとんどの農薬が短く設定されていて、農薬汚染を抑える努力がなされている。今、使用されている農薬は、易分解性で、長期残留の心配が少なくなっている（写真）。

このように残留性を抑えた上に、さらに食品の安全性を考慮し、ポジティブリスト制度に向かった。では、その制度とは、どのようなものかを紹介する。

ポジティブリスト制度

ポジティブリスト制度は、食品衛生法を背景としたもので、平成18年5月29日から施行された。これは、食品の安全性を確保するために、農作物等の食品中に残留する「農薬、飼料添加物および動物用医薬品の成分である物質（当該物質が化学変化して生成した物質を含む）」について、食品中の残留農薬基準値を明確にしたものである。

この制度の骨子は、原則としてすべての農薬の残留を禁止し、「一定量以下の残留が許可された農薬」をリストに示すことにある。この制度の下では、「残留基準値が設定されていない農薬、すなわちリストに載っていない農薬の残留が検出されたすべての農薬」および「残留基準値が設定されている農薬、すなわちリストに載った農薬の残留が一定量を超

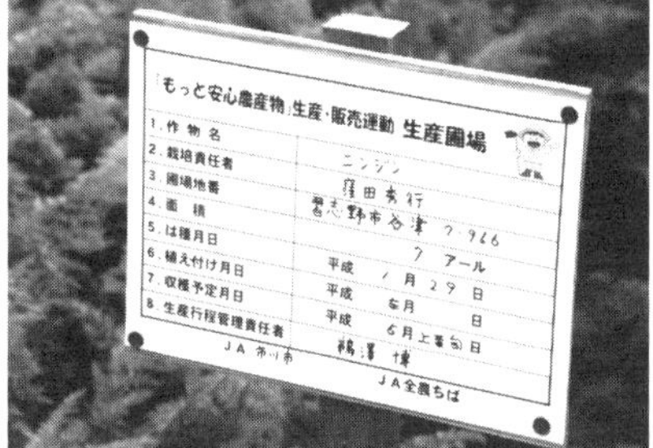

農薬の心配のない、しっかりとしたわが国の産地管理

えて検出された食品」については、流通が禁止され、生産物の出荷停止・回収等の対応が求められる。

このことを要約すると表1のとおりである。ここで重要なことは、農薬が検出された食品の流通の「可・否」である。また、この部分が、害虫防除の在り方と深く関わるところである。ここを視野に入れた防除プログラム作りが、今後の課題でもある。

これは、残留基準とも関連するので、その基準値の設定の背景について触れたい。

残留基準値

わが国における農産物等の食品生産の場の農薬は、適正に使用する限り、残留農薬量を低く抑えることができる。しかし、国外産のものは、その国によって使用方法が異なるため、1992年以降、基準設定の対象の枠が広げられた。

この制度下における農薬の残留については3つの視点があり、次のようにして設定されている。

1. 従来の制度において、残留農薬基準値が設定された農薬については、従来の基準値を用いている。

2. 上記1の基準がない農薬にあっては、以下の基準を参考にして、「暫定基準」が設定されている。

(1) 国際基準であるコーデックス基準

(2) 農薬取締法の登録保留基準

(3) 米国、EU、豪州、ニュージーランド、カナダの基準

3. 上記1および2の基準がない農薬にあっては、一律基準値として0.01ppm（100万分の1、100トンの農作物に1gの農薬が付着した状態を想定）

以上のように設定されている（厚生労働省告示第四百九十七号）。

なお、残留農薬基準は、その農薬の摂取量が、1日摂取許容量（Acceptable Dairy Intake、ADI）を超え

表1　制度下で農薬が検出された食品の取り扱い

残留基準値の設定	食品中の農薬残留基準値	流通の可否
あり	基準値以下	流通可能
	基準値以上	流通不可能
なし		流通不可能

ないように設定されている。これは、動物の健康に悪影響を与えない量で、要約すると図2のとおりである。

この計算の背景は、各種の毒性試験の結果を踏まえた上で、人が実験動物の10倍敏感として、人の間でも個人差があるので、その差を10倍と仮定したものである。ADIは、「動物に悪影響を与えない量」を100（10×10）で割って算出している。

残留基準値の設定は、求めた農薬の量が1日許容摂取量の80%以下であれば、これを基準値とする。この「80%以下」とするのは、農薬の成分を大気や飲料水からも摂る可能性があると考えたものである。

今、暫定基準値が設定された農薬は、「すべての食品に不検出」のものを含めて、合計799農薬などがある。この「すべての食品に不検出」とされているのは、表2（次々頁）の物質である。多くは、動物の合成抗菌剤であるが、農薬として注目されるのは、除草剤の「2,4,5-T」である。本品は、フェノキシ系の化合物で、1964年9月9日に農薬登録され、造林地の広葉雑草、灌木の枯殺に使用された。

わが国では、国有林で広く使用されていたが、作業者に皮膚障害や肝臓障害が出るなど問題になった。本品は、1975年4月1日に登録を失効した。登録失効後、全国各地の国有林に埋設処理され、若干の問題を残した農薬である。

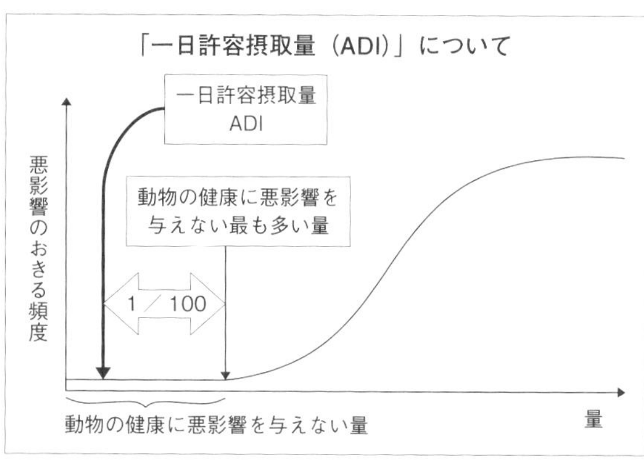

図2　1日許容摂取量（ADI）について

また、この除草剤は、ベトナム戦争当時、米軍が「オレンジ剤」と称して、ジャングルの枯葉作戦に使用したことでも知られた農薬である。

規制対象外物質

制度の下、農薬が規制されたが、厚生労働大臣が食品衛生法第十一条第三項の規定により、人の健康を損なう恐れのないこととして定めた物質が65物質あって、そのうち農薬として登録のあるものがある。それは、表3に示す10種類である。しかし、これらは、農薬取締法上、登録された目的、方法以外の使用はできない。

以上が、ポジティブリスト制度下の農薬の位置づけであり、これを理解した上での害虫防除、有害生物管理を進めるべきである。

生活の場あるいは製造・保管の場など、あらゆるところで農薬類似物質を含む「すきま商品」が使用されている。

表2　食品において不検出とされる農薬（平成19年5月31日改正）

品目名	英名	主用途	検出限界(ppm)
2,4,5−T	2,4,5-T	農薬・除草剤	0.05
アゾシクロチンおよびシヘキサチン	AZOCYCLOTIN, CYHEXATIN	農薬・殺ダニ剤	0.02
アミトロール	AMITROLE	農薬・除草剤	0.025
カプタホール	CAPTAFOL	農薬・殺菌剤	0.01
カルバドックス（キノキサリン−2−カルボン酸を含む）	CARBADOX including QCA	動薬・合成抗菌剤	0.001
クマホス	COUMAFOS/COUMAPHOS	動薬・殺虫剤	0.01
クロラムフェニコール	CHLORAMPHENICOL	動薬・抗生物質	0.0005
クロルプロマジン	CHLORPROMAZINE	動薬・鎮静剤	0.0001
ジエチルスチルベストロール（DES）	DIETHYLSTILBESTROL	動薬・ホルモン剤	0.0005
ジメトリダゾール	DIMETRIDAZOLE	動薬・寄生虫駆除剤	0.0002
ダミノジット	DAMINOZIDE	動薬・成長調整剤	0.1
ニトロフラゾン	NITROFURAZONE	動薬・合成抗菌剤	0.001
ニトロフラントイン	NITROFURANTOIN	動薬・合成抗菌剤	0.001
フラゾリドン	FURAZOLIDONE	動薬・合成抗菌剤	0.001
フラルタドン	FURALTADONE	動薬・合成抗菌剤	0.001
プロファム	PROPHAM	農薬・除草剤	0.01
マラカイトグリーン	MALACHITE GREEN	動薬・合成抗菌剤	0.002
メトロニダゾール	METRONIDAZOLE	動薬・寄生虫駆除剤	0.0001
ロニダゾール	RONIDAZOLE	動薬・寄生虫駆除剤	0.0002

表3　ポジティブリスト制度下の規制対象外物質

物質名	主な農薬の名称	用途
硫黄	硫黄粉剤	殺菌剤
クロレラ抽出物	サイコセル	植調剤
ケイソウ土	コクゾール	殺虫剤（貯蔵穀物用）
コリン	サンキャッチ液剤S30	植調剤
シイタケ菌糸体抽出物	レンテミン、レンテミン液剤	殺菌剤
重曹	ハーモメイト、重曹（特定農薬）	殺菌剤
銅	ドイツボルドー、Zボルドー、コサイド、ICボルドー	殺菌剤
パラフィン	アビオンC、アビオン-E、ステッケル	展着剤・植調剤
マシン油	マシン油乳剤	殺虫剤
ワックス	グリンナー	植調剤（蒸散抑制等）

虫問題の背景

2010年5月、一般家庭の屋内で小さな甲虫であるカツオブシムシが飛び交い始めた。これは前年と同じ光景であるが、これもつい発生源を確かめるのを忘れていたがための所産である。

この食品害虫類の被害は、生活の場などで、人を直接的に加害しないため、その対策がなおざりになる。しかし、この食品害虫類は、狭い空間で、少量の餌で静かに発生を繰り返し、その品物の品質の劣化をもたらす害虫である。人の油断がもたらす害虫で、早期発見・早期防除が不可欠である。また、食品害虫は、日常生活の中に加工食品類が増加傾向にある今日、ますます問題性を抱えた虫たちといえる。

このように、食品害虫対策は、かつての「貯穀害虫」の防除の時代から、今では新たに「加工食品害虫」の時代を迎えていて、その対策の工夫が必要となった。

どうするか食品害虫の防除

害虫防除に関する一般論は、すでに何度か紹介したので、今回は、殺虫剤による化学的防除に焦点を絞り、その運用について述べる。

ここで大切なのは、適正な化学的防除を行うには、殺虫剤の性質をよく理解しておくことである。

殺虫剤の効果的利用

殺虫剤を効果的に使用するためには、殺虫剤の特性を知り、対象虫の生理・生態をよく知り、施用場面の環境条件などの情報を整理しておくことである。

殺虫剤の種類

殺虫剤は農薬のひとつで、農薬取締法と薬事法に関わるものがある。食品害虫の防除に使用できる主要な殺虫剤は、表4に整理したものである。この他に、倉庫などで用いるものや、有機（JAS）で使用可能な殺虫剤がある。

多くの殺虫剤の中で、食品製造および取り扱い施設で、安全性の面から期待されるのは、ピレスロイド系殺虫剤である。

薬剤を選択する場合の要点

殺虫剤を使用する場合、それを選ぶ要点は、おおよそ次の通りである。

○殺虫スペクトラム･･･その殺虫剤の効果がある害虫の種類の範囲

○害虫の発育段階の効果･･･その害虫の成虫、幼虫、卵など、どの発育時期に効くのか

○薬剤の作用性･･･その薬剤が、浸透移行性か接触性か、あるいは経口性なのか

○残効性･･･薬剤の効果が持続する期間が長いか、短いか

殺虫剤を選ぶ時には、少なくとも以上のことを確認することが大切である。

次の段階は、その選んだ殺虫剤を、どのように使用するかである。それには、対象虫の経過習性から「防除暦」という防除計画を作成することである。

表4　主要な殺虫剤の種類とその作用機作

殺虫作用機構	系統	製品（一般名）例	殺虫作用と作用点
神経機能阻害	有機リン系殺虫剤	クロルピリホスメチル、プロペタンホス、フェニトロチオン、フェンチオン、ダイアジノン、ジクロルボス、プロチオホス、テメホス、ピリダフェンチオン	アセチルコリンエステラーゼの活性を阻害し、中毒症状を起こさせる。虫は、激しく動き、麻痺して致死する
	ピレスロイド系殺虫剤	フェノトリン、ペルメトリン、レスメトリン、シフェノトリン、ビフェントリン、ピレトリン、アレスリン、フタルスリン、d−T80−レスメトリン、エンペントリン、シフルトリン、イミプロトリン、トラレトリン	中枢神経、末梢神経に作用し、異常興奮を起こさせ、神経軸索での刺激の伝達を阻害する
	ピレスロイド様殺虫剤	エトフェンプロックス、シラフルオフェン	上記に累似する
	ネオニコチノイド系殺虫剤	イミダクイロプロリド、ジノテフラン、クロチアジニン、チアメトキサム	シナプス後膜のアセチルコリン受容体に作用し、刺激の伝達を阻害する
ホルモン機能阻害	IGR（昆虫成長制御剤）	ジフルベンズロン、メトプレン、ピリプロキシフェン	脱皮変態をかく乱し致死させる
呼吸系阻害	アミジノヒドラゾン系	ヒドラメチルノン	呼吸作用に関わるミトコンドリアの電子伝達を阻害する。

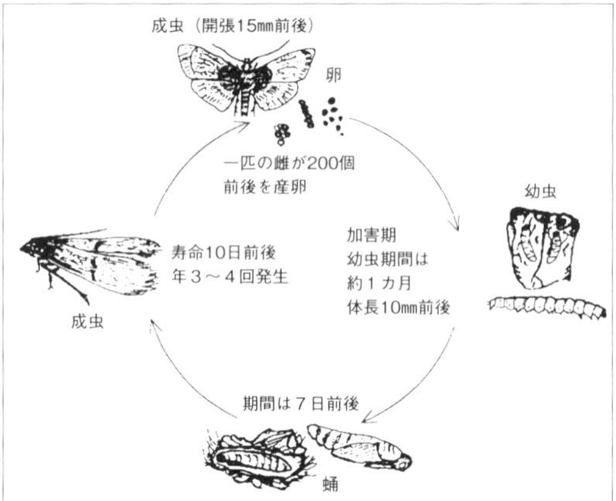

図３　メイガ類の生活パターン

防除暦の作成

メイガの殺虫剤による防除暦を作成するには、その対象虫の生活史に基づくことが大切である。

メイガの一生は図３に示す通りで、卵、幼虫、蛹の３つの期を経て、成虫となる。その詳細は、前述したが、適温であれば40日程度で卵から蛹に達する。このような生活史の中で、どの時期が最も駆除しやすいのかを検討し、適期防除の資料とすると良い。なお、この暦は、一般家庭、流通・倉庫、製造施設では問題性が異なるので、それに見合った手順で計画する必要がある。

では、この防除暦の参考例を示すと、おおむね次の通りである。これは、殺虫剤による防除なので、メイガ類が、どの時期に殺虫剤感受性が高いのか、そのことを一番に念頭に置くことである。

一般に、殺虫剤に対する感受性は、成虫期が最も高く、殺滅が容易と考えられている。多くの場合、卵期や蛹期は、通常の殺虫剤処理では、防除が困難である。また、幼虫期は、加害様式にもよるが、殺虫剤に対する感受性は高い。それも、若齢期ほど薬剤感受性が高い。

メイガの活動時期を整理すると、交尾・産卵の成虫期、幼虫の喰害期、活動を停止する繭（まゆ）の時期に大別される。

成虫の発生ピークは図４に要約するように、３つのピークがある。この殺虫剤に弱い成虫期に殺滅を考えた場合は、3月下旬頃、5月下旬頃、それに7月下旬頃が、防除時期の目安となる。また、成虫の喰害活動期は、成虫の発生ピークの少し後に、それぞれ3つのピークがある。なお、9月中・下旬頃からは、幼虫が「繭」の中に入るため、活動時期がなくなる。

このような、成虫期、幼虫期、繭期の周年経過の中で、意図を明確にし、とるべき手段を決めるのが、防除暦の役割である。

殺虫剤の処理により、成虫の密度を下げて、次の発生ピークを下げるのか、その残効性を期待し、幼虫の喰害の軽減を図るのか、幼虫の殺滅を図るのか。それは、製造施設、流通・倉庫あるいは一般家庭と、その場によって異なる。

なお、この周年経過に基づいた対応を、図4の下段に要約した。それは、監視の段階と措置の段階、その後処理の段階の3つに大別される。

殺虫剤による化学的防除の成否については、「監視」が重要な役割を担っている。この監視が不十分な場合は、殺虫剤の力価が発揮されないだけではなく、その弊害を生ずることになりかねない。

メイガの殺虫剤による防除

メイガは、穀類、大豆、油用種子、ココア、ナッツ、乾燥果実、これらを材料とする加工食品など、その加害範囲が広い。

その加害様式は、「剥皮性喰害」で、表皮、糖層の部分を舐食する。

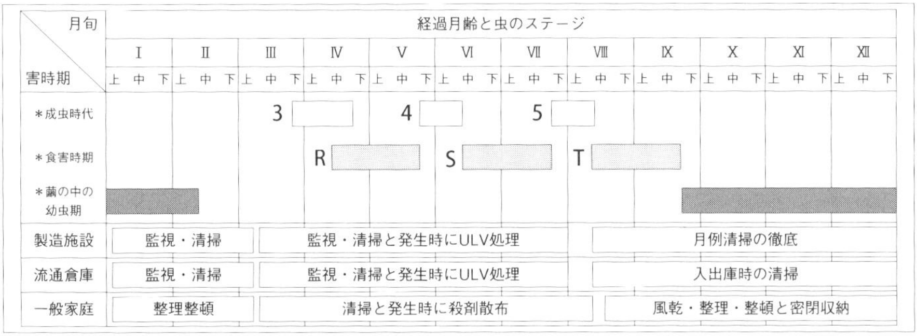

図4　食品害虫ノシメコクガ（Indian meal moth）の周年経過と対策

また、幼虫は、穿孔能力も備えていて、しばしば異物混入による被害をもたらす。

このような害虫防除には、殺虫剤による「化学的防除」が、効果が迅速で確実であるため、最も期待されている。農薬、殺虫剤は、ポジティブリスト制度の導入以来、著しく嫌われているが、合法的なものを適正に使用する限り、問題のないものである。殺虫剤を上手に使うためには、「監視」「措置」および「後処理」を適切に行うことが大切である。

以下に、このことについて解説する。

監視の方法

監視とは、相手の状態や状況の変化を逐次に知るために見張ることである。英語では、surveillance あるいは monitoring という。

また、農業害虫防除の分野では、「発生予察」ということが、これに当たる。いずれにしても、被害を未然に防ぐための行為である。この監視に期待されることは、次のことである。

○害虫の発生を早期に発見し、発生の初期段階で対策を立てることが可能になる。

○これを通して、棲息状況を把握し、日常の防虫管理を確実なものにする。

○これによる情報は、関係者以外の人たちにも管理ということを認識してもらえる。

○クレーム対応に大きく寄与する。

以上が、監視という作業に期待されることである。

なお、監視を行うためには、いくつかの方法があるが、今、広く用いられているのは、穀刺し、粘着トラップ、ライトトラップ、食餌トラップ、フェロモントラップである。これらは、それぞれ特徴があって、状況によって使い分ける必要がある。その特徴を要約すると、次の通りである。

穀刺し（グレインプローブ）

これは、サイロやフレキシブルコンテナなどの米麦から、害虫を採取するものである。

粘着トラップ

これには、飛翔虫用と歩行虫用がある。古くは、「ハエ取りリボン」として知られている形状のもの、いまひとつはゴキブリトラップ用のものである（写真）。

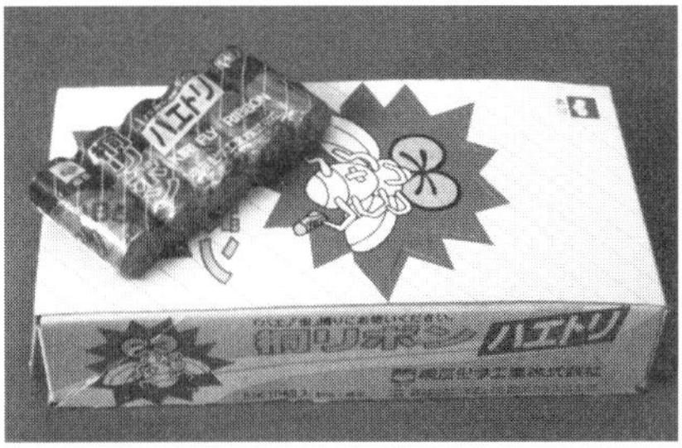

ハエ取りリボン。今ではモニタリングの用具と化した

ライトトラップ

特定の波長の光に誘引する性質を利用した補虫器である。例えば、36nm のものや 500 ～ 560nm のものがある。

食餌トラップ（ベイトトラップ）

これは、害虫の好む餌を利用して誘い込むトラップである。

フェロモントラップ

虫が、体の外部に化学物質を分泌放出し、これを感知した同じ種に属する別の個体が、これに対して一定の行動を誘起する物質を用いている。これらには、性フェロモンや集合フェロモンを利用したものなどがある。なお、これには、メイガなどに用いる「ストアーガード」や「ガッチョン」などがある。

以上が、「監視」のためのトラップで、「監視」の成果を上げるには、これらの場所や虫の種類によって、上手に使い分けることである。なお、トラップの役割、位置づけを要約すると、図5（次頁）の通りである。この成果が、次なる殺虫剤の処理に大きく関与する。

殺虫剤による化学的防除

殺虫剤による化学的防除は、他の防除法に比較して、その効力の発現が迅速で確実である。この殺虫剤を効果的に利用するために必要なことについては、薬剤選択の要点と防除暦の作成の項（183-184 頁）で述べ

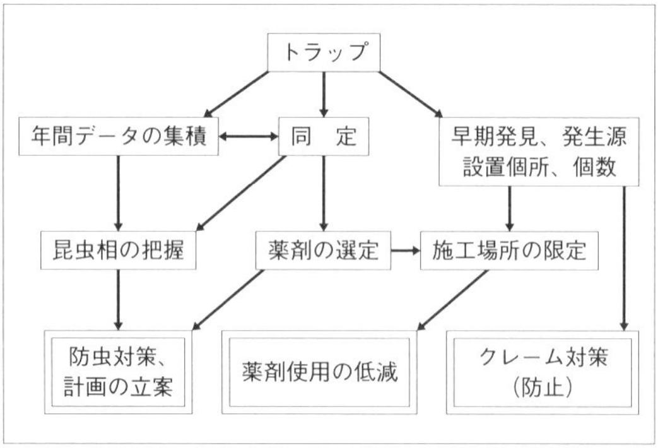

図５　トラップの位置づけ

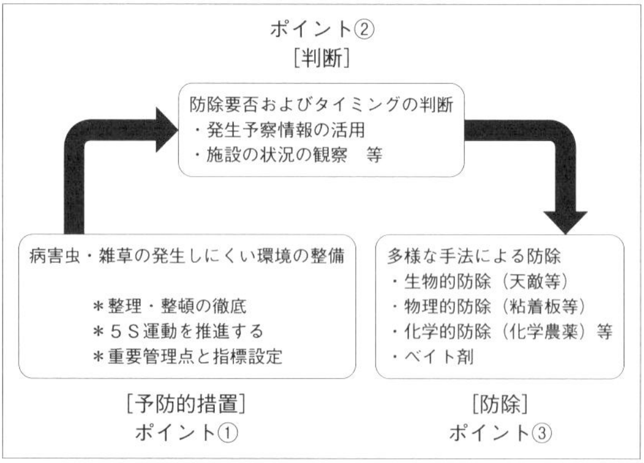

図６　食品製造関連施設の IPM の骨組み

た。また、殺虫剤による化学的防除に先立ち、「監視」の大切さとその手法について、その一部を解説した。

害虫防除に当たり、基本的な重要事項は、食品製造関連施設の「IPM の骨組み」である（図６）。今は、図６のポイント②の「判断」の段階に至ったところで、ここからは「防除」のための殺虫剤の選択の段階である。

ここでは、「ガの防除暦」を念頭に置いて、殺虫剤について整理しておきたい。

殺虫剤の種類

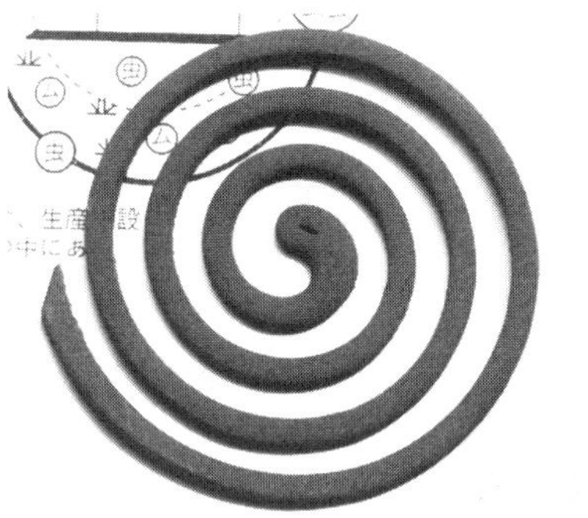

安心な殺虫剤である蚊取り線香。その成分はピレスロイドなのだ

現在、農薬取締法や薬事法などの法令の中で運用ができる殺虫剤は、表4（183頁）に整理したとおりである。このうち、安全性や取り扱い上の利便性を考えた場合、「ピレスロイド系殺虫剤」が、最も手頃な殺虫剤といえる。

では、この「ピレスロイド系殺虫剤」であるが、これはシロバナムシヨケギク（除虫菊とも称する）の花に含有する殺虫成分であるピレトリンと、その類縁化合物の総称である。

この殺虫剤の作用点は神経系にあって、昆虫の中枢神経や末梢（シナプスなど）神経膜のナトリウムイオンチャンネルに作用し、そのイオンチャンネルの閉鎖を遅らせて、正常な刺激伝達を阻害する。

ピレスロイドが神経系に作用すると、反復興奮による異常興奮や興奮伝導の抑制が起こって、昆虫はけいれん、横転などに続いて、麻痺が起こり、その後、死に至る（写真）。

この殺虫力は、接触毒あるいは食毒性で、非常に速効性に富んでいる。このようなピレスロイドの代表的なものの性状を要約すると、表5（次頁）にまとめたようになる。その詳細は、次のとおりである。

アレスリン

アレスリン（Allethrin）は、シロバナムシヨケギクの有効成分であるピレトリンⅠの化学構造を簡略化して合成されたものである。この商品名は「ピナミン」という。

毒性は、ラットに対する急性経口毒性のLD50値が1100mg/kg（♂）、585mg/kg（♀）である。また、経皮毒性は>2500mg/kg（♂）で、急性吸入毒性のLC50値が>2000mg/m^3（♂、♀）である。これは殺虫剤としては、低毒性の部類で、安全性の高いものである。

適用範囲は、ハエ、カ、ゴキブリなどの衛生害虫をはじめとして、農・園芸害虫のキク、バラなどのアブラムシ、ナミハダニ、チャドクガの幼虫、ツツジグンバイムシなどにも有効である。このアレスリンの主要な衛生害虫に対する殺虫力は、表5に示すとおりである。

ハエ、カ、ゴキブリに対する殺虫力は、若干の高低差はあるが、殺虫剤としての力価は高い。

アレスリンを用いた製品には、エアゾール製剤、蚊取り線香などがよく知られている。農業分野では、カダンA、サンキングA、ウシコフラパー、カダンDなどのエアゾール製品がある。

ペルメトリン

ペルメトリン（Permethrin）は、アレスリンに次ぐ合成ピレスロイド剤であって、1985年に登録された。

農業分野では、茶、果樹、野菜などの主要害虫の防除に広く使用されている。また、衛生害虫用としても広く使用されている。

表5　わが国における主要なプレスロイドの毒性と殺虫力

一般名	商品名	LD50（mg／雌）：ラット		LD50（μg／雌）：ラット	
		急性経口毒性	急性経皮毒性	イエバエ	チャバネゴキブリ
pyrethrins	除虫菊エキス	260～900	1350～5000	0.39～0.68	0.51～0.88
allethrin	ピナミン	585～1100	2500	0.22～1.48	1.92～4.28
dl. d-T-allethrin	ピナミン・フォルテ	310～1320	2500	0.77	1.21
d. d-T-allethrin	エキスリン、エスビオル	1430～2600	5000	0.591	1.04
furamethrin	ピナミン－D	10000	5000	0.17	12.56
phthalthrin	ネオピナミン	4640		0.17～0.74	1.12～3.77
permethrin	エクスミン	430～470	2500	0.044	0.64
phenothrin	スミスリン	10000	10000	0.048	0.89
resmethrin	クリスロン	2500	3000	0.018～0.024	0.58～2.00
d-T-80-resmethrin	クリスロン・フォルテ	450～680	10000	0.038	0.26
Barthrin		15（g）		1.773	5.344
Dimethrin		40 g		2.084	10.120
proparthrin	キクスリン	14000		0.258	2.162
prothrin		10000		0.276	3.584
Empenthrin	ペーパースリン	2280	5000	－	－
dichlorvos	DDVP	110	75	0.031	0.15
propetanphos	サフロチン	94.2	564	0.088	0.435
propoxur	バイゴン	70	5000	0.534	0.394

商品名としては、農業分野ではアディオン（Adion）がよく知られ、防疫用ではペルメトリン（Permethrin）と称している。

その成分名は、3－フェノキシベンジル＝(IRS, 3RS; RS, 3RS)－3－(2, 2－ジクロロビニル）－2, 2－ジメチルシクロプロパンカルボキシラートと称する。

毒性は、ラットに対する急性経口毒性のLD50値が539mg/kg（♂）、464mg/kg（♀）である。また、急性吸収毒性のLC50値は>38mg/m^2 (3時間暴露)（♂）である。

ペルメトリンは、アレスリンに比較して、耐雨・耐光性が高く、残効性に富んでいる。

適用範囲は、水稲、果樹、野菜と広範囲にわたる。衛生害虫に対しても広範囲で、その殺虫力はピレスロイドの中でも強いグループである。

主要な製剤には、マイクロカプセル剤（MC剤）、液剤、水和剤、乳剤、粒剤などがある。

フェノトリン

フェノトリン（Phenothrin）は、商品名をスミスリンといい、きわめて毒性の低いピレスロイドで、1976年に製品化された。

その成分名は、3－ヘノキシベンジル（IRS）シス－トランス－2, 2－ジメチル－3－（2－メチルプロプ－1－エニル）シクロプロパアンカルボキシレートという。

毒性は、ラットやマウスに対する急性経口毒性のLD50値が10,000mg/kgで、きわめて低毒性である。

適用範囲は、イネのウンカ、ヨコバイ類をはじめとして、リン翅目農作害虫、貯穀害虫および衛生害虫などである。

製剤には、乳剤、油剤、粉剤、その他ULV用などがある。特異的なものとして、アタマジラミ用の粉剤（0.4%）があり、かなり利用されている。

シフェノトリン

シフェノトリン（Cyphenothrin）は、商品名をゴキラート（Gokilaht）といい、非常に殺虫力の高いピレスロイドで、世界で広く用いられている。

わが国では、薬事法の範囲でゴキブリ駆除用として使用されている。

また、そのMC剤は、ヒラタキクイムシの防除のための防虫合板用薬剤「ネオランバートMC」が、認定薬剤となっている。

成分名は、α－シアノ－3－フェノキシベンジル（+）シス／トランス－クリサンテマートという。

毒性は、ラットに対する急性経口毒性のLD50値が318mg/kg（♂）、419mg/kg（♀）である。

製品には、シフェノトリン1％含有液化炭酸ガス製剤があって、タバコシバンムシ、コクヌストモドキ、ヒラタキクイムシ、コイガなどに対する有効性が評価されている。

また、工場、倉庫の害虫駆除に「ミラクン自動投薬器」があって、これに「ミラクンS（医薬品）」や「ミラクンGX（医薬品）」を接続して使用する方法がある。

その他、本剤が文化財の保護にも有効であることが、「博物館における新しい施用システム）（白石基三：ULV研究、第7巻、平成2年11月20日）の中で明確にされている。

ピレトリン

ピレトリン（Pyrethrins）は、除虫菊ともいわれ、上述の合成ピレスロイドの根幹を為すものである。

除虫菊が、わが国に導入されたのは明治の初頭で、石油製剤としてウンカの駆除、その粉剤がアブラムシやイチモンジセセリの駆除に用いられたりした。中でも、穀害虫用製剤として研究され、使用され、安全性の高い有効成分として、時代の評価を受けていることは、特筆すべきことである。

製品名には、パイベニカやPGPなどがある。PGPは、ピレトリンを0.08％を含む製品で、コクガ、コクゾウ、ココクゾウ、グラナリヤコクゾウ、コクヌスト、ナガシンクイ、バクガ、マメゾウムシなどの貯穀害虫に有効である。

成分名はピレトリンというが、それはピレトリンⅠ、Ⅱと、これに構造の似ているシネリンⅠ、ⅡとジヤスモリンⅠ、Ⅱで構成されたもので

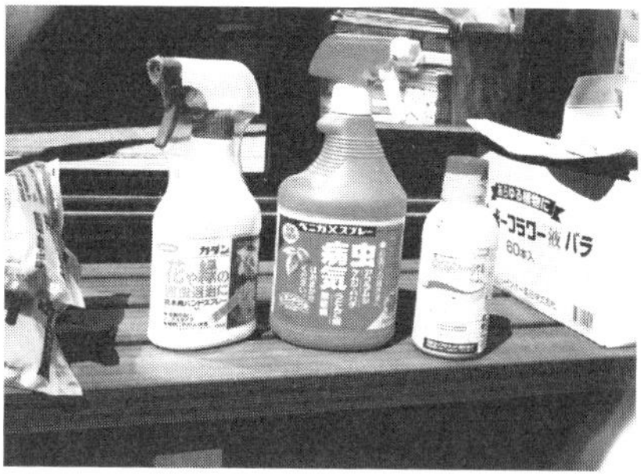

安全・安心・よく効く市販のプレスロイド製剤のひとつであるベニカスプレー

である。

毒性は、ラットに対する急性経口毒性のLD50値が2370mg/kg（♂）、1030mg/kg（♀）である。また、マウスでは273～79mg/kg（♀）という値である。

製品には、ピレトリンエアゾル（パイベニカ）、乳剤（ピレオール、除虫菊乳剤3、パイベニカ乳剤、バラギクパニック、パイベニカスプレーなど）とPGPがある（写真）。

ここで注目すべきは、有機JASにおいて使用可能な殺虫剤として挙げられていることである（表6）。その基準には、「除虫菊から抽出したものであって、共力剤としてピペロニールブトキサイドを含まないものに限ること」とある。一般に、ピレトリン製剤には、この共力剤が含ま

表6　有機農産物の日本農林規格（有機JAS）において使用可能な殺虫剤スプレー

農　薬	基　準	種別	主な登録農薬
除虫菊乳剤および ピレトリン乳剤	除虫菊から抽出したものであって、共力剤としてピペロニルブトキサイドを含まないものに限ること	虫	除虫菊乳剤3 パイベニカスプレー （パイベニカ乳剤はピペロニルブトキサイドを含むので、有機農産物には使用不可）
なたね油乳剤		虫	ハッパ乳剤
マシン油エアゾル		虫	ボルン、マシンエアゾール、 カイガラタタキ
マシン油乳剤		虫	（登録多数あり）
大豆レシチン・マシン油乳剤		虫	現在、農薬登録なし
デンプン水和剤		虫	粘着くん水和剤
脂肪酸グリセリド乳剤		虫歯	サンクリスタル乳剤
メタアルデヒド粒剤	捕虫器に使用する場合に限ること	虫	マイマイペレット、ナメキール、ナメトリン、ナメキット、ナメトックス、ナメクリーン、ナメハンター、ナメルト、ナメジゴクプロ
性フェロモン剤	農産物を害する昆虫のフェロモン作用を有する物質を有効成分とするものに限ること	虫	「IPMの推進」の項参照
二酸化炭素くん蒸剤	保管施設で使用する場合に限ること	虫	炭酸ガス
ケイソウ土粉剤	保管施設で使用する場合に限ること	虫	コクゾール

れているので、有機対応を考えた場合、ラベルに気をつけること。

以上が「ピレスロイド系殺虫剤」のおおよそである。殺虫剤による貯穀害虫防除の具体的手法については、「有機リン系殺虫剤」のおおよそについて紹介した後に解説する。食品衛生法の下で、有害生物を駆除するには、いくつかの条件を明確にして実施する必要がある。

殺虫剤の法的位置づけ

殺虫剤でわかりにくいのは、使用目的によって、その扱い方が異なることである。殺虫剤は、もともと虫と称する「昆虫群」を殺す化学物質である。その虫は、生活の場で問題となるハエ、カ、ノミ、シラミや、ほ場や保管の場、あるいは流通、食品製造および加工の場など、その問題になる「場」によって多岐にわたる。それを人は、人を刺咬・吸血あるいは伝染病を伝播・媒介する虫を「衛生害虫」と呼び、農産物を加害するものを「農業害虫」などと呼び、駆除の対象としている。

それが、人の生活スタイルの変化や経済活動の拡大などに関連し、単なる虫が問題となり、その幅が広がった。いずれも、人の都合によって作り出されたものである。今日では、ペット用、食品害虫、生活害虫、木材害虫あるいは不快虫などと、その領域を広げている。

有効成分（原体）は同じであっても、その使用目的虫の違いによって、関係省庁や関係法律も異なる。その関係を要約すると、表７のとおりである。このうち、食品取扱い施設で、使用に際して注意が必要なのは、化審法で管理されている「不快虫用」や「木材害虫用」と区分されたものである。これらについては、殺虫剤を選択する上で、一般にわかりにくい点であるので、注意が必要である。

有機リン系殺虫剤

殺虫剤には、有機リン系殺虫剤、ピレスロイド系殺虫剤、ネオニコチノイド系殺虫剤、昆虫成長制御剤およびアミジノヒドラゾン系などがあることを２章で紹介した。

ここでは、殺虫力が強く、適用範囲の広い殺虫剤である「有機リン系殺虫剤」（Organophosphorus Insecticides）について詳しく解説する。

有機リン剤の特性

有機リン剤が、農薬として注目されるようになったのは1937年代で、今から73年前に遡る。これは、ドイツのゲルハルト・シュラーダーによって開発されたもので、その有用性については「新しい殺虫リン酸エステルの発展」の中で詳述され、今日まで引き続き使用されている、優れた殺虫剤である。

わが国では、1951年以来、農業分野および環境衛生分野で重要な役割を果たしている殺虫剤である。この有機リン剤は、5価のリン原子を持つリン酸エステルが主要なもので、5種類の基本型に類別される。今日、広く使用されているものは、初期のものと違い、マラソンやフェニトロチオンに代表されるような、人畜毒性の低いものである。

一般に知られているのは、ジチオ型、チオノ型、ホスフェート型である。また、防疫剤方面では、非対称型錯状リン酸エステルのものが知られている。

表7　殺虫剤の使用目的虫と関係省庁・関係法律

対象昆虫（目的・用途）	関係省庁／法的関係／害虫例	厚生省		農林水産省		経産省
	法的関係	医薬品または医薬部外品	食品添加物または食品添加剤	動物用医薬品または医薬部外品	農薬	化成品（雑貨）
	害虫例	薬事法	食品衛生法	薬事法	農薬取締法	化審法
衛生害虫	ハエ カ ゴキブリ	○ （承認許可）				
農業害虫	ニカメイチュウ アブラムシ ダニ				○ （登録）	
動物・ペット用	ノミ ダニ			○ （承認許可）		
食中害虫	コクヌストモドキ コクガ ダニ		○ （指定）		○ （貯蔵倉庫）	
生活害虫（衣類、不快虫）	イガ・ヤスデ ユスリカ チョウバエ					○
木材害虫	シロアリ シバンムシ					○

なお、有機リン剤の一般的性状は、次のとおりである。

○性質…親油性、浸透性、酵素との作用性が高い。光、熱、酵素との作用性が大。

○殺虫力…接触毒、食毒、呼吸毒（ガス毒）と多様である。

○害虫に対する適用範囲が、きわめて広い。このことは、殺虫剤としては効果的で好ましいが、非標的昆虫への影響が少なくない。

有機リン剤の作用機構

有機リン系殺虫剤は、虫の神経機能阻害により、殺虫力を発揮するものである。それは、中枢神経系のコリン作動性シナプスにあるアセチルコリンエステラーゼ（AChE）の正常な働きを阻害するものである。

効力発揮には多少変わっていて、チオノ型やジチオノ型は、昆虫の体内でホスフェート型あるいはチオール型に活性変換され、それによって神経阻害作用をあらわす過程がある。

有機リン剤が、コリンエステラーゼに作用し、放出されたアセチルコリンが分解されないままにシナプス間隙に蓄積して、シナプス伝達を麻痺させて、死に至る。この過程を要約すると図7のとおりである。

以上が有機リン剤の作用機構の概要である。しかし、低毒性有機リン剤は、人畜では体内の代謝酵素によって速やかに分解されるのが特徴的である。有機リン系殺虫剤は、開発初期のものから今日のものでは、低毒性化が進み、安全性が一段と高くなっている。

代表的な有機リン系殺虫剤

有機リン系殺虫剤は、上記のような性状を有するもので、数多くの製剤が上市され、広く使用されている。この有機リン剤の中で、殺虫剤として、身近で使用されている代表的なものの概要は、次のとおりである。

なお、現在、使用されているのは、水稲、果樹、野菜、花き、樹木、家畜、魚類、生活の場など、広範囲にわたる。農業分野では、少なくとも23薬剤が知られている。

マラソン

マラソン（Malathion）は、マラチオンともいい、米国のACC社（現

BASF）が、1950年に開発した低毒性の有機リン系殺虫剤で、わが国では1953年に農薬登録がされた。その成分名は、ジメチルジカルベトキシエチルジチオホスフェートという。

ジチオ型の有機リン剤で、虫に対する選択性は高い。しかし、人畜に対する毒性は低く、ラットに対する急性経口毒性LD50値は1390mg/kg（♂）である。ウンカ・ヨコバイ類、アブラムシ類、アザミウマなど、吸汁性昆虫に優れた殺虫力を示す。また、毒性が低いことから、衛生害虫の防除剤として広く用いられていた。残留性は、ADIが0.02mg/kgであるが、分解性は高い。

過去に、小麦粉や小麦粉製品中に残留していて、残留農薬問題の端緒となった農薬である。なお、農業分野で使用されている主要な混合剤には、ラブサイドスミマラソンバッサ粉剤DL、マラバッサ乳剤、マラバッサ燻煙剤などがある。生活の場の問題虫対策のために用いられたものには、油剤、乳剤、粉剤などがあった。

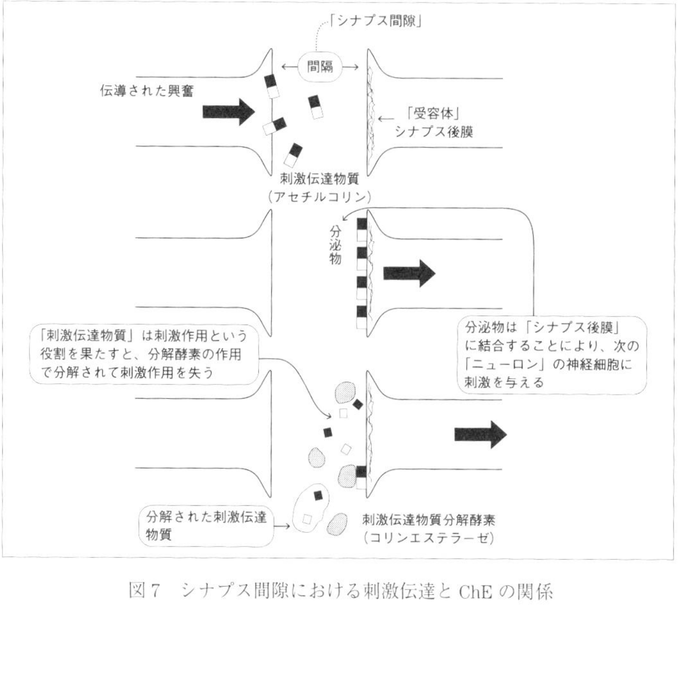

図7　シナプス間隙における刺激伝達とChEの関係

スミチオン

スミチオン（Sumithion）は、一般名をMEP、フェニトロチオン（Fenitrothion）といい、農業分野では前者が、防疫剤分野では後者が馴染まれている。

スミチオンは、住友化学（株）が開発したパラチオンに代わる有機リン系殺虫剤である。1961年に農薬登録され、1963年には防疫剤方面に登場し、今なお活躍している殺虫剤である。その呼称には、ガットサイドS、サッチューコートS、ガットキラー、スミパインなどがある。

これは、チオノ型に属するが、人畜毒性の低い代表的な有機リン系殺虫剤である。そのことから、水稲害虫の他、果樹、野菜、茶、防疫殺虫剤として、広く用いられている。

毒性は、ラットに対する急性経口毒性LD50値は800mg/kg、急性吸入毒性LC50値は>2210mg/m^2（4時間暴露）で、ADIは0.005mg/kgである。なお、スミチオンは高等動物の体内では、容易に脱メチル化されて解毒されるが、昆虫体内ではこの代謝が遅いことが知られている。

スミチオン製剤には、単独製剤もあるが、複合製剤が多く、スミチオンベルクート粉剤DL、スミチオンバッサMC、パーマチオン水和剤などがある。

また、防疫用殺虫剤には、油剤、粉剤、乳剤があり、単独製剤や混合製剤として、広く用いられている。このチオノ型の有機リン系殺虫剤には、フェンチオン、オフナック、ホキシム、レントレク、アベイトなど個性的な薬剤が多く、多用な場面で使用されている。

DDVP

DDVPは、一般名をジクロルボス（Dichlorvos）といい、1955年に米国のACC社がトリクロルホンの中の混在殺虫成分として発見した。DDVPは、デス、ホスビット、ラビックなどとも称され、代表的な商品にはバポナ、パナプレートがある。

これは、ホスフェート型に属し、殺虫力が強いが、残効性が短いという特徴を持つ。この特性を生かし、桑の害虫にも用いられた。

その毒性は、急性経口毒性LD50値がラットで80mg/kgと高く、急性吸入毒性LC50値がマウスで310mg/lであった。

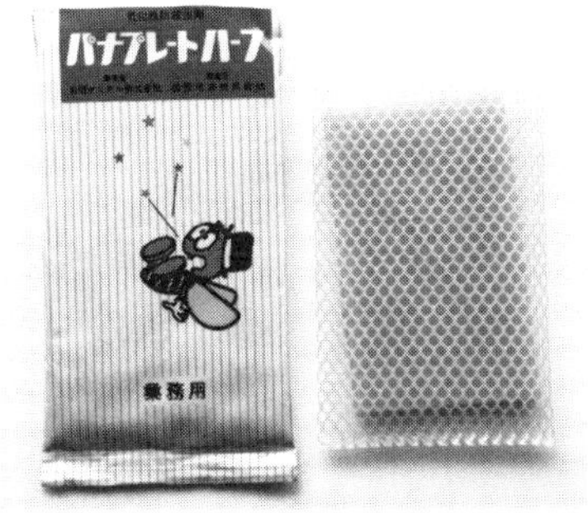

DDVPの代表的な製剤であるプレート剤。有効成分が自然に蒸散する便利な殺虫剤

本品の主要な製剤は、DDVP燻煙剤、樹脂蒸散剤（プレート剤）である。この用途は、農業倉庫や浄化槽など、広く用いられていた（写真）。殺虫性が高く、残留しにくい点は、他の有機リン剤にない特性で、類似品のない、優れた殺虫剤である。

サフロチン

サフロチン（Safrotin）は、一般名をプロペタンホス（Propetamphos）といい、1969年にスイスのサンド社が開発した、新しい型の有機リン系殺虫剤である。

その毒性は若干高く、急性経口毒性LD50値がラットで59.5mg/kg（♀）、119mg/kg（♂）である。しかし、殺虫力が高く、少量で効力を発揮し、残効性が高く、衛生害虫や家畜のダニ類の防除に期待された殺虫剤である。

他の殺虫剤のように、農薬として登録した後、防疫剤へと展開したものではなく、最初から衛生害虫用として登場した。問題のハエ、カおよびゴキブリ用として、現場に活用された製剤の用法・用量は、表8（次頁）のとおりである。

サフチロンは、単独製剤でもその有効性は高いが、混合製剤とすることで、その力価を著しく高めた。

以上、各構造型の代表的な有機リン系殺虫剤の概要を紹介したが、その適用範囲は極めて広い。なお、実用化されている代表的なリン系殺虫剤をまとめると、表9（次頁）のようになる。

今、この有機リン系殺虫剤の特性を生かし、欠けた部分はピレスロイド系殺虫剤で補う、化学的防除の仕組みの構築が求められている。

殺虫剤の安全性の担保とは

何を根拠にして殺虫剤の安全性を確認しているのか。その現状は以下

表８　衛生害虫用として登場した有機リン系殺虫剤であるサフロチン製剤の用法・用量

対象害虫＼製剤の種類		サフロチン乳剤	サフロチン・VP乳剤	サフロチン・VP油剤
ハエ・蚊成虫		直接噴霧：10倍液　適宜 残留噴霧： 10倍液　50mℓ／㎡	直接噴霧： 10～15倍液　適宜 残留噴霧： 10～15倍液　40mℓ／㎡	直接噴霧：適宜 残留噴霧：50mℓ／㎡ 煙　霧：２～３mℓ／㎡
幼虫	ウ　ジ （蛆）	200倍液　２ℓ／㎡ ゴミ処理場など： 400倍液　４ℓ／㎡	200倍液　２ℓ／㎡ ゴミ処理場など： 400倍液　４ℓ／㎡	
	ボウフラ	水量１トンにつき 30～50mℓ	水量１トンにつき 30～40mℓ	停滞水域５～10mℓ／㎡
ゴキブリなど		残留噴霧または塗布： 10倍液　50mℓ／㎡	残留噴霧または塗布： 10～15倍液　50mℓ／㎡	50mℓ／㎡

表９　わが国で使用された有機リン系殺ゴキブリ製剤と用法、用量および殺虫力

商　品　名	一　般　名	剤型と濃度	用法用量（㎡あたり）	殺虫力 （LD$_{50}$値）*
DDVP	ジクロルボス	油剤　0.3% 乳剤　５%	直接噴霧 10倍、直接噴霧	0.15～0.33
ダイアジノン	ダイアジノン	油剤　0.5% 乳剤　５% 粉剤　１% 水和剤　５%	そのまま、50mℓ ５～10倍、50mℓ そのまま、30ｇ ５～10倍、50mℓ	0.39～0.57
ディプテレックス	トリクロルホルン	油剤　0.5% 乳剤　10% 粉剤　１%	そのまま、30mℓ ５～10倍、50mℓ そのまま、50ｇ	15.1～1.90
ジブロム	ナレド	油剤　0.5% 乳剤　５%	そのまま、50mℓ ５～10倍、50mℓ	0.26
スミチオン	フェニトロチオン	油剤　１% 乳剤　10% 粉剤　1.5%	そのまま、50mℓ 10～20倍、50mℓ そのまま、20ｇ	0.25～0415
バイテックス	フェンチオン	油剤　0.5% 乳剤　５% 粉剤　１% 水和剤　５%	そのまま、50mℓ ５倍、50mℓ そのまま、30ｇ ５倍、50mℓ	0.33～0.411
ブロモホス	ブロモホス	乳剤　10%	５～10倍、50mℓ	
マラソン	マライトン	油剤　0.75% 乳剤　20% 粉剤　1.5%	そのまま、50mℓ 10～20倍、50mℓ そのまま、35ｇ	0.48～3.59
トヨチオン	ブロチオホス	乳剤　20%	20倍、50mℓ	1.5
バイゴン	プロボクスル	油剤　１%	そのまま、75～100mℓ	0.39
ザーテル	クロルピリホスメチル	乳剤　10%	10倍、25～50mℓ	0.245
○エクスミン	ペルメトリン	水性乳剤　５%	10～20倍、50mℓ	0.64
○スミスリン	フェノトリン	水性乳剤　10%	５～10倍、50mℓ	0.89

＊チャバネゴキブリに対するLD$_{50}$値
○ピレスロイド系殺虫剤

の通りである。

殺虫剤の適合性については、原体の登録の時点で各種の試験が実施され、適否の評価が得られる。その評価の項目は、おおよそ次の通りである。

○動物体内運命試験

これは、薬剤の体内での吸収、分布、代謝および排せつなどの挙動を確認する試験である。

○植物体内運命試験

これは、主要な農作物を用いて、上記と同様な確認を行う試験である。

○土壌中運命試験

○水中運命試験

○一般薬理試験

○毒性試験

急性毒性試験（経口／経皮／吸入を数種の動物を用いて実施する）、亜急性毒性試験（90日から6カ月）、慢性毒性試験（1年から2年）、発がん性試験、生殖発生毒性試験、遺伝毒性試験などが実施され、問題のないことを確認する。

以上のような試験を行い、原体の安全性が確認された上で、製剤化へと発展する。また、製剤化されたものは、さらに製剤での毒性が試験され、問題のないものが製品として登場する。

なお、製品化された殺虫剤を実際に使用する時の薬量レベルは、医薬品と異なり、人に問題の起こり得ない「無毒性量」以下で、正しく用法・用量を守って使用する限り、問題が起こることは考えられない。

しかし、殺虫剤は生理活性を持つ化学物質であるので、量域を超えた高濃度での被毒により生体への影響が考えられる。その量的関係を要約すると図8（次頁）の通りである。

殺虫剤は、以上のように法的な安全性への対応が図られている。安全性の確認は、そのときの科学的水準で評価される。

殺虫剤の製剤の種類

殺虫剤は、有効成分の原体をそのままの形で使用するのではなく、これを目的に沿った製剤に加工、製剤化して使用される（写真、次頁）製

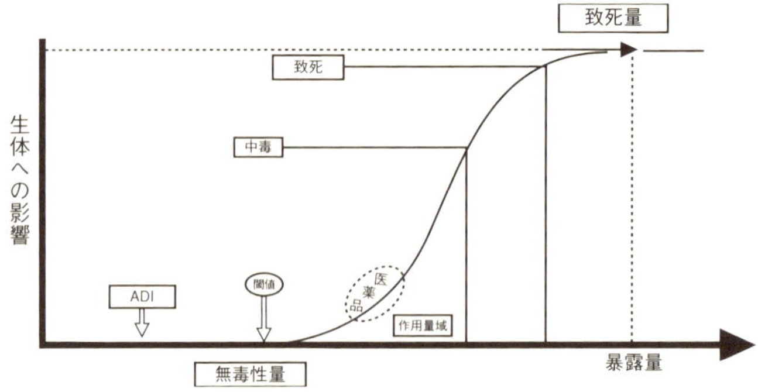

図８　化学物質などの暴露量と生体への影響

剤化の目的は、殺虫剤の能力をより効率的に発揮されるためと、人や対象物に対し安全・安心に使用することができるようにするためである。

製剤化の条件

製剤化に際し、医薬品、医薬部外品が具備すべき必須条件は、次の通りである。

○安全性が高いこと
○取り扱いが簡便で、清潔感の高いこと
○主成分の濃度は、目的害虫を殺滅するための最低必要濃度とし、不必要な高濃度にしないこと
○製品形態は、小型で内容量も少量であること
○効果は、即効的で残留性が少ないこと
○誤飲誤食に対する考慮が十分になされていること

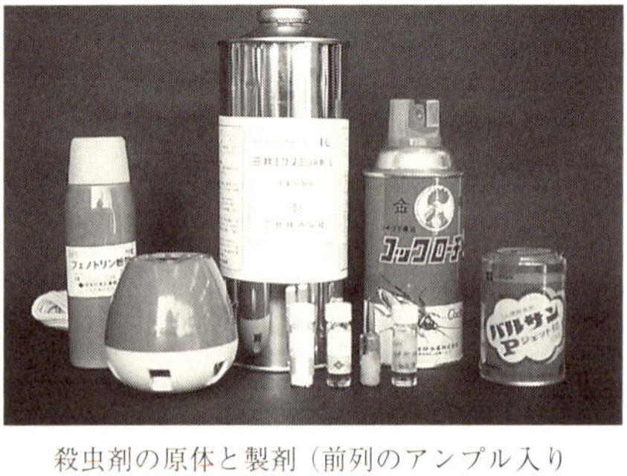

殺虫剤の原体と製剤（前列のアンプル入りが原体）

以上であるが、製剤形体は原体の物理的・化学的性

状や生理活性などを考慮し、選択される。

基本的な製剤

殺虫製剤は、以上の条件を考慮して製品化されるが、基本的に固形製剤と液性製剤に大別される。その代表的な組成は、次の通りである。

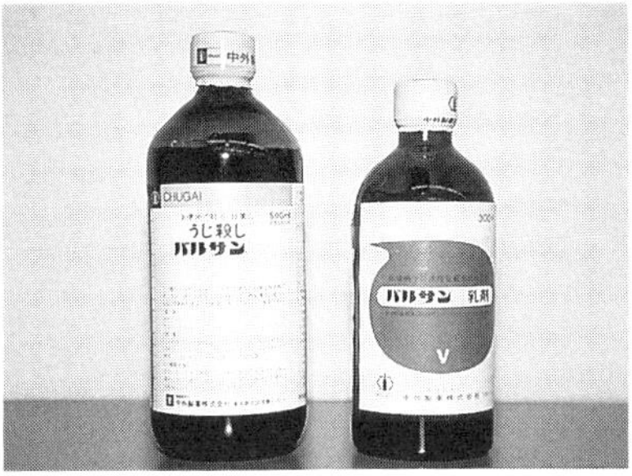

殺虫剤の代表的な剤型の乳剤

乳剤（emulsion）

乳剤には、製剤化に際して守るべき規定がある。その概要は次の通りである（写真）。

○乳剤は、通例、医薬品に適当な乳化剤および溶剤または水を加えて全質均等な液状に製した、用時水で乳化させて用いる製剤である。本剤には、必要に応じて補助剤または香料などを加えることができる。

○本剤は、別に規定するもののほか、重量百分率（w/w%）にて製する。

○乳化剤、溶剤、補助剤または香料などは、効力または試験に支障をきたすものであってはならない。

○本剤は、別に規定するもののほか、次の乳化性および乳化安定性試験法に適合する。ここでは、この試験法については省略する。

○気密容器に保存する

以上が乳剤を作るための規定で、この条件を満たさないと製品とはならない。なお、この乳剤の構成は表10（次頁）の通りである。これを水で希釈し散布する。例えば、オフナック10%乳剤であれば、ハエ、カ成虫には10倍希釈で、噴霧器により生息場所$1m^2$当たり50mlを散布する。ハエ成虫には、300～500倍希釈で、生息場に1～2Lを散布する。

油剤（solution）

油剤にも製剤に関する規定があるが、その構成は表11（次頁）の通りである。本剤は、そのまま用いる製剤である。この用法･用量は、ハエ、カ成虫に対して直接噴霧で、量の決まりがない。ただし、煙霧の場合は1m^{2}当たり3mlとなっている。

粉剤（dust）

粉剤にも製剤に関する規定があるが、その構成は表12の通りである。この製剤は、そのまま用いるもので、その用法・用量は、ハエ、カ成虫に対して1m^{2}当たり10g、ハエ幼虫に35g、カ幼虫に7g、ゴキブリに20gとなっている。

その他の製剤

主要な製剤は、以上の通りであるが、時代の要求もあって、徐放性製剤や放出制御剤などが開発された。そのひとつに、懸濁剤やマイクロカプセル剤（MC剤）などがある。

殺虫剤の製剤形体は､薬剤の使用場面での効率を考慮した所産である。したがって、その時代の求めているものに大きく影響される。ある時期には、防除効果を高めるため、薬剤の付着性や到達性が求められた。今日では環境汚染を考慮して、漂流飛散（ドリフト）を抑える製剤が求められている。

製剤化の役割

殺虫剤の剤型は、殺虫剤の施用、散布時に、目的とする対象物に効率的に到達させる

表10　乳剤の構成

- 有効成分…5 ～ 10w/w%
- 溶剤･･･キシレン、灯油、ソルベントナフサ、メチルナフタレン等
- 補助剤
  - 乳化剤…アニオン系界面活性剤、ノニオン系界面活性剤、またはそれらの併用
  - 安定剤
  - 香料

表11　油剤の構成

- 有効成分…0.3 ～ 2.0w/w%
- 溶剤･･･灯油（白灯油、殺虫灯油、煙霧灯油、無臭灯油等）
- 補助剤･･･崩壊剤、安定剤、香料

表12　粉剤の構成

- 有効成分…0.3 ～ 2.0w/w%
- 溶剤･･･クレー類（ピロフィライト系、カオリライト系）、タルク、ジークライト、ケイソウ土等
- 補助剤･･･滑択剤（ステアソン酸塩、パラフィン）、安定剤、香料

ことに大きく関与し、ことに殺虫剤の効力発現を妨げる環境抵抗を和らげる役割を果たしている。また、殺虫剤を効率的に使用するには、適切な器具が不可欠である。剤型と防除機器は、殺虫剤の効力発現に密接な関係がある。その過程は「施用機作」と表現されている。

害虫防除のための施用方法には、散布、煙霧、燻蒸、燻煙、塗布、充てん、注入、浸漬、滴下、挿入などがある。また、これらの方法には、それぞれに適した器具と剤型がある。原体の物理的・化学的性質は、製剤技術によって適切に調整され、特性が活かされている。

乳剤の界面活性剤などは、昆虫の表皮などに親和性を持たせ、有効成分の体内到達に寄与している。

剤型は、昆虫の性質や発育段階によって、適切に使い分けると、目的とする効果を高めることに関与する。剤型の持つ固有の機能を活用することで、今日的な化学防除の構築が可能となる。

殺虫製剤の変遷

殺虫剤は、乳剤を代表とする液性製剤と粉剤を基本とする固体製剤がある。これらは、それぞれ製剤特性を持つもので、対象種や適用場所によって使い分けなければならない。

身近な殺虫剤のうち、液性製剤が最も使いやすい製剤で、広く用いられてきた。この今日に至るまでの経緯を見ると、当初の「液剤」から、生活環境の変化によって、今日では「エアゾール剤」へと姿を変えた（図9、次頁）。しかし、清潔志向が高まる中、環境の「ドライ化」へと向かい、有効成分以外の夾雑物を含まない製剤が求められるようになった。その具体的な製剤が「揮発性製剤」で、プレート剤や防虫剤などがある。その動向は、図10（次頁）の省液化に伴う施用法の変化に示す通りである。

エアゾール製剤については、空間噴霧から特定された場所への「注入」に期待が寄せられている。それは、調査に基づいた、害虫防除の考え方が普及しつつあるからである。固形製剤は、粉剤が粒剤となり、無液性というカテゴリーの中で、今日では「ベイト剤」の設置へと発展している。

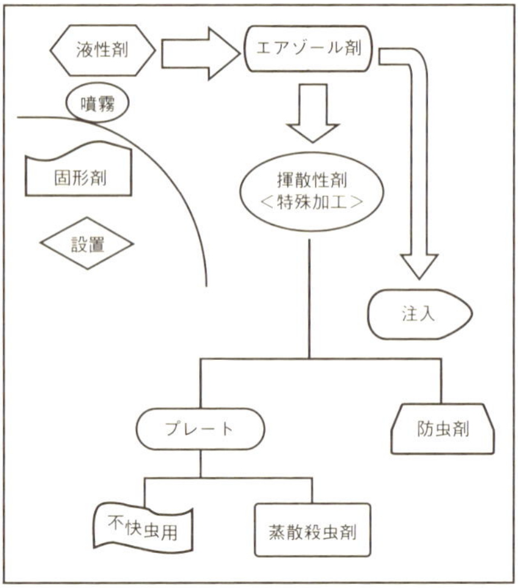

図 9　殺虫剤の省液化に伴う施用法の変化

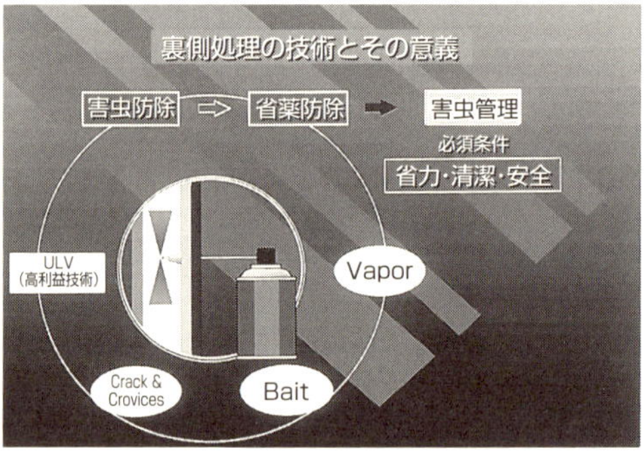

図 10　害虫防除の変遷と処理法

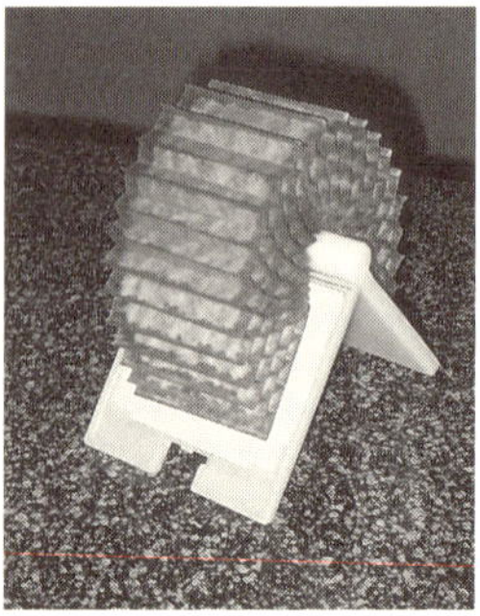

害虫防除の変遷と処理法

殺虫剤を上手に使うために

殺虫剤による化学的防除は、総合的害虫管理（IPM;Integrated Pest Management）を支える四本柱のひとつとして重要な手法である。

殺虫剤を使う際に大切なことは、殺虫剤の性質を正しく認識し、それが持つ能力を有効に活用する手法を構築することである。この手法は「施用技術」と称されるものであるが、簡潔に言うと「適剤・適所・適確な処理をすること」である。

そのためには、製造する製品について熟知しておくこと、問題になる混入異物の虫に関する知識が必要不可欠である。適切な施用技術は、現場から生み出されるものである。なお、これを具現化するためには、次の2つのことをよく整理しておくべきである。

製造工程

食品等の製造の場は、作業の性質から区分すると、施用方法が「汚染作業区域」と「非汚染作業区域」に大別され、維持すべき管理基準がそれぞれに決められている。また、作業内容は図11に示すように「A保管工程」「B加工工程」「C包装工程」に大別され、それぞれについて衛生管理のための必須条件が示されている。

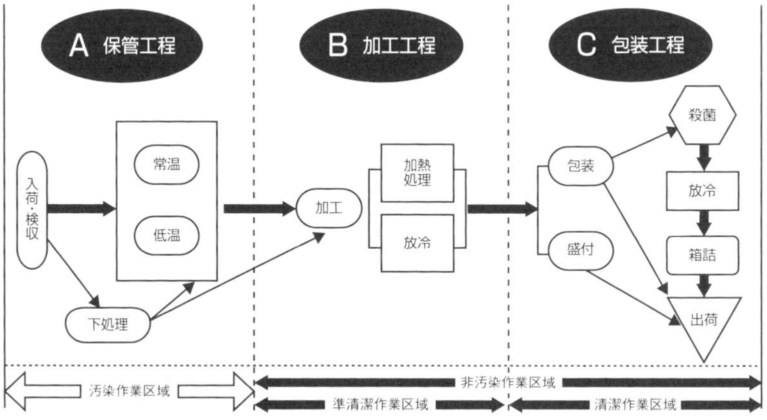

図11　製造工程の作業区分の概要

このような「枠組み」の中で、自由生活者である混入異物の虫の関わり方を整理すると明確になる。塗布、貼付、注入など、その手法は多様である。

ここにおける問題虫は、施設の立地条件や工程の性質によって、密度や種類に違いがある。これは製品によっても異なるので、それぞれ現場で確認する必要がある。

以上のことは、必要なことでありながらほとんんど実施されていない。また、実施していたとしても分析・評価がなされていないのが現状である。

工場の虫事情

製造施設の虫事情は、取扱い製品によって異なり、多様性に富む。直接的な参考にはならないが、過去の調査例をまとめると表13の通りである。

この調査例は、いずれも施設の工程内での調査であり、捕獲方法も限られているので、現場の状況を十分に反映するものではない。しかし、施設間の違いをある程度は示している。

捕獲された昆虫は、いずれも微害の虫であって、少量の餌で十分に発育が可能である。それだけに根絶が難しい種類でもある。ユスリカやチョウバエの存在は、施設内あるいは周辺に水回りや水系があることを示すものである。また、チャタテムシの存在は、作業環境に問題があることをうかがわせるものである。

このような施設の虫事情は、施設固有の虫管理システムの構築を必要

表13　製造施設で多数捕獲された昆虫類

順位	食品工場	医薬品工場	その他
1	チョウバエ	チャタテムシ	ユスリカ
2	チャタテムシ	ユスリカ	チョウバエ
3	ユスリカ	チョウバエ	ノミバエ
4	ショウジョウバエ	クロバネキノコバエ	クロバネキノコバエ
5	ノミバエ	シミ	チャタテムシ
6	キノコバエ	ノミバエ	ゴキブリ
7	ゴキブリ	クモ類	コオロギ
8	シバンムシ	ゴミムシ	アリ

としていることを示している。今日、改めて現場を見直し、所属不明の微害の虫を「防除の対象」として明確に位置づけ、殺虫剤を有効に活用する管理方法を確立することが必要である。

どのような殺虫剤が必要なのか

殺虫剤については、ここからは視点を変えて、微害虫への施設の対応を考え、ピレスロイド系殺虫剤と、これによる飛翔性昆虫対策の事例について解説する。

殺虫剤を選ぶ条件にはいくつかの項目が挙げられるが、最も必要なこととして、以下の項目が挙げられる。

作用機構の明確性

殺虫剤の種類は多く、その分類は化学的性状、法的背景あるいは作用機構などによって類別される。そのうち、殺虫剤を実際に使うことを考えた場合には、その物質の作用機構を基準にすると理解しやすい。

殺虫剤の作用機構、効力発現のしかたには、消化中毒、接触毒、浸透性吸収毒および呼吸毒作用がある。このうち最も多いのが、次の２つである。

消化中毒剤（Stomach poison）

薬剤が昆虫の口器から消化管内に入り、中毒作用を発揮する。口器が咀しゃく型や舐食型の虫に用いられる。この投与方法は、昆虫の餌になる材料に散布または湿布する。また、毒餌としたり、昆虫の通路に処理して脚や触覚などに付着させ、これを口器で清掃する際に侵入させる。

接触毒剤（Contact insecticide）

薬剤が昆虫の体表面に接触して、経皮的、経気門的に体内に侵入し、中毒作用を発揮する。この場合､直接的接触によるものと､処理面に残ったものに接触し、中毒死するものがある。

多くの殺虫剤は、消化中毒機能と接触中毒機能を併せ持っている。作用機構が明確な場合は、殺虫剤の効率的な使用や管理がしやすい。

安全性

殺虫剤は、生理活性の高い化学物質であるが、可能な限り人畜に対して毒性が低い、安全性が高い化学物として準備されたものである。その安全性は、急性毒性、長期毒性、アレルギー性および刺激性、変異原性および魚毒性の試験が行われ、明確にされている。

以上が、殺虫剤を選ぶ際に必要な判断基準である。これらを満たす殺虫剤のひとつとしてピレスロイド剤が挙げられる。

環境にやさしいピレスロイド剤

ピレスロイド剤は、天然ピレスロイドから誘導され、家庭用殺虫剤として繁用されている。ピレスロイドは温血動物に対する毒性が低く、殺虫スペクトルが広いことから、農業用殺虫剤として着目され、広く使用されている。

ピレスロイドの特徴

ピレスロイドは一般に毒性が低く、接触毒および食毒で、即効性に富み、その用途が広い。またその作用点は神経系にあり、従来の有機リン剤と大きく異なる。そのため有機リン剤に対する抵抗性を持つ害虫に対して優れた殺虫力を発揮する。また神経系に作用するため、被毒虫が“フラッシュ・アウト”する特性も見られる。

ピレスロイド発達の歴史

ピレスロイドは、シロバナムシヨケギクの花に含まれる殺虫成分として発見された。1953年に合成ピレスロイドの「ピナミン」が開発された。1974年には「ピナミン・ホルテ」、1988年には「ETOC」、2004年には「SumiOne」への道をたどった。

それは、エアゾール剤などの低毒・速効・致死力の向上を求めた所産であった。また蚊取り線香などでは有効成分の揮散を「火力」に依存したのを低温揮散へ、さらには常温で「風」にエネルギーを求めたものである。

また低毒化を目指した合成ピレスロイドの開発過程において、ピレスロイド様殺虫剤の「エトフェンプロックス」が登場した。

エトフェンプロックスによる飛翔虫管理

エトフェンプロックスの構造

エトフェンプロックス（Etofenprox）は、ピレスロイド様殺虫剤で、その毒性は非常に低い。急性毒性は、急性経口LD50値が、マウス（♂、♀）>100000mg/kg、ラット（♂、♀）>40000mg/kgである。

エトフェンプロックスの特徴

エトフェンプロックスは炭素、水素、酸素だけから成る化学物であることから、最終的には炭酸ガスと水に分解する。そのため、環境に与える影響が極めて少ない。下記のような特徴が挙げられる。

①害虫に対して静かに、かつ確実に効果を示す
②抵抗性のイエバエにも卓越した効力がある
③人畜に対して安全性の高い「普通物」である
④魚類に対して低毒性なので、水域でも使用できる

また、化学物質の審査および製造等の規制に関する法律（化審法）によって、既存化学物質として登録されている。なお、エトフェンプロックスの製品としては「レナトップ乳剤」(医薬部外品)、「スパレン乳剤」(動物用医薬品)、不快害虫駆除剤およびシロアリ駆除剤がある。

難防除ハエ対策のプログラム

低毒性のエトフェンプロックスは、安全性の高い殺虫剤を必要とする畜舎に適切と考えられ、全国の数施設で実地試験が行われた。

畜舎の中でも、鶏舎では飛翔性昆虫のイエバエが多発し、問題であった。イエバエは衛生害虫として位置づけられているが、鶏舎内の鶏には実害のない昆虫である。食品工場の異物混入の虫と同様に微害の虫である。しかしこのハエが隣接する一般住宅や施設に迷入すると、公害昆虫として防除の必要がある。

今日、大規模な鶏舎は、市街地や居住区からはかなり離れた遠隔地にあって、実害が起こることはほとんどない。このような状況下にあっても、ハエ防除は一般的衛生管理の一環として実施されている。

問題のハエの発生源は鶏ふんであって、鶏と共存状態にある。この関

係は発生量の多少はあるが、食品工場の施設内発生虫と類似している。

鶏舎のハエ対策は、当初は計画的なものがなかったが、エトフェンプロックスの開発実験を進める中で表14に示す年間計画ができ、運用が始まり、問題のないレベルの維持に成功した。

ハエの発生状況を確認し、それに基づいて成虫対策･幼虫対策の方法、その他の処置および実施時期をスケジュール化した。必要最小限の殺虫剤を用い、調査を続けつつ、処理の回数を少なくした。

食品工場の自由生活者としての異物の虫の対策も、代表的飛翔昆虫であるハエの例を“叩き台”にして試行するとよい。

表14　鶏畜舎におけるハエ防除の年間計画（平成4年4月策定）

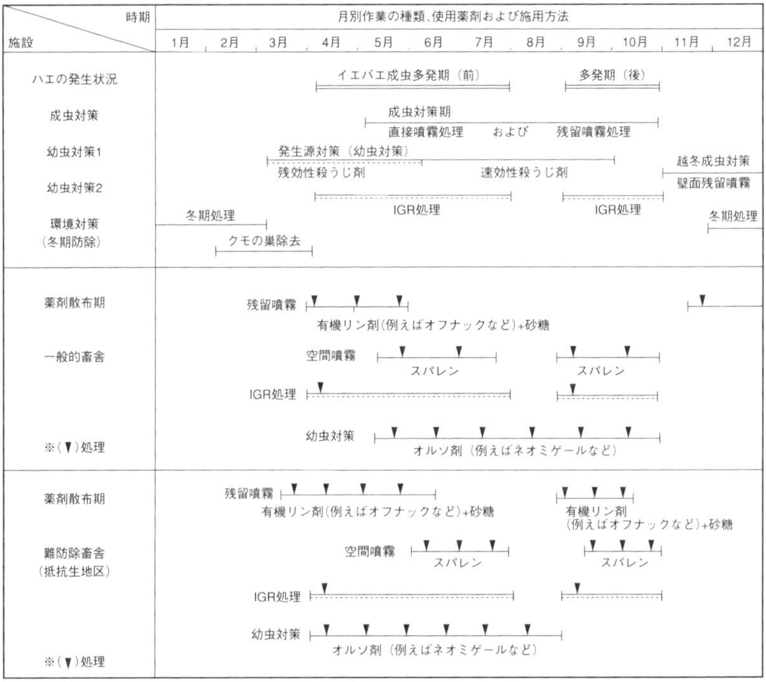

問題虫のメイガ

この虫の生活パターンは、少なくとも年に3回の発生を繰り返す。その成長速度は、環境温度が大きく関係するが、その詳細な季節的消長が明らかになったのは、それほど古いことではない。

わが国におけるノシメマダラメイガの季節的消長が明確にされたのは、1970年のことで、吉田敏治先生が「食衛誌」(Vol. 11、臨時増刊)において紹介した。

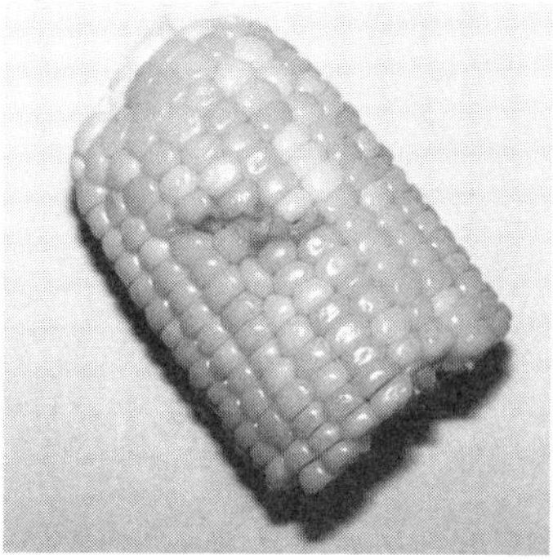

メイガが混入していた輸入トウモロコシ。茶色に変色した部分に、メイガの幼虫があった（異物の虫）

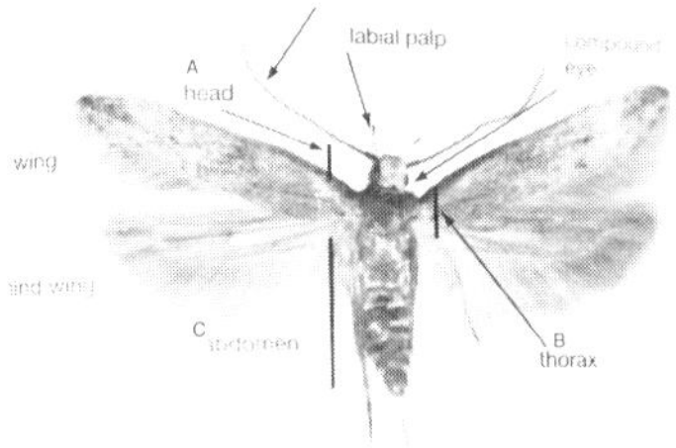

家庭を脅かした「ガ」のモデル

この虫は、当時から菓子類の最大害虫で、その食性は広く、家庭内で見かける最も普通の「ガ」の一種である（写真)。一般家庭では、食品害虫というよりも、生活の場の「不快虫」である。それが、いつの間にか、混入異物の虫として意識されてしまった。

このところ多発した、本種による混入異物のクレームの多くは、家庭内での発生が原因であった。したがって、生活の場での退治が必要な虫である。この虫は、貯蔵食品を発生源としており、よく知られている仲間として、コナマダラメイガ（スジマダラメイガ)、スジコナマダラメイガ、ツヅリガ（イッテンコクガ)、バクガなどが挙げられる。

これらの成虫の外部形態は、モデル図で示す通りで、A頭部、B胸部、C胴部、前翅（wing)、後翅（hind wing）から成っている。

食品類を加害するのは幼虫期であるが、一般の人たちが家庭で気にするのは、ほとんど成虫である。成虫の出現を見て、幼虫に気づく場合が多い。したがって、この虫は、一般家庭では、不快虫あるいは生活害虫と認識され、位置づけられている。

貯蔵食品害虫の防除は、食品の流通過程における「残留伝播」や「交差伝播」を念頭に置くことが不可欠である。その防除法を大別すると、次の通りである。

1 清掃

2 温度管理

①低温貯蔵、②高温処理、③乾燥

3 包装条件管理

4 CA 貯蔵

貯蔵施設の空気を人為的に変えて貯蔵する方法で、英語で Controlled Atmosphere Storage と称されるものである

5 殺虫剤処理

以上の5つの方法がある。以下、殺虫剤による方法について述べる。

殺虫剤による化学的防除

殺虫剤によるメイガ類の化学的防除は、その対象虫の周年経過に基づき計画することが大切である。その概要は図4（185頁）に示す通りである。成虫時代は図中の3、4および5で示す3月下旬～4月中旬の第1回のピーク、5月下旬～6月中旬の第2回のピーク、7月下旬～8月中旬の第3回のピークがある。成虫対策をとる場合は、各ピークの当初の初期防除が不可欠である。

幼虫時代､喰害時期は表中のR､SおよびTで示す4月中旬からの期間、6月中旬からの期間、8月中旬からの期間の3つの期間帯がある。この期間は、幼虫が食品中で生活するので、化学的防除にはかなりの制約がある。また、年内の9月下旬から翌年の2月上旬頃までの繭内幼虫期があって、これへの対応も考慮が必要である。

これらの習性を考慮し、製造施設、流通施設、一般家庭の場などの方法を確立する必要がある。ここからは､「一般家庭」を中心に、殺虫剤の具体的例を述べる。

家庭での殺虫剤散布

自宅の居間、書庫、押し入れ、台所の付近において、メイガ類の成虫の飛翔を見かけたら、どのように対応すべきか。

その手順

メイガの成虫は、人を直接的に加害することはなく、「衛生害虫」ではない。また、この虫が、菓子や乾燥食品に著しい経済的な被害をもたらすほどの食害事故を起こすことはきわめて稀であるが、放置はできない。

家庭内で、このような虫を発生させないためには、まず表14（前々頁）に示したように、冬期の虫が活発に動かない時期に「整理・整頓」を行い、虫の住めない環境作りをすることである。また、虫の最初の活動を見る前に、室内に「埃」を溜めない、こまめな清掃をすることである。

それでも、成虫の発生を見た場合には、これは「不快虫」として位置づけて、不快虫用殺虫剤もしくは家庭用殺虫剤のピレスロイドを主成分とする「エアゾール」剤を用いた「直接噴霧」による駆除を実施する。

ただし、「発生源」がはっきりしない場合には、これだけでは完全防除が難しい。このような場合には、家庭用の「燻煙剤」を使用するとよい。例えば、ゴキブリ駆除用の「バルサン」や「アースレッド」などが便利である。これは、室内の発見できない発生源の幼虫対策にも効果を発揮する。

その他の成虫対策としては、家屋内の成虫の発生が目立つ窓際などに、「サフロチン乳剤」の10倍希釈液を1m^{2}当たり50ml塗布する。この方法は、「残留塗布」と称されるが、塗布面に成虫が接触し、致死させる。また、幼虫が潜入した部分に付着した場合、接触毒として効果を発揮する。この製品としては、「サフロチン・VP乳剤」や「油剤」などがあり、その効果は期待されている。

殺虫剤の使用上の注意

殺虫剤による「虫」の管理は、一般家庭であっても、その取り扱いには計画性が必要である。

この基本は、図12（次頁）の「殺虫剤による害虫管理の方法について」

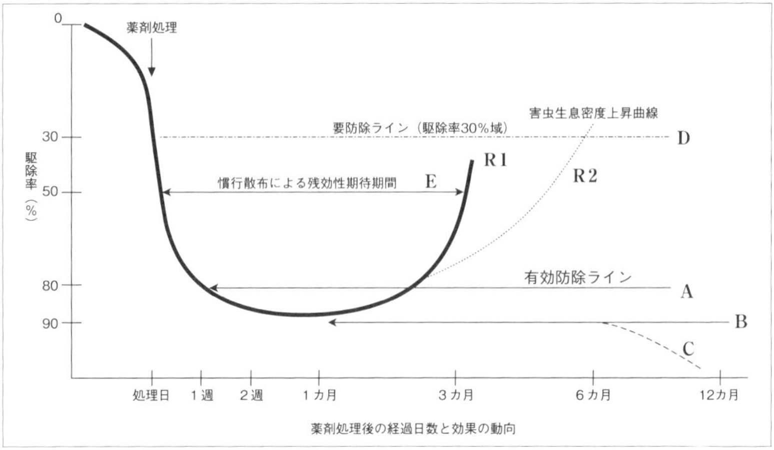

図 12　殺虫剤による害虫管理の方法について

に示す通りである。殺虫剤には、それぞれ特性があって、その有効期間や用法・用量がある。これを上手に使うためには、工夫が必要である。

殺虫剤を使用する場合には、問題虫がどのレベルに達した時点で使用するのか。どのレベルの駆除効果を求めるのか、要防除ライン「D」を設定する。また、残効性をどの期間とするのか、「E」の設定が必要である。それ以上に大切なことは、有効防除ラインを「A」とするのか、「B」とするのか、あるいは「C」を求めるのか、その目標を明確にすることである。

これが、製造施設や流通倉庫などにあっては、きわめて重要な設計である。

法の中の防虫・防そ

食品に関わる「害虫防除」については、「食用に供するものは、採取、保管および輸送に当たっては、そ族、昆虫、化学物質、異物、微生物等による汚染防止を図ることである」とされている。この中で、殺虫剤による防除を行うことには、科学的論拠に基づいた、新たな手法が必要とされている。

食品中のメイガ防除法として、ある時期、新しく普及に移せる見込みの農業技術として「コクゾール」についての調査が進められた。また、除虫菊乳剤およびピレトリン乳剤が、「有機JAS」に使用可能な農薬として挙げられた。

これらは一般家庭で展開可能な技術ではある。製造施設における「食品害虫」の防除は、いまひとつ研究が必要である。ヒート・トリートメント・システムを軸とした「食品害虫のIPM」の時代の到来といえる。

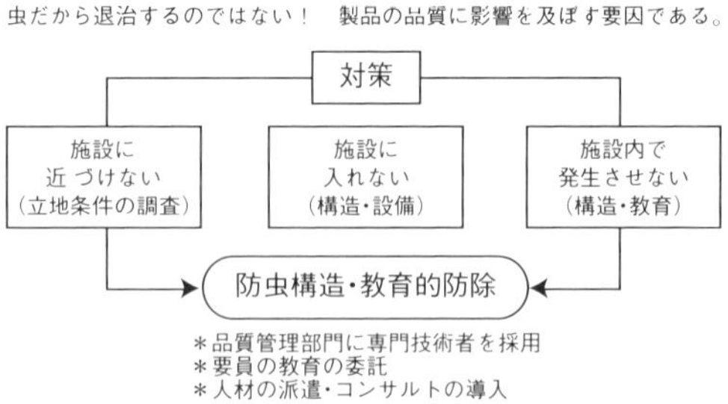

虫だから退治するのではない！　製品の品質に影響を及ぼす要因である。
対策
施設に
近づけない
（立地条件の調査）
施設に
入れない
（構造・設備）
施設内で
発生させない
（構造・教育）
防虫構造・教育的防除
＊品質管理部門に専門技術者を採用
＊要員の教育の委託
＊人材の派遣・コンサルトの導入

図 13　異物混入の虫対策

異物混入の虫対策の基本

食品類製造関連施設等では「食品等事業者が実施すべき管理運営基準に関する指針（ガイドライン）について」（平成 16 年 2 月 27 日、食安発第 0227012 号）の通知に基づき、何らかの対策を取っている。

しかし、本当に必要な「異物混入の虫対策」は、図 13 に整理した手法の徹底である。冒頭に述べた通り、セミナーへの参加者が品質管理責任者で占められている現状から、多くの食品工場で「虫だから退治するのではない！製品の品質に影響を及ぼす要因である」という考え方が定着したと思われる。問題は、次の基本的手法に対する認識の程度や運用の在り方が着実になされているか否かである。現場では以下の 3 つの事柄を徹底してほしい。

1）近づけない

2）入れない

3）発生させない

このことを現場へ浸透させるには、教育と訓練に頼らざるを得ない。これを無理なく推進するには、次の 3 つのステップを継続的に行うことが大切である。

まず 1 年目は、先輩から“習う”ことである。2 年目は、習ったことに“慣れる”こと（習熟すること）で、3 年目は後輩に“教える”ことである。この反復で、現場における基礎が確実にできあがる。これが、自主管理の第一歩である（12 章「従業員の教育と訓練」に詳述する）。

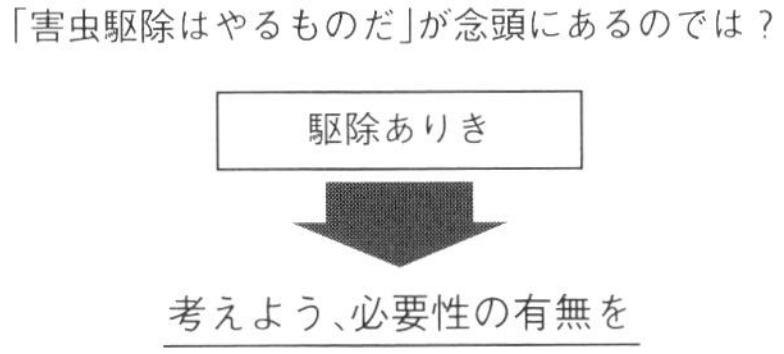

図 14　今日の問題の原点は…?

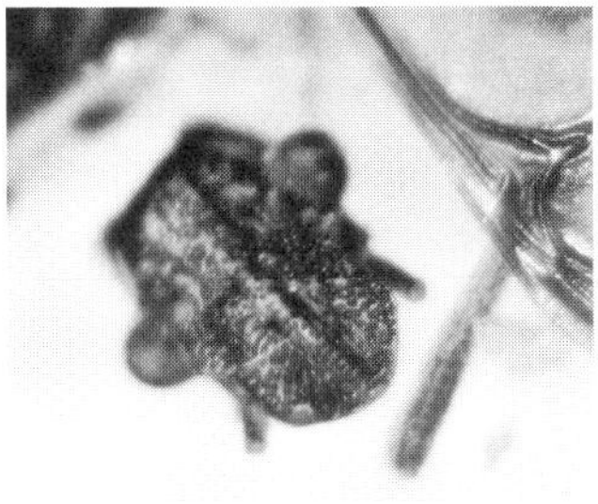

食材に混入した果物の虫「カメムシ」

また、「虫」の自主管理を確かに進める上で大切なことは、今の害虫駆除作業が“やるものだ”あるいは“駆除ありき”ということを念頭に始まったのではないか、と考えることである（図 14）。現在、実施している作業の必要性の有無を見直しをする必要がある。

近づけない方法

虫の迷入を防ぐには、まず虫を施設に近づけないことが大切な手法である。そのために、立地条件の調査の必要性がいわれている。立地条件の調査というと、一般的に工場施設の敷地外を考えるが、敷地内も視野に入れる必要がある。

工場は、環境の保全や周辺の生活環境との調和を考え、緑化が不可欠となっている。「植栽」と称される緑地は、若干の違いがあるものの、少なくとも工場の敷地面積の 20％を占めると考えて差し支えない。緑地の構成は、高木、中木、低木の比率が決まっており、中木や低木の占める割合が高い（図 15）。

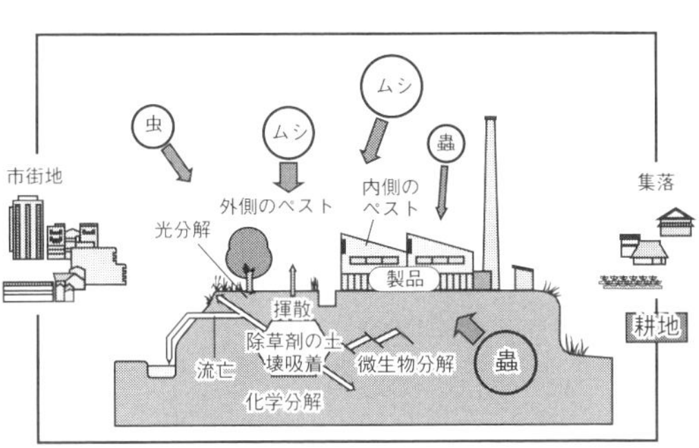

図 15　工場環境の虫事情

この芝地を含む植栽は、工場敷地内に自然らしさを残す部分であるが、管理の適否では病虫害が発生する。植栽に発生する昆虫類は、移動分散の長短はあるが、施設内への機会的迷入の可能性を持っている。また、場合によっては、昆虫類の潜伏場所ともなり得る。

植栽は、工場施設の景観・美観を演出するものであって、計画的な管理が欠かせない。虫害に侵された植栽は、製品のイメージを損なうことになる。

植栽の樹種には、スズカケ、カイズカイブキ、キンモクセイ、モクレン、サクラ、アオキ、サツキ、ユキヤナギなどがよく見られる。この植栽は、意図的ではないにしても、異物混入の虫対策の考え方の柱のひとつ「近づけない」に反する存在である。

必要なことは、植栽の存在の是非を論じることではなく、植栽管理の手順と責任の所在を明確化することである。多くの場合、施設内の虫管理と外周域の虫管理は別である。今日の社会的な要求である「環境配慮」を視野に入れ、一元化を確実に行う必要がある。

植栽の問題虫

食品工場にあっては、工程内での虫管理も大切であるが、迷入する可能性がある施設周辺の虫管理も欠かせない。特に、付帯場所の植栽の虫管理が必要である。その対策となる主要な要素について整理すると、次の通りである。

サクラと問題虫

サクラは、工場や公共施設に多い樹種であるが、単一植栽という植え方をするため、病害虫の被害を受けやすい（写真、次頁）。虫の種類によっては、葉を丸坊主にしたり、幼虫が蛹化や越冬などのために移動したりするため、景観を損ねることがある。

主要な害虫には、葉を食害するモンシロシャチホコがある。また、樹幹を加害するコスカシバも枯死を起こす問題種である。成虫の「ガ」なども、灯火に飛来するため厄介である。

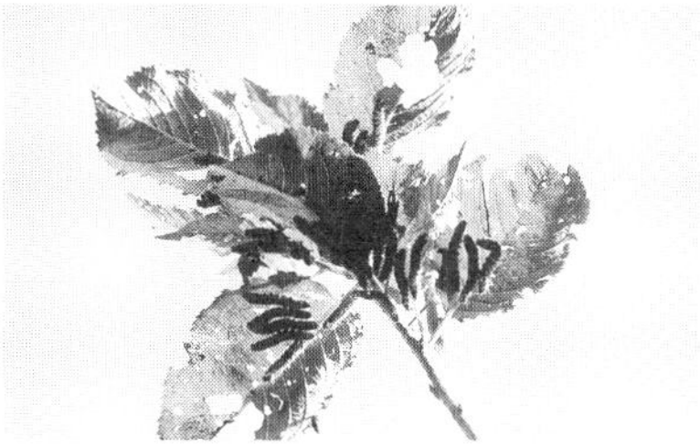

食葉性の害虫でサクラへの加害者
である

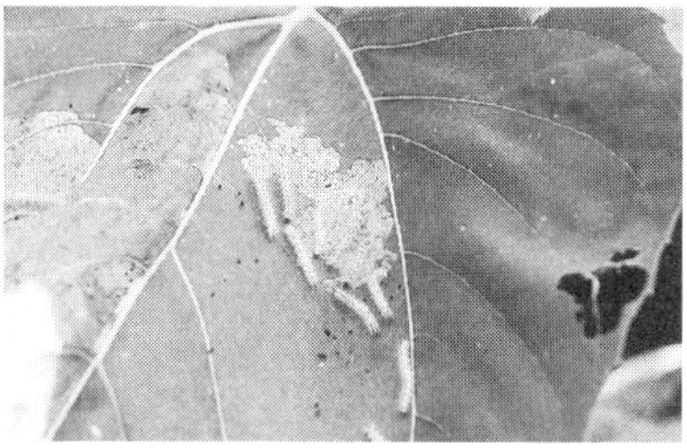

多犯性食葉虫で、植栽に多発する
「アメリカシロヒトリ」

スズカケと問題虫

スズカケは、落葉高木で街路樹としてよく植えられており、工場や公共の場などにも多い。多発する虫で、最もよく知られているのがアメリカシロヒトリで、大発生した幼虫により葉が大被害を受ける。幼虫が移動する際には、地上に降ったり、越冬のため移動し、地上や樹皮の間隙などに潜入する（写真）。越冬のため、倉庫内に侵入し、製品に潜入・付着し、クレームになった例もある。

その他、オオミノガやアオイラガなどの「りん翅目」の害虫がいて、成虫が灯火などに飛来する。また、ドウガネブイブイも多発し、灯火への飛来を見る。注意を要する虫は、越冬時に周辺に移動し、土中や構造物の間隙に潜入する種類と成虫が灯火に飛来する種類である。

話題性のあるアメリカシロヒトリやサクラの害虫であるモンシロシャチホコの食害期を要約すると、図 16（次頁）の通りである。この問題期を考慮して防除計画を立てると良い。

この場合、発生時期の前半は、薬剤を用いない機械的・物理的方法での対応が可能であるが､ピーク時には薬剤による応急処置が必要である。

工場施設における虫事情は、以上の通り外周にも問題があるので、虫の一元的な管理が必要である。

異物の虫の一元的管理の手順

異物の虫対策は、自主管理が基本である。そのためには、施設の問題種を中心にして教育を行い、問題種対応のマニュアルを策定し計画的な管理を行うことである。その手順を要約すると図 17（次頁）のようにな

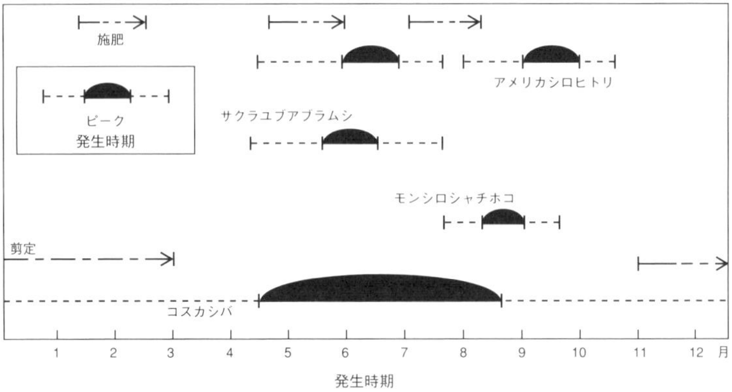

図 16　サクラ、スズカケなど植栽の問題虫の食害期

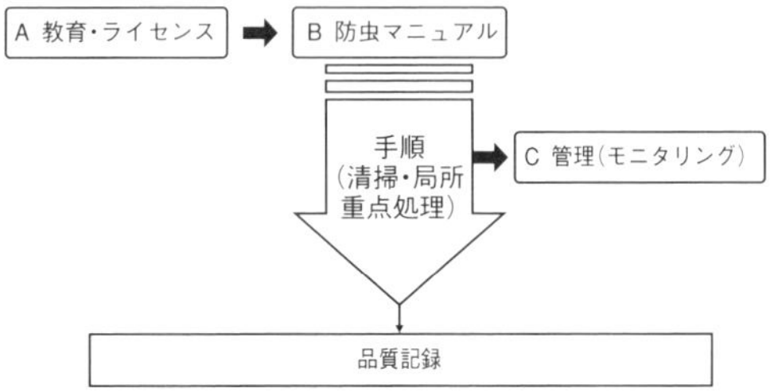

図 17　企業内虫管理システムと実施手順

る。実施状況の記録、報告書は品質管理記録として残し、改善の資料として活用する習慣をつける。

本当に大事なことは「基準値」を決めることである。管理すべき基準値が示されなければ、有効性の判定ができない。また、製品の品質に影響する「問題種」を決め、その虫の発生ゼロを目的とするのか、存在しても問題にならないレベルを維持するのかを明確にするべきである。

管理方法は PDCA サイクルで実施するのが効果的である。この手順を要約すると次の通り。

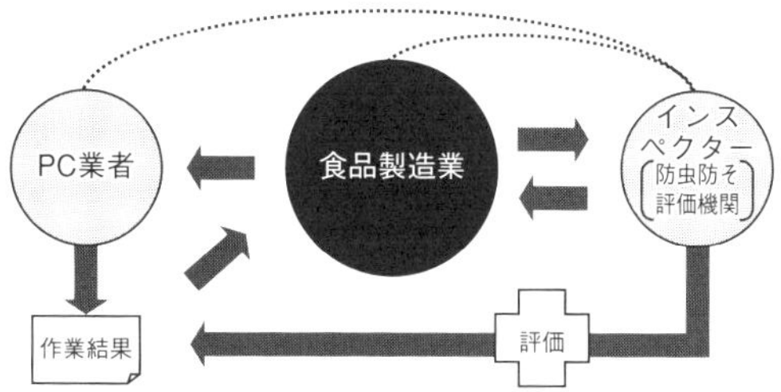

図18　防虫・防そは品質管理のひとつ

① Plan（計画）方針に沿った結果を出すために、必要な目標およびプロセスを設定する。
② Do（実施）決められたプロセスを実施する。
③ Check（監視・確認）プロセスを監視、測定し、結果を明確にする。
④ Action（是正）結果が目標達成に至らなければ、原因を究明し、改善の措置を取る。

出発点は、虫管理は“何のためにするのか”を明確にすることである。実施に当たっては、基準値はどのくらいにして、どのような方法で実施するのか、誰がどのくらいの頻度で、測定項目は何か、を明確にする。監視は、日常業務で行えるようにすれば実行しやすくなる。最も必要なことは、何度も繰り返すが「目標値」をどこに置くかである。例えば、

○ 虫のクレーム件数を減らすのか？
○ 作業環境の虫を“ゼロ”にするのか？
○ 気にならない“レベル”にするのか？
○ 確実に実施していることを明確にするのか？

また、すべてを外部に委託しているような場合は、図18のように、外部の専門家の評価を受けるシステムを構築することが大切である。

防除機器の種類と性能

防除機器は、目的・対象の排除を安全かつ効率的に進める道具であるが、主として殺虫剤などによる化学的防除を支える道具類である。それは、問題点を把握するための調査器具に始まるが、これを整理すると図19の通りである。

防除機器は、調査のための道具、安全に作業を進めるための道具、目的対象の殺滅・被害防止のための防除具や、その他の器具で構成されている。

今日までの害虫防除は、殺虫剤による「化学的防除」が中心であったため、防除用器具に重きが置かれてきた。

昆虫の痕跡などを調べる懐中電灯も、調査用具の照明器具のひとつである。同定器具には、昆虫類などの外部構造を調べるための顕微鏡やルーペ（拡大鏡）などが挙げられる。

なお、調査のための捕獲器具には、粘着テープやライトトラップがある。また、ライトトラップは、状況によっては防除器具となる。

安全具には、薬剤の被爆を避けるための作業服、防護眼鏡、マスクなどがある。また事故防止器具には、薬剤の充満などによる中毒を防ぐ換気具や有毒ガスの検知器具などがある。その他の器具には、電撃殺虫機や超音波防そ機などがある。

今日、駆除現場で使用されている最も主要な防除機器は、散布器具である。この概要は次の通りである。

散布器具とその性能

害虫駆除の現場では、散布器が不可欠な存在であり、今日までさまざまな工夫改良がなされてきた。今日、使用されている散布機器の種類と型式、およびその他の性能などを整理すると、

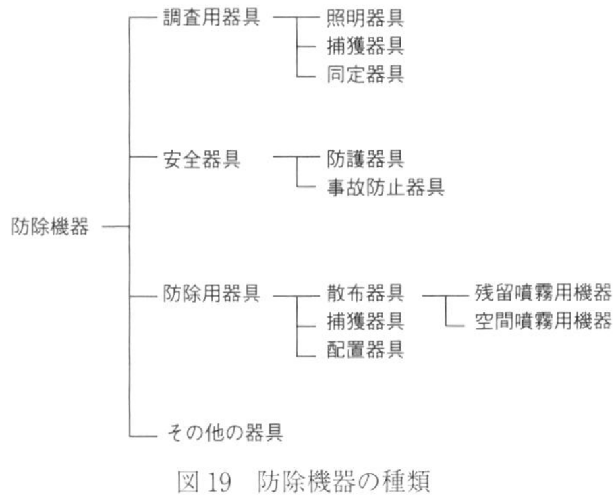

図19　防除機器の種類

表15の通りであり、その機器のエネルギーなどは次の通りである。

○ 噴霧機（スプレーヤー）…手動・動力噴霧式で、ガソリンや電気をエネルギーとする

○ ミスト機…電気、ガソリンをエネルギーとする。希釈した液性製剤に使用する

○ ULV機…電気、ガソリン、炭酸ガスをエネルギーとするものがある。高濃度液性製剤に使用する

○ 煙霧機…ジェットエンジン式、2サイクルエンジン式がある。油剤で多く用いる

○ 散粉機…手動によるものと電気やガソリンをエネルギーとする。これは、粉剤や粒剤に使用する

以上5種類の機種があり、作業現場の状況によって使い分けられている。

散布器の性能は、吐出される「粒子」の名称で分類されていて、その大きさは表15の通りである。これらの装置を、清潔・安全・省力などの要件に基づいて使用される。

また、使用される殺虫製剤には、固型（体）製剤や液性（体）製剤があって、剤型によって機種が選ばれる。

図20（次頁）の（イ）の直接散布には、散粉機が使用される。（ロ）の場合には、ほとんどが噴霧であるが、濃厚油剤やULV用製剤では、ミスト機や煙霧機が用いられる。

環境の都市型化や施用方式が「局所重点処理」へと変わってくる散布器の選択が必要となる。安全性と防除器具の関わりは大きい。

表15　散布用機器の種類、性能と対象害虫

剤型	粒子の名称	粒子径（μm）	機器の種類	対象害虫
液性製剤	噴霧	100～400	噴霧機	ゴキブリや樹木害虫など
	ミスト	20～100	ミスト機	ハエ、蚊、チョウバエなど
	ULV	5～20	ULV機	ゴキブリ、ダニ、飛翔性昆虫など
	煙霧	0.1～20	煙霧機	飛翔性昆虫など
	泡	－	発泡機	シロアリやチョウバエなど
粉（粒）剤			散粉機	匍匐性昆虫、ネズミなど
その他の機器			加熱燻煙機 蒸散剤殺虫機	ゴキブリや飛翔性昆虫など

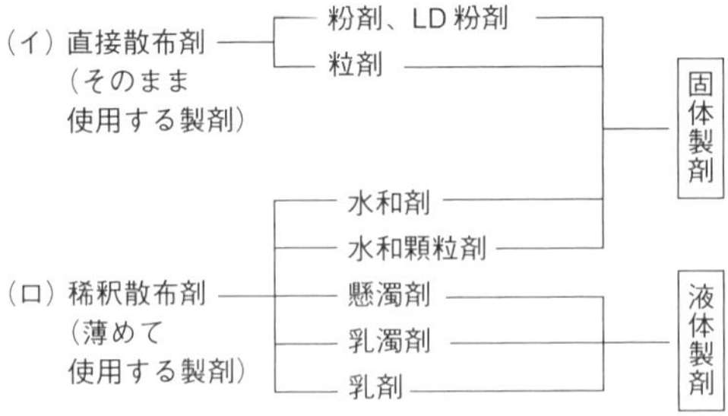

図20　散布剤の種類

薬剤の施用方法の現状

今日、殺虫剤による「化学的防除」は、農薬を取り巻く諸問題のある中で、その実施がかなり制約される。状況によっては、その実施が不可欠なことも少なくない。その場合、施用方法と使用機器の適切性が重要である。その運用を確実にするために、どのような処理技術が必要なのか、防除機器の変遷を追って、現状への対応を整理する。

今日の害虫駆除専門業が設立され、10年を経過した時点の平均的業者の主要装備を要約すると、その主要装備は、手動噴霧機が10.6台、動力噴霧機が4.7台、動力煙霧機が3台、2～3兼機が2.3台という状況であった。これが、昭和57年（1982年）の日本ULV研究会の発足と活動で近代化へのスタートを切った。その後、昭和60年代のDC殺虫機研究会、都市型害虫研究会の発足、さらに平成5年（1993年）のファン付き殺虫機研究の発足などを経て、今日に至る。

現在の状況は、図21のように基本的な考え方が「高濃度少量散布」に置かれて、確実な定着を見た。有効性を期待するためには、残留あるいは空間噴霧という方式は不可欠である。それを可能にしたのは、散布機器の改良研究によって「高濃度少量散布」という技術が開発されたからである。

これは、薬剤処理面を「点」に限定させる場合においても「面」の場合においても、薬剤による汚損を回避する製剤開発が、これを可能にした。

○間隙処理…この処理法は、問題種が潜伏・定着した部分に適切・

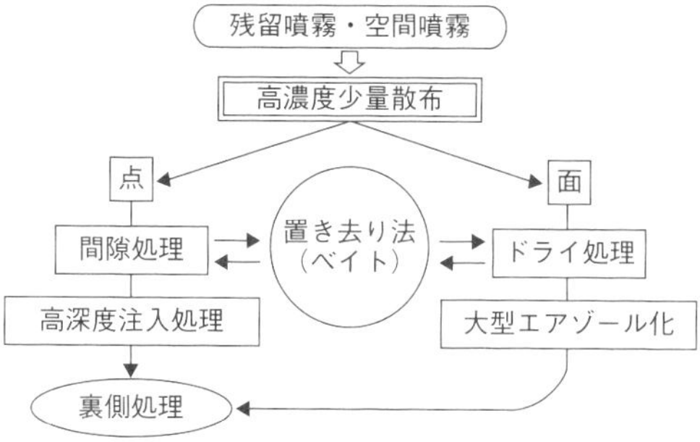

図21　安全、安心が求められる害虫防除を支える施行法

確実に到達させて、致死あるいはフラッシュアウトさせるものである。これは、機器の性能、薬剤の製剤技術、適切な有効成分が揃って可能になった処理法である

○ドライ処理…この処理法は、潜伏場所が特定できない状況下や機会的迷入の多い自由生活者に有効な方法である。環境汚損をもたらさない薬剤、労力的に効果を発揮させる優れた製剤技術の所産である（写真）

この「点」と「面」の技術の間隙を埋めるのが、「置き去り法」あるいは「ベイト（毒餌処理）」である。今では、化学的防除は施設や設備の表面での作業ではなく「裏側処理」の時代となった。この「裏側処理」を可能にするためには、問題種を表面から締め出す「前処理」が必要である。その前処理の手法には、2つの方法がある。

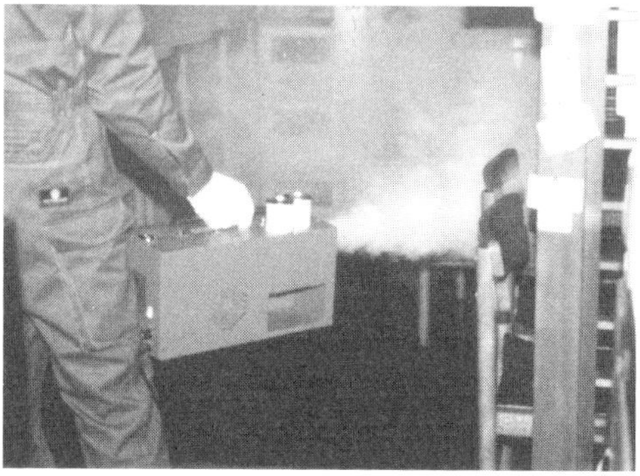

水を使用しない、ドライ処理の典型的な処理法

そのひとつは「清掃」という生態的防除法である。しかしこれは、若干時間が掛かり、判定基準の設定も難し

い。この手法を実用化に導くには、清掃器具の開発と飛来迷入種への即応手法を用意する必要がある。

もうひとつの方法は「ULV 処理」である。この手法は PC 技術を近代化・普遍化させ、今日の企業 PCO への道を開いた。

ULV 機とはどのようなものか

ULV は、伝染病予防法を背景に構築された薬剤の低濃度多量散布による発生源対策を目指した手法とは大きく異なる。ULV は、高濃度少量散布のことで、英語の Ultra Low Volume の頭文字を取って名付けられた手法である。本来は、薬剤を水で希釈せずに、広い範囲に効率的かつ均質な作業を行う方法のことを指す。

ULV は、水により過湿になることを嫌う場所に適しており、薬剤による汚染が少ない手法である。ULV の必要条件は「薬剤処理面積 $1000m^2$ 当たり、約 500ml の薬液を、直径 2 ～ 20 μ m の最適粒子で吐出噴霧すること」とされている。

ULV 器の性能は、上の条件に加えて、最適粒子径を噴霧量の 98% 作る性能を持つものでなければならないとされている。

また、均質な粒子を得るには造粒方式も重要であるが、殺虫剤を構成する溶剤の性質も大切な役割を果たしている。ULV 処理の特徴は、次の通りである。

○作業時間が短く省力的である

○火事、爆発の危険が少ない

○間隙に深達し、追い出し作用による駆除効果を高める

○家具、器物に対する汚損が少ない

今日の PCO の防除器としては広く用いられている。最も手軽なものとしては可搬型・電動式の装置がある。その仕様は、重量 6.4kg、タンク容量 2L、常用圧力 0.21 ～ $0.35kg/cm^2$、吐出量 35 ～ 445ml/ 分である。これは自主管理の「前処理」に適したものである。

新しい技術としては、ULV 機の他に炭酸ガス製剤噴出器がある（写真）。この殺虫器は、炭酸ガスに殺虫剤を直接溶解させて耐圧容器（ボンベ）に充てんしたもので、接続したパイプの先端のノズルから噴出させるものである。

食の安全・安心の時代を支えるために、適切な虫管理のための適切な道具、防除機器が必要とある。適正な化学的防除を行うために、今一度、身近な防除機器を見直す必要がある。

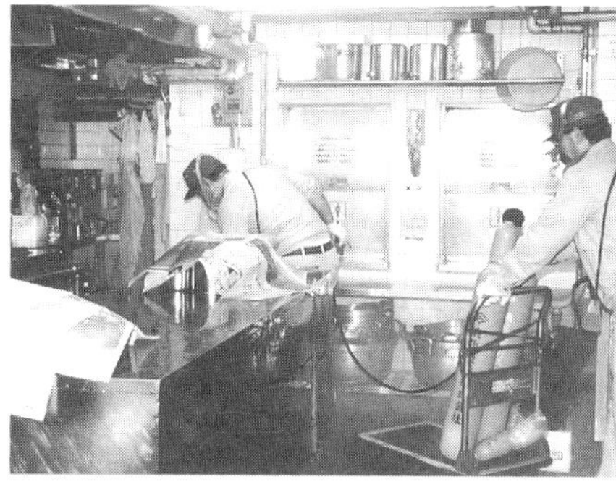

清潔施設で有力な炭酸ガス製剤による手法

企業による認識の違い

食品企業の多くは、施設の衛生的管理の一環として「防虫・防そ」を実施しているが、その取り組み方については、企業間でかなりまちまちである。また、その実施状況を客観的に見ると、企業間における技術的レベルの高低差が大きい。これは、その企業の「防虫・防そ」に対する認識の度合いにも、原因のひとつがある。

しかし、食品企業の中には、今の害虫駆除専門業者に対して「提案力が不足している」「対応技術に統一性がない」「実施した効果が不明である」などの不満を提言しているところもある。この提言は、すべての害虫駆除専門業者に当てはまるわけではないが、現状の核心を衝いていることは確かである。

このことの真否は別にして、「今、何が必要なのか？」ということについては、ISO22000を視野に入れて、その取り組み方を見直す必要がある。

ここでは、いくつかの現場を見て気づいたことに基づき、改善の筋道について触れたい。

土壌動物が示唆するもの

今、世間では、言葉の上では「有害生物管理は『IPM』（Integrated Pest Management）で」と標榜されているものの、それを推し進めるための具体的な考えを欠いているきらいがある。

例えば、有害生物管理は、「調査」に基づき、科学的根拠のある手段を講じるものとされている。しかし、ここで問題となるのは、現在、食品工場などで実施されている、この「調査」あるいは「モニタリング」の在り方に、偏りが見られることである。

施設およびその周辺で生活する“生き物”は、大まかに整理すると表16の通りである。そのうち、主要な生物的危害と考えられるのは、節足動物門に属するグループである。しかし、これらの6綱、20目をすべて監視することは、きわめて困難である。

それよりも、現在の根本的な問題点は、「現行の『防虫･防そ』が、元々は旧伝染病予防法や建築物衛生法を背景に構築されたものである」という点である。したがって、今日の食品工場には、若干そぐわない。

食品企業で運用し、本当にその意図を全うするためには、この根本的な見直しが必要なのである。そこで、そのベースとなるのは、国際的な要求によってもたらされた「ISO22000」の規格である。

食品企業における「防虫・防そ」は、この観点で取り組むべきものなのである。

今後、検討すべきことは多いが、すぐに取り組むにはISO22000の「7.4ハザード分析」の中で、「防虫・防そ」の位置づけを考えに入れておくことである。

防虫・防そという作業を行うためには、その焦点を明確にすることが必要である。それには、ハザードの考慮する事項「7.2.2.2 ユーティリティ/サービス」を「インフラストラクチャー」と位置づけて、具体化するとよい。

この「インフラストラクチャー」は、取り扱う食品の種類や業態に

表16 大形土壌動物の大まかな分類

例	綱	目	例
扁形動物門	渦虫綱		コウガイビル
軟体動物門	腹足綱		カタツムリ、キセルガイ、ヤマタニシ
環形動物門	貧毛綱	ミミズ類	ツリミミズ、フトミミズ
	ヒル綱		クガビル
節足動物門	蛛形綱	ザトウムシ目	アカザトウムシ、アゴザトウムシ、スベザトウムシ
		サソリモドキ目	サソリモドキ
		ヤイトムシ目	ヤイトムシ
		真正クモ目	ジグモ、トタテグモ、ドクグモ、ハシリグモ
	甲殻綱	端脚目	ハマトビムシ
		等脚目	ワラジムシ、ダンゴムシ、ヒメフナムシ
	倍脚綱		オビヤスデ、ババヤスデ、タマヤスデ、ヒメヤスデ
	唇脚綱	イシムカデ目	イシムカデ、イッスンムカデ、ゲジムカデ
		ジムカデ目	マツジムカデ、ナガジムカデ
		オオムカデ目	オオムカデ、アカムカデ、メナシムカデ
			コムカデ
	結合綱	シミ目	イシノミ、アリスシミ
	昆虫綱	ガロアムシ目	ガロアムシ
		ハサミムシ目	ハサミムシ
		ゴキブリ目	オオゴキブリ、モリチャバネゴキブリ
		シロアリ目	ヤマトシロアリ、サツマシロアリ
		半翅目	カメムシ、セミ幼虫
	○	鱗翅目(幼虫)	ヤガ、ヨトウガ、マガリガ、コウモリガ
	○	双翅目(幼虫)	ガガンボ、ケバエ、ハナアブ、フンバエ
		鞘翅目(成虫)	ハネカクシ、オサムシ、ゴミムシ、クソムシ
	○	鞘翅目(幼虫)	コメツキムシ、コガネムシ、ゴミムシダマシ
		膜翅目	アリ、キバチ、ヒメバチ

よって、それぞれ特性があるが、ひとつの例を示すと表17の通りである。このインフラストラクチャーの中で、問題を抽出して、それに見合った防虫・防そを設計すると、適切なものを組み立てることができる。

異物混入の虫は、表面に姿を見せたものだけを追うのでは、完璧な効果を期待することが難しい。土壌の中は、空間と同じように問題性を持っているので、その認識を持つべきである。

このような考え方を背景に、調査の現状について考えてみたい。

モニタリングの事例

食品企業における防虫・防その現状については、1枚の作業報告書で終わるものから、10数ページに及ぶ分厚い本のような報告書で終わるものまで、さまざまである。

これらの報告書は、それぞれの企業の求めに応じたもので、多くはこのような報告書の提出をもって、作業を終了としている。中には関係者

表17　主要なインフラストラクチャーと管理方法と記録

インフラの種類	インフラの名称	インフラの管理方法
建物・作業場所	原料倉庫 製品倉庫 工程作業場所	★工場安全巡回時に合わせて 異常箇所の有無を点検する
ユーティリティ	受電設備、ボイラー、井戸水受水槽、 市水受入タンク、温水槽	★機械設備管理基準 ★設備管理台帳の作成 ★チェックリスト 設備使用前点検 設備定期点検 設備異常報告書
製品・原料保管設備	冷蔵庫、冷凍庫、常温庫	
原料選別作業場 包装作業場	・クリーンルーム ・エアシャワー	
濃縮設備	真空釜、加熱釜	
充てん・包装設備	充てん機、包装機、金属探知機、ウェイト チェッカー、ロボットパレタイザー	
殺菌機	熱交換機、殺菌冷却機、レトルト殺菌機	
陽圧設備	換気扇、冷房・暖房設備	
支援業務関連	フォークリフト	・年間車検
	エレベーター	・外部業者の定期点検
	トラック	★定期点検（年間車検）
	営業車	★定期点検（年間車検）

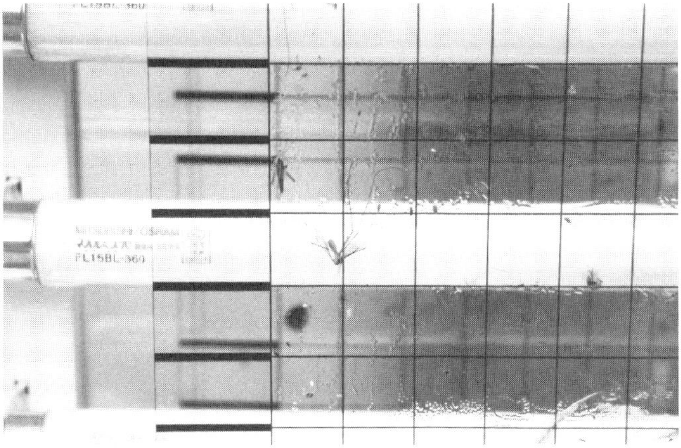

ライトトラップの灯火に飛来する蚊の“おばけ”、ガガンボの成虫

が定期的な連絡会議を行う企業もある。

この報告書の中で共通している部分は、「調査」のスタイルである。内容は、「ライトトラップ」による“飛翔昆虫”と、床置式の「粘着トラップ」による“匍匐昆虫”の捕捉数の記録である。しかし、いずれも記録にとどまり、ほとんど分析・評価がなされていない。元々、この方法では正確な同定ができないため、分析にまで至らなかったのかもしれない。

しかし、「調査」や「モニタリング」で大切なことは、問題性を発見し、その原因を究明し、問題解決を図ることである。

防虫・防そのための調査は、視野を広げ、角度を変えた調査が必要なのである。このことを実践した事例を紹介する。これは、弁当・惣菜工場の事例で、この工場では防虫・防そを自分たちで実施している。

ガガンボ

この工場の問題虫は、最初は名前もわからなかったが、「ガガンボ」であった（写真）。この工場は、農村部に位置する工場団地にあって、夕刻になって点燈すると、この虫が窓側に多数飛来し、しばしば施設内にも迷入した（図22、23、次頁）。

ガガンボは、分類学上はハエと同じ双翅目に属する、大蚊科の虫であ

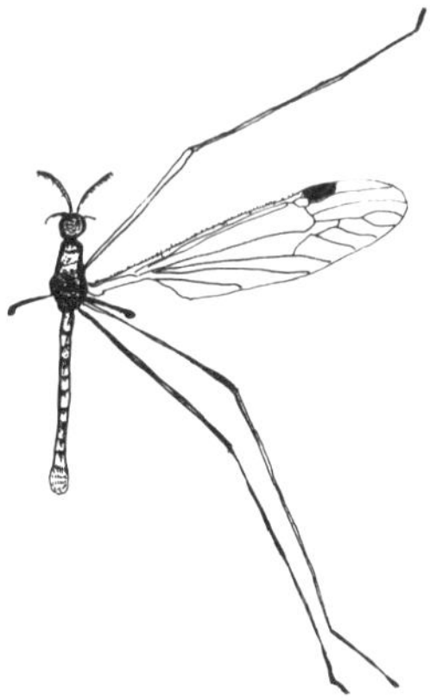

図22　ガガンボの成虫。この死骸は壊れやすく、厄介な混入異物の虫

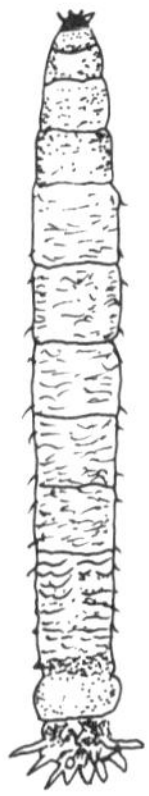

図23　ガガンボの幼虫。強靱な皮膚を持ち、活発な食害活動をする。土壌中の“暴れ者”

る。体形は、蚊と非常によく似ており、大型の蚊と思わせる。体は細長く、とりわけ長い足が目立つ虫である。体長は 15 ～ 20mm で、大きいものでは 30mm に達する。英名では crane-flies（「ツルに似たハエ」という意味）などと呼ばれ、幼虫は農作物の害虫として有名である。

幼虫は、体長 40mm に達し、leather jackets（革のジャケット）と称されるように、強靭で皮革様の皮膚を持っている。また、幼虫は、食草性で、枯死腐敗木に侵入したり、生植物まで食害したりする、水稲や野菜の大害虫である。水田や湿った畑地が発生源となる。

日本では、全国に広く分布しており、キリウジガガンボ、ミカドガガンボ、ベッコウガガンボ、マダラガガンボなどが知られている。

この虫について問題となるのは、死骸が壊れやすく、バラバラになるため、混入異物になりやすいことである。

この工場では、成虫対策よりも、発生源対策を考え、周辺畑地の「土壌」をサンプリングして、棲息調査を行った。工場に飛来する発生源を特定し、棲息状況を監視した。成虫は、3 ～ 6 月と 9 ～ 10 月の年 2 回なので、毎月 1 回の土壌調査を実施し、農家と共同で異常多発生の抑制を図った。

この継続により、当初の発生状況からは激減した。また、方向も特定することができたので、夜間の灯火管理のスケジュール化が可能となり、問題方向の窓ガラスに防虫フィルムを貼るなど、管理抑制ができた。
土壌の定点調査は、予防処置のために有効で、その他の土壌を発生源とする、他の食腐性昆虫の発生抑制のための貴重な情報源となった。
今、ようやく関心が高まってきた「IPM」は、環境的防除が重要な手段である。そのため、「調査」や「モニタリング」の方法の再検討が、大きな課題である。
なお、土壌調査の道具としては、根堀り、果物ナイフ、剪定バサミ、割り箸、折尺、ポリ袋、中型バット、ピンセット、吸虫管、ふるい（ザルでも可)、アルコール入りビンなどがあれば十分で、特別なものは不要である。

その他の問題虫

ガガンボほど「調査」の網（ライトトラップ）にかかることはないが、粘着されて種類がわからない虫として、ショクガバエ（食蚜蝿）科の虫がいる。
この虫は、今ではハナアブ科に含まれるが、幼虫は腐敗植物から発生する。できれば、土壌の調査で状況を把握しておきたい虫である。
成虫は、花蜜を食するため、農作物や野生植物の交配に役立つので、益虫とされている。
市街地などでよく見かける虫で、仲間としてはナミハナアブ、ホソヒラタアブ、ホソヒメヒラタアブ、フタホシヒラタアブなどが知られている（写真)。

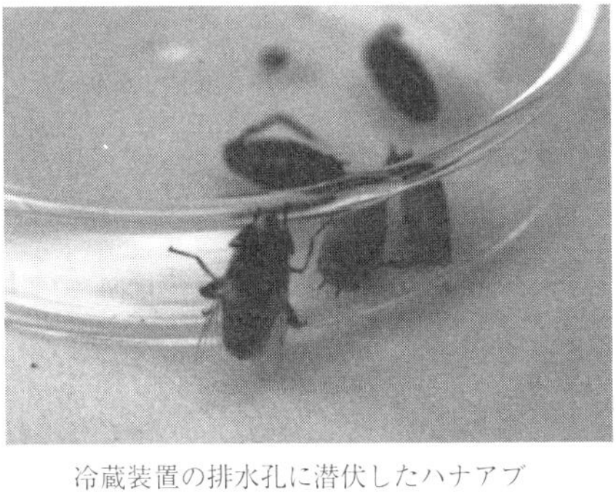
冷蔵装置の排水孔に潜伏したハナアブ

虫が、害虫として明確であれば、それは「防除」の対象となる。しかし、益虫であったり、ただの虫であったりした場合、混入しない限りは問題にならず、その対策は困難である。しかし、これらの虫も、食品工場では「監視」すべき対象生物である。
以上は、食品製造の「工程

内」での異物の虫の制御であるが、フードチェーンを考えた場合、まだ「監視」の弱い部分がある。それは、「支援業務関連」で、工夫や検討が必要となっている。

支援業務関連での考慮点

食品企業における倉庫や保管の場で防虫・防そは実施されているが、今、「製品の配送」の場での食品の衛生的取り扱いが求められている。

これには、表17で例示した「主要なインフラストラクチャー」の中の「支援業務関連」であり、トラックや営業車などが当てはまる。これに関連するものに、「食品等事業者が実施すべき管理運営基準に関する指針（ガイドライン）について」（食安発第0227012号・平成16年2月27日）の「第5 運搬」の項で、直接的に「防虫・防そ」という文言は使われていないが、連鎖汚染の防止を求めている。

この延長線上で、運送車両への小動物の潜伏防止への配慮は、避けて通ることはできない。

以上のことなどを考慮し、「食品企業における混入異物の虫の制御の在り方」については、食品ハザードの明確化の考慮事項で十分に考える必要がある。

なぜしない？　確実な防虫・防そ

食の安全・安心が求められている中で、雪印乳業の事故の教訓も役に立たず、不二家の事件（2007年）は、食品企業の信頼を大きく揺さぶるものであった。

困ったことに、当時問題を起こしたのはいずれも大手の企業で、HACCPシステム対応であったことや、ISO9001を取得していたことも問題である。

驚いたことに、後者にいたっては衛生管理マニュアルがなかったり、細菌検査の基準が国のマニュアルと異っていたことのみならず、ネズミまでもが多発していたという状況である。

今回の事件は、良識ある同業他社にとって迷惑かつ腹立たしいことと考える。それにしても、HACCPシステムを導入したり、ISO9001を取得した施設で、ネズミすら管理できていないという状況では、新たな仕組みも信頼を失うことになる。

衛生管理のうちで最も容易にできる防虫・防そが、なぜ不二家では不十分であったのかを考える必要がある。ただし、このことは不二家だけの状況ではないのかもしれない。防虫・防そが品質管理の一環であるという認識が欠けているのかもしれない。

このところ、ISO9001を取得した食品企業を見る機会が多いが、防虫・防その在り方に適切さを欠く企業が少なくない。品質管理は、頭の中や文書でできるものではなく、現場で地道に実行するものであることが忘れかけられているのではないか。「形骸化した」あるいは「事務局のため」のISO9001が、防虫・防そすらおざなりなものにしてしまった。

食品企業にあっては、虫も異物であって、品質に影響する因子である。今、品質管理の視点で、防虫・防そを原点に戻って見直す必要がある。

虫は「害虫」ではない

虫や昆虫類は、農業生産の場や人の生活の場などで、何らかの被害をもたらすと「害虫」と称され、駆除殺滅の対象となる。

しかし、昆虫類が食品類に入った場合、食品衛生法として“法”によって異物として位置付けられ、虫ではなく異物混入の防止が必要となる。これは、昆虫種類や害の有無とは関係なく、対策を必要とするものである。

虫への対応は「害虫」であるのか「異物」であるのかによって大きく異なってくる。しかし、今日の防虫対策は「害虫防除」の考え方を背景に構築されたものである。それをそのまま食品企業に持ち込んだところで、運用上に問題を残すことになる。したがって、このことを念頭に置いて現状について考えることが必要である。

では、何をすればよいのか。食品企業における虫対応には、時間をかけて施設の「虫マップ」を作ることである。そのモデルとして、図24（次頁）に人の生活の場の「虫」の発生源調査を挙げる。これにより、どこに、どのような種類の虫が、なぜ発生するのかが明らかになる。

これは、人に対する刺咬・吸血の害あるいは汚物の伝播などを視野に調査したものである。食品関連では、「迷入」を考えた発生源調査が必要になってくる。

さらに大切なことは、適切な維持管理を行うための基準を具体的に示すことである。この適切な基準は、食品によって製品特性があるので、製品の設計の段階で明確にしておくべきである。

虫マップの作成は、適切な維持管理を行うために必要不可欠である。このために要した時間と費用は、これを行わなかったことで起こる不適の是正に費やす費用を補っても余りあるものである。

この虫マップの作成は、品質管理部門に外部専門家を加えたワーキンググループで対応するとよよい。いずれにしても、今日の食品企業では、害虫ではない「ただの虫」の管理は避けて通れない関門のひとつである。

品質認証取得施設でのゴキブリ退治

このところ、消費者に安心を提供する手段のひとつとして、ISO9001の認証を取得する食品企業が増えている。このような食品企業のいくつかを綿密に眺める機会があったが、共通して気がかりな点はゴキブリ退治の在り様であった。

その内容は、毎月1回の定期的な殺剤散布と年2回の定期的殺虫剤散

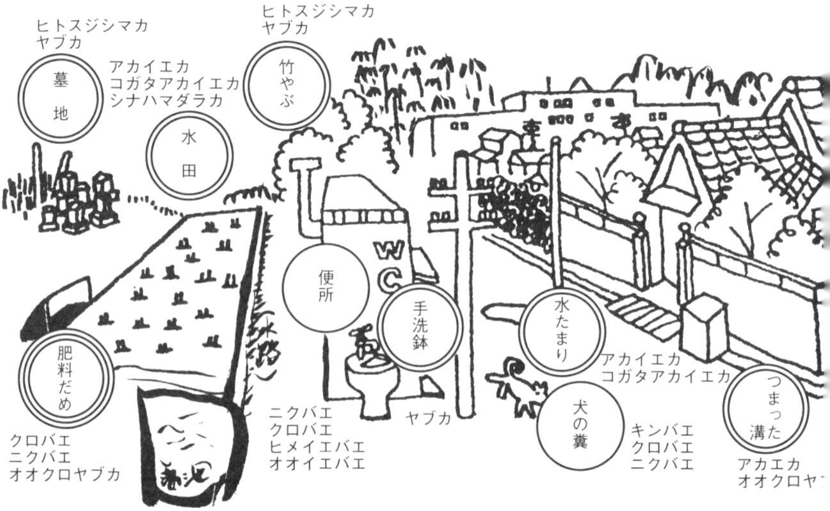

図24　人の生活の場の問題虫マップ

布のみ、いずれも一片の駆除作業報告書が残されているのみであった。なお、使用した殺虫剤として報告書に記載されているものは、エクスミン、スミチオン2種で、毒餌としてヒドラメチルノンを用いたことが述べられている。また、追記として「清掃して下さい」や「壁に割れ目があるので修理すること」が指摘されていた。これがISO9001認証取得施設のゴキブリ駆除の実状なのである。

これは「食品等事業者が実施すべき管理運営基準に関する指針（ガイドライン）」（平成16年2月27日、食安発第0227012号）の別添に従ったものである。その文言にある「年2回以上、そ族及び昆虫の駆除作業を実施し、その実施記録を1年間保管する」という条件を満たしてはいるが、施行条例の一部改正では「生息調査を行い、発生が認められた場合に駆除を行うこと」となっている。

法の精神では、継続的な調査に基づく必要な処置が求められているのである。このことが大切な部分であることが忘れられている。

食品企業が、消費者へ食の安全を提供することを考慮しているとすれば、少なくとも殺虫剤による駆除を実施する前に事前調査を行い、その必要性を判断すべきである。また、殺虫剤による駆除を実施した場合には、その効果を判定して確認するべきである。

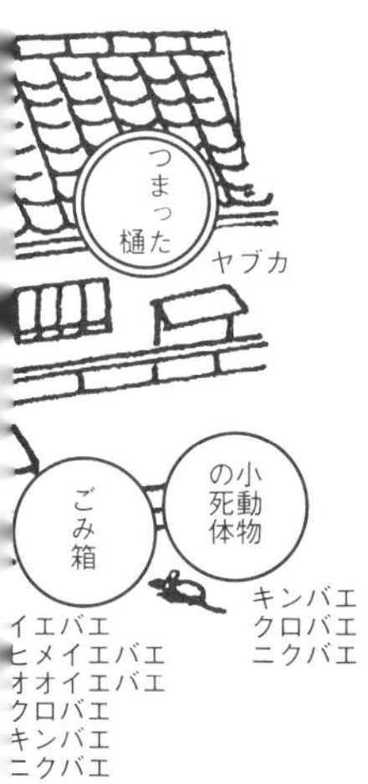

ISO9001は、組織の遵法性を保証するものではないが、組織としてはアウトソーシングを確実にする要求事項を満たす必要がある。ゴキブリ駆除を外部に委託する場合には、委託先を評価し、必要条件を明確にすべきである。このような些細なことがしっかりとできていない組織が、ISO9001が求めることを本当に満たしているのか否かが心配されるところである。食品企業の中には、ISO9001の認証を取得していないところでも、防虫・防そを品質管理の一環として確実にしているところも少なくない。

「そ族及び昆虫駆除」を実施し、実施記録を1年間保管するだけの虫対応は、今日的な食品企業としてふさわしくないものがある。少なくとも、下記に示す最

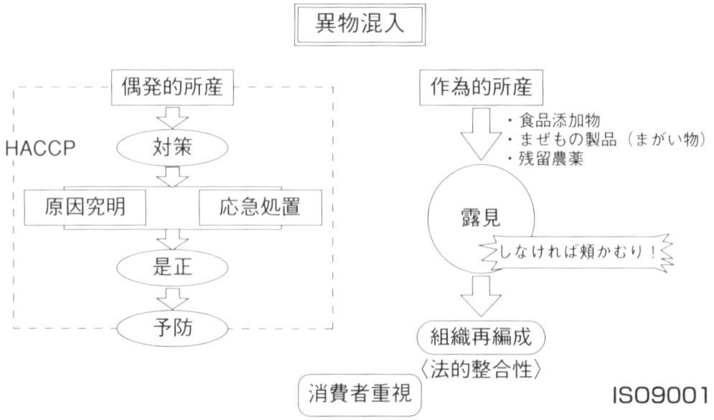

図 25　仕組みで構築する「異物」の虫管理

低限の防虫・防その手順は実施すべきである。また、これができる条件で委託先を選定すべきである。

調査：施設、設備を含む環境調査、過去の虫クレームなど

計画：調査結果に基づく設計で、管理基準を明らかにしておく

実施：殺虫剤などによる化学的防除に限らない

報告：結果だけに留まらず、経緯を明確にする

以上が基本的なルールであり、必須条件である。しかし「食の安全・安心」を標榜しつつも、効率性重視が背景にあると実施しがたいものがある。

異物の虫対策はシステムで

食品企業の虫対策は、もともと「害虫駆除」ではなく、「異物混入防止」という品質管理である。消費者にとって良い食品を提供するには、地道な作業の積み重ねで基盤を構築するしかない。これを確実に実施するには、しっかりとした仕組みが必要である。それが HACCP であり、ISO9001 なのである。異物混入は、図 25 のような HACCP という「括り」と、ISO9001 という「縛り」とで構築する必要があるのかもしれない。

10章

IPMの基礎と実践
ハネカクシとチョウバエ対策を例に

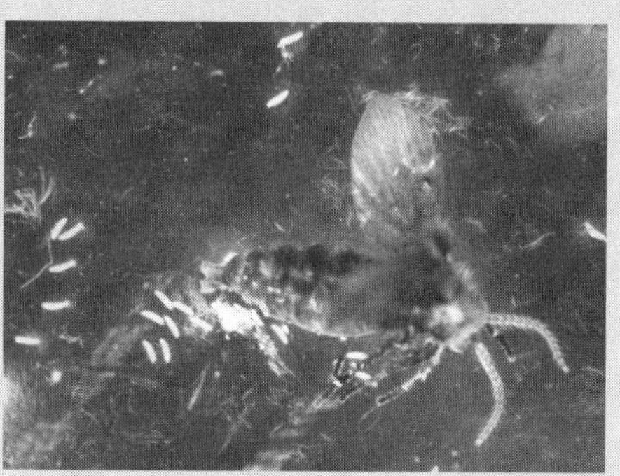

ザ・厨房ペスト“チョウバエ”。汚水溜まりや水路にこのような状況はないか？

大切な 3 つのポイント

IPM（Integrated Pest Management）とは、総合的有害生物管理ということで、近年、害虫駆除の現場に導入された考え方である。

その重要なポイントは、次の３つである。

1. 予防的処置。病害虫・雑草の発生しにくい環境づくり。

2. 判断・評価。防除の要否やそのタイミングの判断。

3. 防除。新たな多様な方法による防除。

良い環境づくりをベースに置いて、情報を駆使して、的確な判断をする。どうしても防除が必要な場合は、環境や人に負荷の少ない手段を選ぶ手法である。このことを都市型害虫のチョウバエを例に解説する。

IPM ＝総合的有害生物管理

昨今、食品類を取り巻く話題は、賞味期限の「改ざん」、中身の「偽装」といった、意図的な不祥事の多いことに驚く。それに比べると「虫」などの混入異物による事故には弁護の余地がある。しかし、その防止対策は改ざんや偽装の防止対策よりも難しいものである。

今日、この「防虫」対策の在り方が、農業生産の場や建築物の場において見直されている。この手法として「IPM」という考え方の取り組みが推進されている。

しかし、食品企業では、微生物管理に対する取り組みは充実しているが、虫やネズミ等については、若干の手薄さがうかがわれる。

ここでは農業生産や建築物などの状況を整理し、かつ食品製造関連施設での IPM 対応について考えていく。

IPM の現状

IPM は、わが国では農林水産省が主導して始まった有害生物管理の手法である。この背景には「環境保全を重視した施策の展開」がある。また、この IPM は、人への健康のリスクと環境への負荷を軽減するための考え方として国際的に提唱されており、取り組まれているものである。

農業生産の場

農林水産省では、IPMの考え方を「農林水産環境施策の基本方針」に据え、"総合的病害虫・雑草管理（IPM）実践指針"として示している。

これは農業生産の中で、次の3つの考え方で支えるものである。

1. 病害虫の発生予察情報を基にした適時・適切な防除法の推進
2. 生物農薬、選択性の高い化学的農薬およびドリフトの軽減を可能にする剤型の開発
3. 水稲での育苗箱施薬の普及

以上の3本柱で支えられた取り組みで、今日、IPM推進に弾みをつけている。なお、このことは、今日の一般消費者や国民の、環境問題や食の安全に対する意識の高まりに応えるものと考えられている。

以上が、農業生産の場におけるIPMの現状であり、「病害虫および雑草の徹底防除から、さまざまな手法による管理・抑制への転換」に向けて確実に進んでいる。

環境衛生の場

では、環境衛生の場では、どのようになっているのであろうか。

上記のような農林水産省の動向を受けて、生活衛生の場からのIPMを求める声が高くなっている。この環境衛生の場へのIPMの推進に大きな役割を果たしたのは「生活環境における有害化学物質の規制を考える議員と市民の会」の勉強会である。ことに「室内殺虫剤散布勉強会(2005年5月)」で、IPMの現状と今後の在り方が検討され、この推進の方向が定まったことである。

このような状況を受けて、今、不特定多数の人が利用する建築物における衛生的管理が見直され、「建築物環境衛生維持管理要領」が改正される運びとなった。

なお、この「建築物衛生法」において規制の対象となるのは、「特定建築物」であり、主として空調・給排水等の管理に関するものであるが、「ネズミ等の防除」も含まれている。

「特定建築物」とは、次の用途に供される部分の延べ面積が3000m^{2}以上ある建築物および学校教育法第1条に規定する学校の用途に供される建物で、延べ面積が8000m^{2}以上のものをいう。

1. 興行場、百貨店、集会場、図書館、博物館、美術館または遊技場

2. 店舗または事務所

3. 学校教育法第1条に規定する学校以外の学校（研修所も含む）

4. 旅館

以上の建築を対象としたものである。今後、このような施設を対象とした「ネズミ等の防除」を含む「建築物における維持管理マニュアル」が示される。

これが、生活環境の場における IPM の現状である。しかし、これは食品製造関連施設に直接的な関わりを持つものではない。食品企業が必要とする要求項目は、「生活の場」とはまったく異なるものである。

食品製造関連施設で必要とする IPM は、“農業生産の場”と共通する部分が多く、このことを念頭に置いて、今後について考えるべきである。

IPM の実践で大切なポイント

IPM の背景は以上の通りであり、実践する場所も明確である。この実行・実践に際しては、次の3つのポイントが「指針」の中に明確に示されている。

〔ポイント1〕予防的処置、病害虫・雑草の発生しにくい環境づくり

〔ポイント2〕判断・評価、防除の要否やそのタイミングの判断

〔ポイント3〕防除、新たな多様な方法による防除

良い環境づくりをベースに置いて、情報を駆使して、的確な判断をする。どうしても防除が必要な場合は、環境や人に負荷の少ない手段を選ぶことになる。

食品製造関連施設の IPM の骨組みを要約すると図1の通りである。「予防的措置」は、食品企業の場合は、5S 運動をベースにおいて実践すると取り組みやすい。「判断・評価」では、取り扱う製品によって特性があるので、調査すべきことの特定が必要である。

基準を確定し、判断者の「力量」を明確にしておくことが大切である。

発生させない環境づくり

食品企業では、農業生産と同様、製造する場所が特定される。農産物では水田や畑などの「ほ場」が基本にあって、栽培･育成する作物によっ

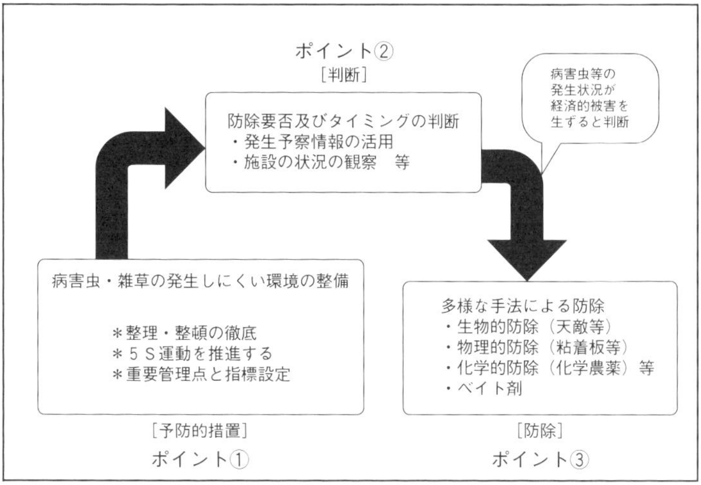

図１　食品製造関連施設の IPM の骨組み

て管理すべき病気や虫の種類が違ってくる。食品の製造にあっては、「ほ場」に相当する場所は「工場」である。

食品企業における IPM で言うところの「予防」「発生させない環境づくり」の第一歩は、施設の環境調査である。

その手段を要約すると「目視調査マニュアル」を策定し、チェックリストを作成するとよい。目視調査を行うには、表１（次頁）のように診断するべきところが、少なくとも 10 項目（A ～ J）は存在する。チェックすべき項目は、最少でも 73 項目がある。この項目をすべて確認することで、総体的な状況を知ることができる。

例えば、建物の内側について、「虫の眼」で調査点を決めると表２（次頁）のようになる。壁の間隙は侵入虫の潜伏場所となり、種類によっては、時間の経過に伴い、恒久的な発生源になる可能性がある。また、結露する場所は、カビが発生し、このカビを餌とする種類の虫の発生をもたらすことがある。

施設内は、製造する場所によって状況が異なるので、それぞれに適した目視点を決めるとよい。

判断基準の考え方

IPMでは、防除の要否とそのタイミングを判断することが大切なポイントになる。農産物の場合は、「病害虫の発生状況が経済的被害をもたらす」と判断した状況で、判断すればよい。しかし、食品企業で混入異物の虫対策が主要の目的である場合は、判断の基準が難しい。

今日、「特定建築物」のネズミ等の防除に際しての維持管理基準は「快適基準」「警戒基準」「措置基準」の3つが挙げられている。
ゴキブリを例にとると、その内容は以下の通りである。

A）快適基準：以下のすべてに該当すること。

①トラップによる捕獲指数が0.5未満
②1個のトラップに捕獲される数が1日当たり1匹以下
③生きたゴキブリが目撃されない

B）警戒基準：以下のすべてに該当すること。

①トラップによる捕獲指数が0.5以上1未満
②1個のトラップに捕獲される数が1日当たり1匹以下
③生きたゴキブリが時に目撃されるが、トラップには捕獲されない

C）措置基準：以下のすべてに該当すること。

①トラップによる捕獲指数が1以上

表1　目視調査のための見るべき項目例

番号	診断項目	項目数	評価
A	外周区域	12	
B	建物の外周	6	
C	建物の内側	10	
D	食品貯蔵施設	8	
E	不良品の取り扱い	4	
F	食品調理室	5	
G	ゴミと不要資材置場（室内）	5	
H	トイレとロッカールーム	8	
I	厚生施設及び事務棟関連	9	
J	全体加害状況	6	
	総合評価		

＊評価基準：項目当たりの合格数70%以上A、50%以上B, それ以下C

表2　建物の内側でのチェックポイント

調査項目	Yes	No	評価
1. 壁は健全か			
2. 床は健全か			
3. 天井は健全か			
4. ピットは健全か			
5. 床面の排水は適切か			
6. 配管は適切か			
7. 換気は適切か			
8. 結露が無いか			
9. 光源の位置は適切か			
10. 全体的消浄感覚は適切か			
総合評価			

＊総合評価：Yes70%以上A、50%以上B、それ以下C

②1個のトラップに捕獲される数が1日当たり2匹以上
③トラップには捕獲されないが、生きたゴキブリがかなり目撃される

これは、建築物での基準ではあるが、Aは1匹捕獲されてもゴキブリの姿が目視されない状態である。姿は見えないが、ゴキブリは存在する。これで防除の要否を判断するのは困難である。また、BやCの基準を超えた場合、「対策をとる」とあるが、その具体的な手段は決められていない。

食品企業における「虫など」による経済的被害は、食害だけではなく、汚損、混入異物の虫という現象であるので、この設定には工夫がいるところである。

このような状況下において、今、虫の異物混入を防止するための管理基準は、現状の防虫対策と視点を変えて研究する時期に来ている。

食品企業における防虫対策

今日、農業生産や生活衛生の場においてIPMが推進されている中、食品企業は何を確実にするべきか。IPMに取り組む前に実践すべきことを挙げると、次の通りである。

現状の害虫管理には「自主管理」と「外部委託」とがある。ことに、外部委託の場合に必要なことは「害虫管理外注時確認書」を策定し、これに基づいて実施することである。ここで必要な事項を挙げると次の通りである。

1. 施工内容を明確にした契約書
2. 施工指示書
3. 施工担当者の力量表
   ①資格証明（ライセンス）等
   ②教育・訓練の記録
4. 使用薬剤の取り扱い説明書（事前に確認しておくこと）
5. 製品安全データシート（MSDS；Material Safety Data Sheet）
6. 損害保険のコピー
7. 詳細な施工記録、その妥当性の評価

これらの項目が一括して整理されているかどうかを再確認しておくと

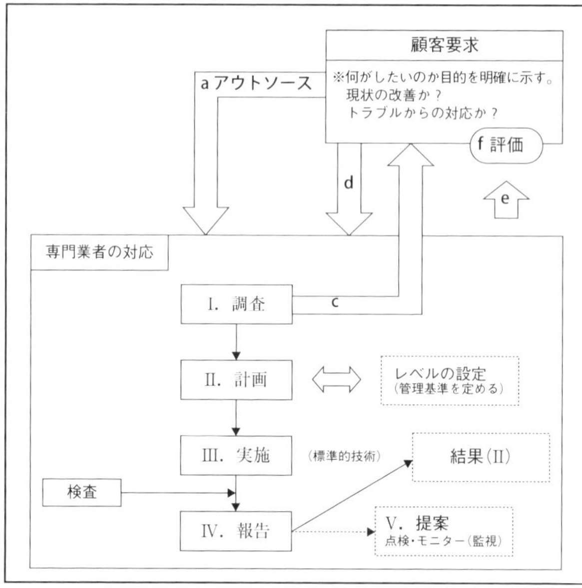

図2　施設の防虫・防その基本的手順
―期待した効果が得られるために―

よい。特に大事なことは、専門業者に「要求」を明確に伝えることである。外部業者と自社の役割を要約すると、図2の通りである。このことを確実にすることが、食の安全・安心を支えるものである。食品企業に必要なことは、このような「仕組み」を確実にすることである。

食品企業のIPM（総合的有害生物管理）は、製品特性を明確にし、メリットとデメリットを整理して、モデルを作って実施することを忘れてはいけない。

防虫対策の基本

今日、食品企業において「防虫・防そ」は、言葉としてはかなり理解されるに至っている。しかし、確実な運用面については、若干の思い違いもあるようで、十分に理解されているとは言い難い。

いま「食の安全・安心」が社会的な要求となっていることを考えた場

合、防虫・防そは「品質管理」の一環に位置付けられている。したがって、今、食品企業として必要なことは、自社の「防虫・防そ」が、品質管理の要件を満たしているか否かを再確認することである。

食品企業が「防虫・防そ」を外部委託する場合に、確実に実施しなければならない7つの項目は前述の通りだが、果たしてその実施状況の程度はどのようになっているであろうか。

改めて、複数の害虫駆除専門業者の側から以上のことを調査したが、ほとんどが契約書の内容や力量表などの要求のところが不十分であった。このことは「防虫・防そ」が必要な背景について理解が乏しいことと、本当にその重要性に思い至っていないことを物語るものである。

このことは、食品衛生法第6条の“してはならない”や、同第5条の“清潔で衛生的でなければならない”の項を正しく理解していないことにつながる。

食品企業での防虫・防その手順

食品企業で、意味のある「防虫・防そ」は、その目的を明確にした上で、計画的に実施するものでなければならない。これが、食品衛生法の第50条（有毒、有害物質の混入防止措置基準）の要求を満たすがためだけの「防虫・防そ」であると「品質管理」とは程遠い、形骸化された作業で終わってしまう。

食品企業における「防虫・防そ」は、消費者に「食の安全・安心」を提供するための工程の1つであり「顧客満足」を支えるものである。

しかし、食品企業における「防虫・防そ」の現状は、多くが外部委託である。このことは止むを得ないとして、これを「品質管理」の一環として位置付けるための手順を示すと図2に要約する通りである。

顧客要求

顧客である食品企業が「防虫・防そ」を外部駆除専門業者に「アウトソース」する場合に最も大切なことは、何をして欲しいのか、目的を明確にして委託することである。

例えば、駆除をするのか、調査をするのか、現状の維持であるのか、あるいは予防的措置であるのか等を明確に示すことである。

食品は、製造・加工する材料によって状況が異なり、それぞれの「製品特性」があるので、企業側で「防虫・防そ」の基本設計をすることが必要である。これに基づいてアウトソース（図2a、前々頁）をする。

専門業者

受注する専門業者は、食品企業側から提示された「顧客要求」に基づき、「調査」を行い、顧客に「相談・報告」（図2c）をする。

顧客側は、これを受けて設計の見直し（図2d）を行い、専門業者に明確に支持する。このa、c、dのサイクルを確実に行うことが大切である。これは、防除作業を「計画」する場合の「レベルの設定」や、目的の達成度に大きく関与する。この簡単なように思えることが、実際は多くの施設で不十分である。今、必要とされるのは、このことの「ルール化」である。

専門業者の作業は、a、c、dの結論に基づき「計画」が立てられ、標準的技術で実施される。ここで大切なことは、調査・計画に基づいて実施されたことが妥当か否かの「検査」を行うことである。この手順を踏んで「報告」の段階に至るが、これは結果だけの場合や、提案を含めた報告（図2e）となる。多くの場合「報告」（図2e）で終わるのが現状である。

しかし、価値ある「防虫・防そ」とするためには、「評価」（図2f）を実施することである。一部では、顧客と専門業者の間で報告会を行っている。本当の「評価」は、顧客と専門業者だけで行うのではなく、外部専門家などを加えて、提出された報告の妥当性を確認し、この活用を図ることである。これは「防虫・防そ」の継続的改善につながり、消費者に対する「安全・安心」の提供を助けるものである。

以上が、防虫・防その手順であるが、大切なのは次のことである。

食品企業における「防虫・防そ」を「品質管理」のレベルに高めるには、外部専門家を含めた「評価」を実施することである。今なお、異物混入クレームの中で、昆虫類が大きな割合を占めていることから見て、その取り組みの在り方を見直しが必要である。食品企業における「防虫・防そ」は、人の日常生活の場や農業生産の場の防虫・防そとは観点が異なるので、特化した手法の構築が必要である。

害虫防除ということ

今、農業分野では「総合的病害虫・雑草管理（IPM）」の推進が図られている。また、人の日常生活の場における有害生物に対しても同様である。この「IPM」の基本を今一度、確認しておく。

① 生態系への影響をできるだけ小さくする

② 病害虫の発生状況を把握し、防除の可能性を判断する

③ 防除する場合も、経済的な被害を招く水準以下に抑える

以上のことは、頭では理解できるが、現場での運用となると②の「発生状況の把握」や「防除の可否の判断」の項で解釈にばらつきが生じている。ことに「発生状況の把握」は、基準値がないままの調査やモニタリングに偏りがちである。このような状況の中で、適切な「防虫対策」を講ずるために、ここで害虫防除の考え方を整理しておきたい。

害虫防除は、経済的産物を虫害から防ぐ手段である。防除は、虫のライフサイクル（生活史）や季節的消長を考慮した上でとる被害抑制の手段である。なお、これを要約すると図 3 の通りである。

特定の環境中で、虫の棲息密度が図 3A のように大きなピークに達すると、何らかの被害をもたらす危険が生じる。したがって、その被害を回避するために、適切な手段で処置をとり、図 3a のようにピークを下げ、その状態を維持する。

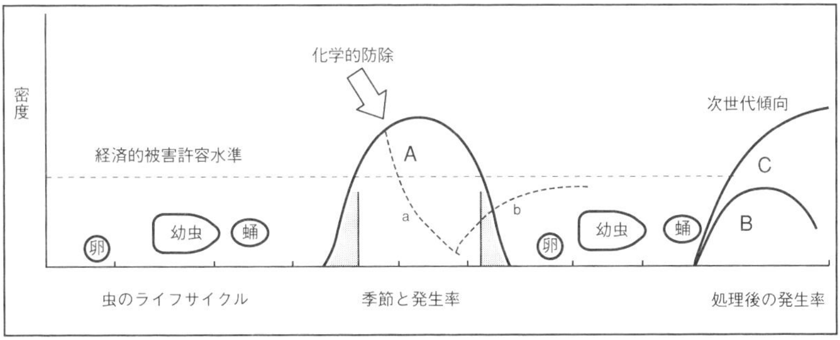

図 3　現行害虫防除の考え方

虫のライフサイクル

昆虫は、一般に卵、幼虫、蛹、成虫の時期を持ち、環境条件によってその長短が異なる。また、加害様式も、その時期で異なる。食品類は、虫がどの時期であっても被害を被るリスクが高い。

季節的消長

昆虫は、年間の発生回数が多いものと少ないものがある。発生回数が少ないものは、発生ピークが分離しやすい。しかし、発生回数の多いものは、発生の山が重なり合い対策が難しい。

IPMの効率的な運用には、この季節的消長の調査が重要である。害虫防除で求められるのは、ピークAを何らかの手段でaの状況にし、これをできるだけ長くbの状態で維持することである。

また、害虫防除は、その処置によって、次世代傾向がピークAの状態に戻らずにBの傾向の確保にある。

害虫防除の手段

害虫の棲息密度を下げる方法には、化学的方法、物理的･機械的方法、生態的方法および生物的方法の4つの手段がある。それぞれに長所と短所があるので、問題発生の状況によって使い分けるとよい。効力発現の迅速な方法は化学的方法である。

今日、害虫防除に際して必要なことは、経済的被害許容水準の設定であるが、これが最も難しいところである。

モニタリングの失敗

著者は2008年夏、機内食工場から相談を受けた。それは「殺虫剤を使用しない、調査（モニタリング）を中心にした“IPM工法”で防虫管理をする業者に業務委託しているが、虫の混入クレームが続く。どのようにすればよいか」というものである。

説明によると、防虫作業は「目視点検」と「粘着トラップ」によるものであった。施設内に「粘着トラップ」を200カ所設置し、月1回の回収調査を行うものであった。このような状況下で、機内食に「ハネカクシ類」が混入したクレームが2回も続いた。1回目のときに、収納場所での「ゴミ」を採集するように伝えたが､そのままであった。最近になって、施設内に虫のかたまりが発見されたので、同定と駆除法についての依頼を受けた。その虫のかたまりは「ハネカクシ類」であった。

今まで放置した理由を聞くと「目視調査」でも「粘着トラップ」にもハネカクシが確認できなかったので安心していたとのことであった。参考までに「粘着トラップ」の調査結果を見たが、チャタテムシとコバエが増減なく付着していたという記録であった。

何らの処置基準もなく「今月はこのような虫が何匹付着しました」という報告では、まったく無意味である。この工場は、微生物管理のレベルは高いのだが、防虫に関する認識は、調査に基づく“IPM工法”を鵜呑みにしているレベルであった。

ハネカクシ

問題のハネカクシは、ハネカクシ科に属する昆虫で、昆虫の中でも最大群に数えられる（写真）。微小なものから大きなものまであり、その仲間も2万種に達する。成虫は、排せつ物の中や腐植有機物質、塵芥中に見られる。6月から7月が多発期で、10月頃まで発生する。日本で有名なのは、皮膚炎を起こさせるアオバアリガタハネカクシである。

今回のものは、小型種で過湿な場所に発生し、「粘着トラップ」での管理はできない。このハネカクシ類は、水分の多い有機質材料の溜まりやすい場所の問題虫である。これらの対策については、稿を改めて紹介する。

食品企業における「防虫・防そ」は、ますます新しい仕組みが必要となる。

ここで大切なことは、虫の生態をよく理解した上で、モニタリングの方法を考えることである。

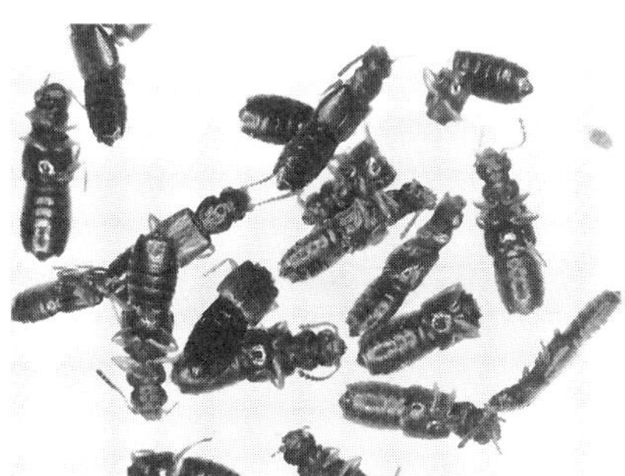

食品工場で多発生した微小群の
ハネカクシ（体長約2ミリ）

調査に基づく虫管理

今日、農業生産の場やビルの衛生的管理の場でIPM（Integrated Pest Management）の推進が図られているが、これは食品の製造および加工の場でも無関係ではない。IPMについては前述の通りだが、次なる展開に備え、補足説明をしておきたい。

「IPM」とは、「総合的有害生物管理」のことで、次の3つの考え方で構成されている。

① 生態系への影響をできるだけ小さくする

② 調査に基づき防除の可否を判断し、措置する

③ 防除に際しては、経済的被害を招く水準以下を基準とする

以上であるが、「調査」を前提とし、「予防的措置」に重きが置かれている。最も大切な部分は「調査」と「監視」で、この「監視」は、妥当な「防除判断」を支えるしっかりしたものでなければならない。

このような状況を考慮した場合、食品工場等の「防虫管理」は、どのように構築すべきか。これを整理すると図4のようになる。

図の中で最も基本的で重要なのが、「環境調査」である。これは、生態系への影響を考えるためと、予防的措置をとる上で、不可欠な作業である。また、「総合的有害生物管理（IPM）」で求めている要件である「予防的措置」は、「近づけない」「入れない」「発生させない」の3本柱で満たすことができる。

これから目指す「我武者羅に殺さない方法」は、IPM時代の虫管理の基本を確実にすることで完成できる。

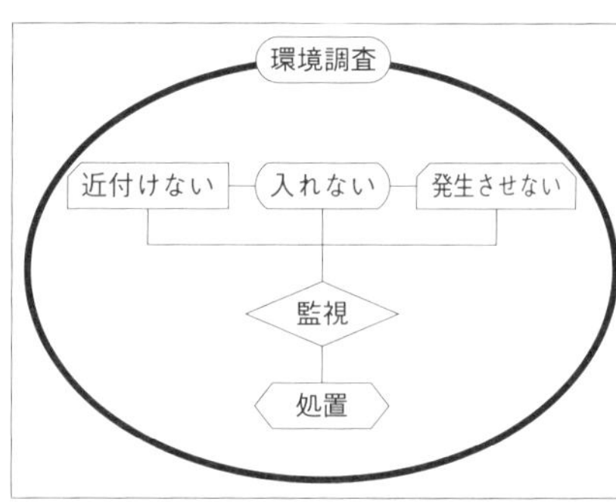

図4　IPM時代の虫管理の基本

食品類の異物混入事情

食品企業における虫管理は、その多くが「虫」の混入事故防止にある。その対策を考えるに際し、虫問題を整理すると、おおよそ次の通りである。

虫の混入が目立つ食品は

一般食品で、これがトップである。これに次ぐのが、日配食品で、次に菓子という状況である。なお、食品類に混入する異物は、昆虫類が筆頭で、それに次ぐものが食品成分類で、その次が毛髪となっている。

混入の多い毛髪は、人の体に存在するもので、この混入は、人が作業する限り根絶が難しい。また、虫の場合は、虫は自由生活者であって、行動力に富むため難敵である。

最も気になるのは、異物が混入する場所であるが、事例を整理すると最も多いのが原料で、原料開梱 > 製造ライン > 梱包 > 流通の順である。これは、環境の開放度と密接な関係にあることを示すものである。

以上が、食品類における異物混入事情であるが、これは「出入り口」が重要なポイントであることを示すといえる。

いずれにしても、異物の虫対策は、施設の外環境と内環境を知ることが基本である。

食品製造施設には設置基準があって、場所が施設・作業場・製造場と区分されていて、それぞれの場所できめ細かな工夫を必要とする。

したがって、施設の防虫管理は、原則として自分たちで行うべき性質のものである。少なくとも、その方向性は明確にするべきで、そのための手順を説明する。

環境調査への取り組み

虫対策の基本は「調査」にあって、「監視」につながり、緊急時の「措置」に至るが、最初の「調査」が大切である。

食品製造関連施設の周辺で発生する昆虫類は、害虫というだけではなく、環境の特徴を映し出す指標でもある。この調査を行うためには、「手順書」や「基準書」などを準備しておくと良いが、あまり専門的に過ぎると運用を困難にするので、自分たちで理解できる程度のものにすることが大切である。

この「調査」には、外環境と施設内環境とがあるので、これらのことについて述べる。

外環境

施設の外環境調査は、自社の施設を中心にして、おおよそ半径1.5km

の範囲内を踏査し、立地条件を把握する。例えば、風向、河川・池沼、植栽状況、その他の特徴的なものなどを明らかにする。工場団地などでは、造成時の状況も確認する。

施設内調査

施設内の虫事情調査は、簡単な手順マップを作成し、これに従って行うと便利である。そのチェックの流れは、大別すると次の通りである。

(1) 外周区域、建物の外壁

(2) 製品の流れに沿って

○原料の貯蔵施設

○加工ライン

○製品の保管施設

○その他（室内のゴミ箱、不要資材置き場など）

(3) 厚生施設

(4) 総合的なチェック

以上であるが、各々の場所で確認すべき事項を挙げ、チェックリストを準備しておくと良い。なお、参考までに手順マップを示すと図5の通りである。

調査の進め方は、図5の出発点の外周囲などでは、主要項目を次のように定めて、順に確認していく。

○排水溝の有無

○樹木の管理状況

○汚水ピット

○不要資材の管理状況

○周囲からの飛来虫対策（空き地、河川、雑草など）

なお､建物の外周のチェック項目について例を挙げると､表3（次々頁）の通りである。これらの項目については、公的な基準が存在する場合もあるので、あらかじめ確認する必要がある。

以上のように､手順マップに従い調査を実施し､問題点が明らかになった場合、その問題になる種類を定めて、次の段階に進める。

防虫対策の構築

環境調査や施設内パトロールで、事情が明らかになった時点で、問題種が外部由来であるのか、内部由来であるのかを確認し、その種に関する重点調査を実施する。

外部由来種

問題が、外部由来種であった場合、次のことを行う。

(1) 環境調査

○ 重点的な調査によって、発生源を特定し、進入口を判断する

○ 環境整備の立案。調査結果に基づいて、発生源を除去する

○ 重要管理点を明確にする。多くの場合、次のような場所である。

① 廃棄物置き場、焼却場

② 排水処理施設

③ 雨水溝、防火用水

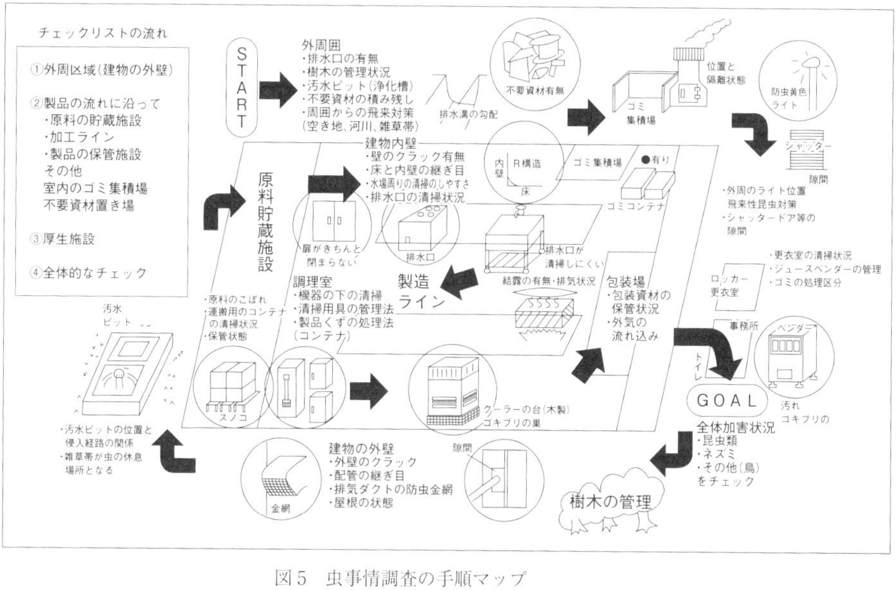

図5 虫事情調査の手順マップ

表３　食品衛生 総合的管理規範チェックシート

	項目	事　　項	評価	コメント・指摘事項　　備考
4	そ族・昆虫管理			
4.1	一般事項	施設及び敷地内のすべてにそ族、昆虫や動物を常に排除しているか（物理的な方法を優先しているか）		
		ア　そ族、昆虫が群生する恐れのある場所と食材や食品がある場所は衛生的か		
		イ　そ族、昆虫などが常に施設の中に群生しないよう良好な衛生と、搬入物の監視及び良好なモニタリングをしているか		
4.2	侵入防止	ア　施設はそ族、昆虫の侵入を防止して繁殖場所を除去するための		
		①　排水溝、排水桝、排水口は網や蓋があるか		
		②　窓、ドア、換気扇、換気口などは網目のスクリーンがあるか		
		③　建具、配管やダクトの貫通部、壁、天井、床の接合部などに隙間はないか		
		④　作業場内にダンボールなどの外包材、容器類などの不要物は放置されていないか		
		⑤　侵入防止のトラップの配置は適正か（トラップの配置図はあるか）		
4.3	隠れ場所 群生場所	ア　外周にネズミと害虫の隠れ場所はないか（周囲の防虫、防そがなされているか）		
		イ　原材料、食品、水などそ族、昆虫の食物の源となる可能性のあるものは、そ族、昆虫防止容器などに貯蔵し床上に台（スノコ等）を設け、壁から離して積み重ねてあるか		
		ウ　残り物や不良品などは適切な場所に蓋をしたそ族、昆虫防止容器内に保持しているか		
4.4	定期点検 と根絶	施設、敷地内及びその周辺地域は1月に1回以上定期的に群生について巡回点検しているか（記録はあるか）		
		ア　そ族、昆虫管理プログラムはあるか（管理責任事業者名、委託管理会社名、管理責任者名、使用される化学薬品のリスト、その濃度、使用する場所、使用方法、及び頻度、トラップ配置図、モニタリングと頻度）（専門家の助言により作成されているか）		
		イ　①　使用される殺虫剤は法的に許容されているか		
		②　殺虫剤は使用基準に従って使用されているか		
		③　残留に関する安全性は確認しているか		
		④　殺虫剤等の化学薬品は作業場以外の定められた専用の場所に保管しているか		
		ウ　①　そ族、昆虫管理記録はあるか（実施日、責任者、使用した殺虫剤、使用方法及び場所、くん蒸の日付、処理回数、検査結果、改善措置など）（半年に1回以上駆除作業を実施し、記録を1年間保存しているか）		
		②　処理方法が食品の安全性に影響していないか		

④ 水溜り、雑草

以上のような場所の管理を徹底する。生態的な方法や物理的な方法で、効果が得られない場合には、化学的な方法による。

(2) 近づけない措置

○誘引源の管理を行うが、調査によって誘引源であることを確かめ、これを撤去する。
○ 重要管理点を明確にする。多くの場合、次のような状況である。
① 光源…一般照明、漏洩光、外灯、駐車場照明など
② 臭気…廃棄物の管理を徹底するが、除菌･消臭剤の活用、エアカーテンの利用
③ 植栽・緑地…年間防除計画を作成し、これを徹底する

(3) 入らせない措置

○ 侵入口管理と持ち込み防止の徹底を図ること
○ 重要管理点は、出入り口、窓、換気設備、排水溝、配管周りなどである

以上のことは、日々の点検を習慣化することで、効果が現れてくる。

内部由来種

問題種が、内部発生種であった場合には、次のことを行う。この場合は、発生源の特定が容易で、対応がしやすい。

(4) 発生させない措置

○ 作業環境の改善とインフラストラクチャーの整備で対応が可能である。

以上が、防虫対策の構築の基本的な考え方であり、これらを要約すると表4（次頁）の通りである。

今、調査に基づき、できるだけ化学的手法によらない防虫管理が求められているが、これに限りなく近づけるためには、これまでに述べたような考え方と手順を、自社のサイズに合わせて整理すると良い。

しかし、原材料由来のものや特定微小虫（写真、次頁）については、別の手法を要する。

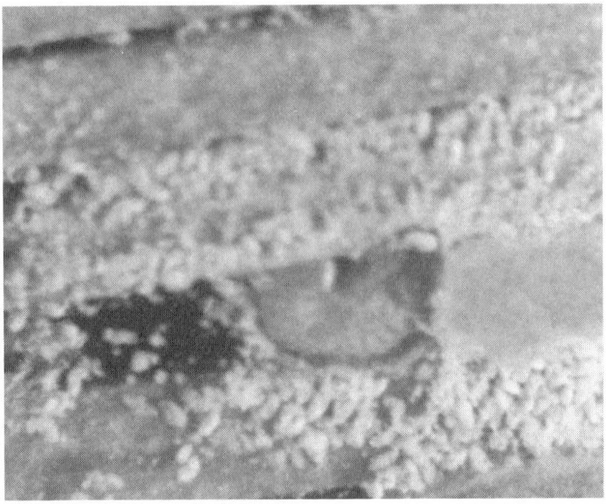

どうしよう !? 原材料由来のこんな虫！

表４ 環境の時代の虫管理の基本的な考え方 〜施設を中心にして対策を考える〜

HACCP システムを取り入れ、要因を分析し、事前処理を含めた解決法を見出す方法

採るべき手法	何を考えるか	具体的な手法と材料	備考
Ⅰ．近づけない （立地条件の調査）	１）発生源を除去する・殺滅する ２）施設周囲にバリヤの構築	※調査により問題があれば 事前防除の実施 １）清掃 ２）殺虫剤による化学的防除、その他 ３）構造物を囲う、塀・植栽など ４）直線的な到達の緩和を図る ５）溝などの遮断	バックヤードの管理 葡萄性昆虫 飛翔性昆虫
Ⅱ．入れない （構造や設備の工夫）	１）環境調査を徹底する ２）施設の出入口を遮断する ３）誘引源を除去する	※調査により問題があれば 事前防除の実施 １）構造的 ２）装置的 ３）清掃 ４）暗黒にする（走行性の阻止） ５）温度管理（低温か、加温か） （４）・５）：走性）	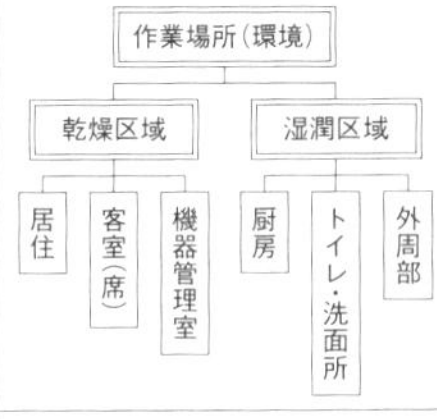
Ⅲ．発生させない （構造改良・虫教育）	１）発生源を作らない	※調査により問題があれば 事前防除の実施 １）清掃 ２）構造的に間隙をなくす ３）廃棄物の処理方法を考える	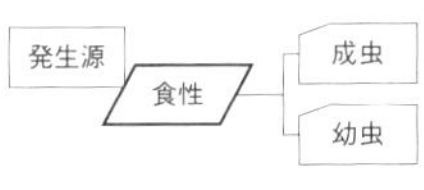

食品製造施設のIPMアプローチ

食品企業での「IPM」の展開の手順を問題虫を例に紹介したい。まず、食品製造の場で、防虫管理を考える上では、そこでどのような虫が問題になるのか、そのことを明確にする必要がある。多くの場合、食品製造関連施設で問題になる虫は、混入異物の事故に関わるもので、その場所のものである。

製造施設は、施設の設置基準に基づいて建てられていて、大きく施設、作業場、製造場に区分されている。また、食品の流れに沿って、汚染作業区域、清潔作業区域、および高度清潔作業区域に区分され、清潔度のレベルが決められている。なお、その区分の概要は図6の通りである。それらの区分で「虫環境」がそれぞれ異なってくる。特に、虫と関係が深いのは、温湿度、照明、床・壁面構造、設備の配置状況などである。

過去の虫クレームの分析から、虫の侵入した場所は、主として原材料、原材料の入荷・梱包の場、包装・出荷の場などであることが明らかにされている。

調理・加工などの製造ラインのような清潔区域での混入は、他に比較して頻度が低い。しかし、虫の発生は皆無ではなく、混入のリスクが「ゼロ」ではない。

実際に、区分ごとの虫事情調査を実施したが、その結果は表5（次頁）の通りであった。捕獲された虫は、双翅目に属するものが多く、ユスリ

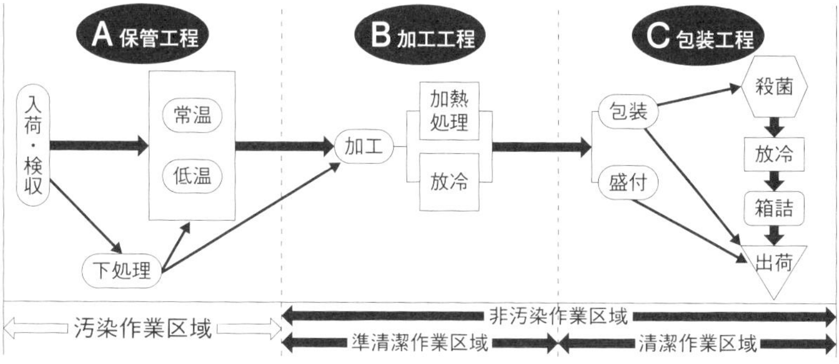

図6　製造工程の作業区分の概要

カ、チョウバエ、ノミバエ、クロバネキノコバエなどが主要なものであった。

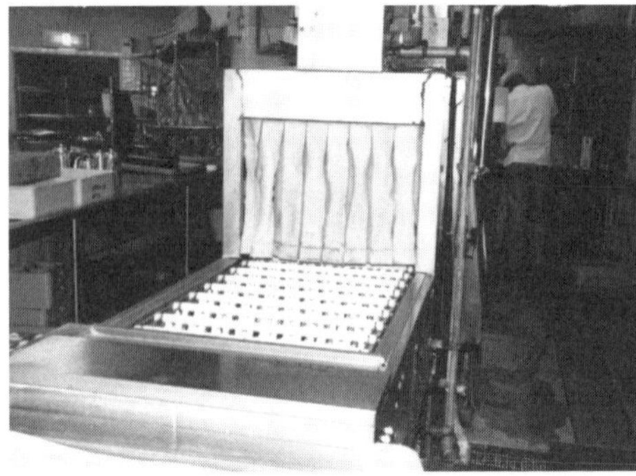
施設のペスト「チョウバエ」が潜む水まわり

調査場所と捕虫数の関係は、原料入荷室が最も多く、次に手洗い場で、いずれも「汚染作業区域」に当たる場所が多い傾向にある。また、調理加工室と包装室は、製造ライン内に相当するところで「非汚染作業区域」に当たるが、虫が捕獲された。

表5　食品工場（菓子工場）の施設内作業区分と虫事情

調査場所	捕虫数	捕虫率(%)	1日平均補虫数
1．原料入荷室	2915	17.08	7.9
2．解凍室	713	4.1	1.9
3．下処理室	310	1.8	0.8
4．調理加工室	687	4.0	1.8
5．包装室	140	0.8	0.3
6．手洗場	1203	7.0	3.2
合計虫数	5968	—	15.9

注）実施期：平成14年5月～平成15年5月

捕獲された虫は、原料入荷室や手洗い場の虫が外部由来種であるのに対し、調理加工室や包装室の虫は、内部発生の種類であった（写真）。

問題なのは、清潔作業区域で捕獲された虫で、この主要種が「チョウバエ」であることである。このチョウバエは、施設のペストと位置づけられるもので、「不潔度」の指標である。このところ、チョウバエの混入事故が続いた菓子製造工場で「チョウバエ対策」の見直しを行ったので、そのことについて述べる。

チョウバエとはどのような虫か

チョウバエは、環境の都市型化に伴い、問題になるようになった「虫」である。これは「施設のペスト」と称され、水まわりの不潔な場所が発生源となる。

分類的位置

チョウバエは、分類上、双翅目に属していて、ハエというよりも蚊のグループに近いチョウバエ（蝶蠅）科の昆虫である。世界に広く分布し、ヨーロッパでは古くからよく知られ、Moth flies、Moth mides、Sand flies などと呼ばれている。わが国では、オオチョウバエとホシチョウバエの２種が知られている。

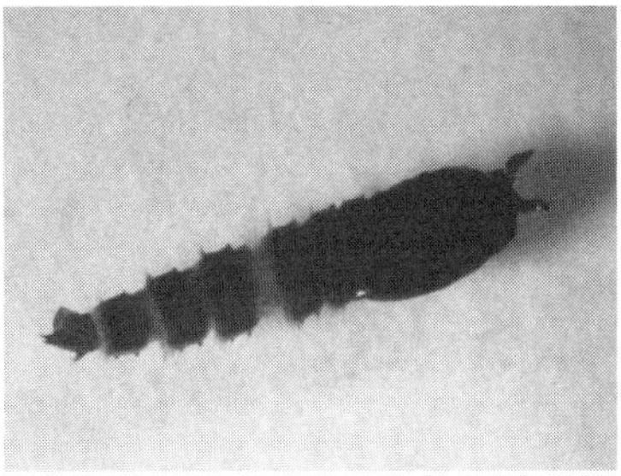

水系の中で人の目に触れずに活動するチョウバエの蛹、オニボウフラ

チョウバエの生活史

チョウバエを効果的に管理するには、その生活史を理解し、習性を熟知する必要がある。ここでは、実験的に確認した「オオチョウバエ」を中心に説明する。

チョウバエの成虫は、体長が1～5mm程度の小型で、体色が灰黒色で、体表にも毛が密生する。

このチョウバエは、もともと水洗便所や浄化槽の普及に伴って問題化したもので、普通のハエなどと違い、「都市型害虫」と称される近代的な害虫である。しかし、チョウバエそのものは、天保年間の書物「雀巣庵虫譜」に記載があって、尾張地方では“ブツサキ”なる方言があるほど知られていた。

チョウバエの成虫が、よく見かけられる場所は、ホテル、レストランなどのトイレ、地下室、地下街の飲食店舗の調理場などである。

自然界でチョウバエ成虫が姿を見せるのは、4月頃から11月下旬頃までである。なお、多発期は5月～7月下旬と8月中旬～10月下旬の2つのピークがある。しかし、チョウバエは、工場などのように温度条件が良い環境であれば、年間を通しての活動が可能である。

成虫は、通常であれば水面の浮遊物に産卵するが、状況によっては、水分の多い有機質材の上にも産み落とす。チョウバエの幼虫は、汚物食性で水中に生活をする。したがって、発生源は水洗便所、浄化槽、下水

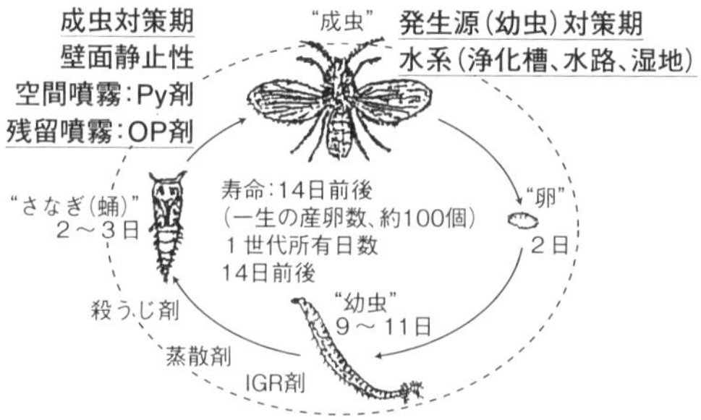

図7　チョウバエの生活史と活動環境

処理場、厨房の下水溝など不潔な場所である。その他、野外では、畜舎の排水溝や水路のような有機質の多い場所も発生源となっている。水面の浮遊物に産卵されてから2日前後で幼虫となって、浮遊物を餌として生活し、5歯を経て成虫となる。

成虫は夜間活動性であって、昼間は薄暗く湿気の高い場所の壁面に静止している。また、幼虫は、日中も活動するが、活動が最も活発になるのは深夜である。チョウバエは夜行性の虫である。

生活史は図7に要約した通りであるが、一世代の所要日数は14日前後、一生の産卵数も100個を下らない。この虫の管理は、この生活サイクルの中のどこかを遮断する工夫が大切なところである。

チョウバエの問題性

チョウバエは、非常に限られた場所で生活をしており、条件が良ければ異常多発生をするところが厄介である。

特徴的な性質は“夜間活動性”という点で、そのために気付かない間に増えて、問題化する。また、この虫の弱点は、高温と乾燥に弱いところである。

この虫の問題性は、屋内発生性であるとともに、成虫も幼虫も製品に迷入することである。さらに、この発生源が著しく不潔な場所で、状況によっては有害微生物を機会的伝播の可能性が高いことである。

このチョウバエは、夏場の水菓子でしばしば混入事故を繰り返しており、混入異物の虫のナンバーワンとなっている。

チョウバエ対策の基礎

食品工場の問題虫であるチョウバエは、以上のごとく食品を食害するような直接的な被害をもたらさないが、混入異物の虫として経済的被害を惹起させる。

この虫の防除方法としては、成虫期対策と幼虫期（発生源）対策の2つの方向がある。そのいずれにあっても生物学的方法、生態学的方法、物理的・機械的方法および化学的方法の4つの方法がある。この方法には、それぞれに特徴があって、発生状況や問題性によって使い分ける。しかし、今日では、調査に基づいた防除法が求められており、慣行的手法の見直しが必要となった。

また、食の世界では「安全・安心」が強く求められていることもあって、食品工場の防虫管理を適切に行うために、新たな防除手段が必要である。では、どのようにするのか。食品工場で必要な「防虫管理」は、次の基本的条件を確実にすることである。

1）施設の耐虫性の構築
2）耐虫性の維持の確実化
3）対象虫の監視の厳密性
4）適正な駆除法の確立

上記4条件が確かに満たされていることが必要である。また、これが「IPM（Integrated Pest Management）」の時代の防除方法でもある。

今日的な、食品工場の「チョウバエ対策」は、この条件を満たす方法での取り組みが必要で、そのための手順は次の通りである。

〔手順Ⅰ〕自主管理の徹底を図る。それは、施設の問題点は、現場の人たちが最もよく知っているからである。
〔手順Ⅱ〕問題点を調査・分析する。
〔手順Ⅲ〕監視、措置、監視を継続する。

これらの手順について、順を追って説明する。

施設の問題点を明確にする

問題種「チョウバエ」は、限られた場所で発生し、その行動範囲も限られている。したがって、自分たちで問題場所を探し出し、措置の方法を考え、これの継続的改善を図ることが、より良い結果につながる。

実際に、チョウバエ対策に取り組んでいる菓子工場は、このツールとして「5S」(整理、整頓、清潔、清掃、習慣（躾）」活動を採り上げ、展開を進めている。そのスローガンは、「5Sで、チョウバエ“ゼロ”」への挑戦である。

まず、最初に手を付けたのが、チョウバエの発生状況の調査である。調査に用いたのは、「食品衛生総合的管理規範チェックシート」である。また、作業を順調に進めるため、虫事情調査の手順マップの考え方を活用した。

チョウバエの発生源となる排水溝は、施設の内外にあって統一的管理の難しい場所であるが、担当者の「5S」運動で全面展開を容易にした。

各人の持ち場を決めるために、図８の「食品工場等の虫管理ポイント」があると便利である。チョウバエの発生源となりやすいのは、ポイント（G）やポイント（C）である。中でも見落としがちなのは、施設内に埋没している古い配水管である。

チョウバエ対策は、最初に工場内で水を使う工程の配置を明確にして、その場所の状況に応じた管理方法を決めることが大切である。

発生源を作らないためには、施設を利用する「人」の教育・訓練が不可欠でもある。なお、発生源を作らないためには、次のことを徹底することが大切である。

1）清掃

2）構造的に間隙をなくす

3）廃棄物の処理方法を考える

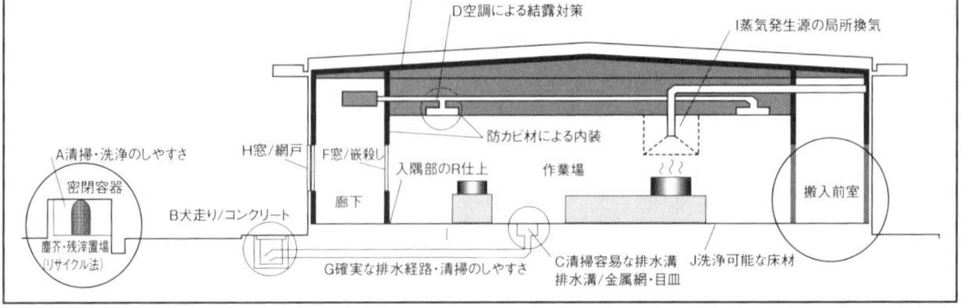

図８　食品工場等の虫管理ポイント

恒久的な方法としては、構造的な間隙をなくすことと、清掃のしやすい水路にすることである。

ここまで述べたところは手順〔(Ⅰ)〕に着手している段階であるので、この状況と手順〔(Ⅱ)〕および〔(Ⅲ)〕について後述する。

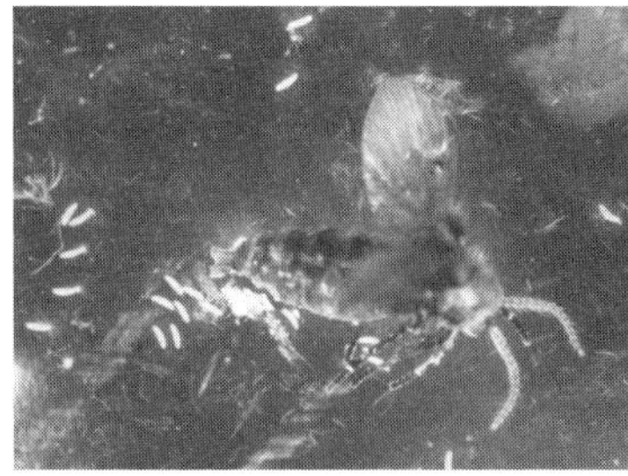

ザ・厨房ペスト"チョウバエ"。汚水溜まりや水路にこのような状況はないか？

早期発見の手順

IPM 時代の「有害生物管理」で最も大切なのが、問題虫の早期発見である。問題虫を早く発見することで、被害の拡大をその分だけ抑制できるとともに、発生密度が低く、対策の負担も軽くできるからである。

その早期発見をするためには、何をすべきかについて要約すると次の通りである。

1) 担当者による計画的な見回りの実施

2) 全従業員への協力依頼

これらは簡単なことではあるが、意外に徹底されていない。

従業員への協力依頼は、口頭伝達もあるが、社内の掲示板に「チョウバエ」のポスターを掲示し、情報の提供を求める。ここで大切なことは、「連絡窓口」を設け、これを周知させることである。

また、担当者は、情報提供があった場所の確認とともに、図面に落とし込みをするが、情報提供者にも結果を伝える。

3) 発生状況の記録の確認

過去の虫クレームの記録があれば、発生時期、場所、被害状況等を確認し、調査の参考にする。

早期発見を確実にするための準備事項である。なお、早期発見のためには、あらかじめチョウバエの季節消長を理解しておくことが不可欠である。この季節消長を要約すると図 9（次頁）の通りである。

チョウバエが発生している期間は、4 月頃から 11 月にかけてである。その間に、多発ピークが2つあり、それらは5～7月（A）と8～10月（B）である。ただし、このピークは、地域や施設の状況によって若干の違い

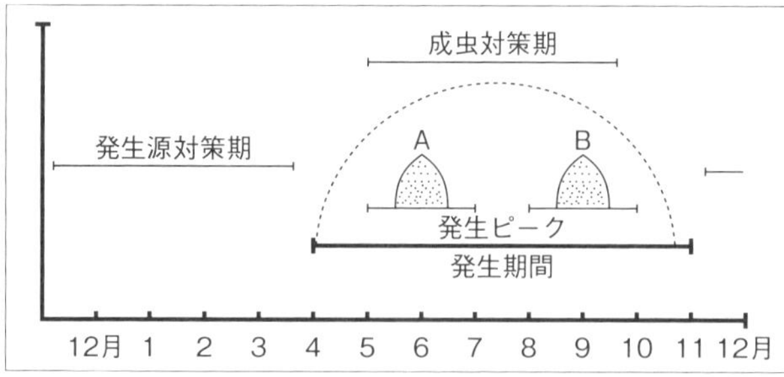

図９　オオチョウバエの季節消長

がある。

一般に早期発見のステージは、ほとんど「成虫」であるが、抜本的な対策を考えた場合、「幼虫」を探すことも必要である。

いずれにしても、チョウバエの監視や調査のポイントは「水周り」である。特に、この部分の汚泥、スカムに注意を払うことが大切である。

意外に見落としがちなところは、排水溝の「スノコ」の裏側や、洗浄の難しい部分等である。

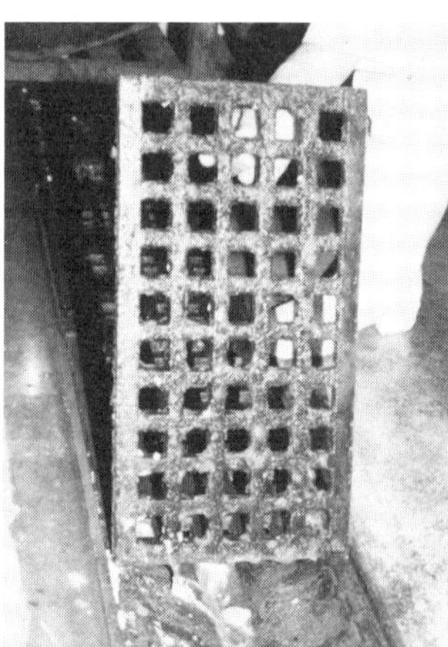

見落としやすい問題場所。この裏側の汚物に幼虫がうごめく。日々洗浄を！

担当者の見回りのための「チェックリスト」は、以上のことなどを考慮して作成すると良い。これが早期発見のために最低限度、必要な準備事項である。

防除の判断基準

IPMの基本は「害虫の確認および防除の判断」であるが、この「判断」について考えてみたい。

見回りによるチョウバエの発見、あるいは協力者からの発見の通報を受けたら、次に行う作業は「調査」である。

この結果への回答が「判断」である。

この「判断」のための調査は、会社の「基本方針」に基づき計画的に実施するが、これに先立ち、防除の「判断基準」を定めておくことが必要である。

会社の「基本方針」は「虫」の混入事故の防止であり、「調査」はこの目的を果たすために「何を」「どのように」するべきかの手段を探すためのものである。

調査の結果から導き出す防除の判断は、虫の密度を基準値として「早期防除で対応ができる」「防除が必要」の2つである。

早期防除は、早期発見により発生虫数の密度や問題性の低い時点で、殺虫剤の「散布」という方法に依らず、問題解決を図るというものである。

一方、防除は、早期防除で対応できない時に行う処置をいう。虫の密度が高く、このままでは製品への危害の及ぶ範囲や影響が大きく、殺虫剤で早急な効果を求めるものである。

ここで必要な防除の「判断」は、次の2つである。

1）早期防除の可否の判断

2）早期防除のできなかった場合の処置の判断

難しいのは2）の「処置の判断」である。判断には、調査時点の問題虫の生息密度（成虫、幼虫）の基準値の設定や危険度を示す指標の数値化が必要である。

生息密度の基準値は、施設の場所区分ごとに設定するが、参考までに「維持基準」の事例を挙げると次の通りである。

A. 食品保管エリア…粘着板への捕獲数が1枚に3匹以下（1日当たり）

B. 水周りエリア…粘着板への捕獲数が1枚に2匹以下（1日当たり）

C. 下処理エリア…粘着板への捕獲数が1枚に3匹以下（1日当たり）

以上が「維持基準」の「基準値」である。問題なのは、このような「基準値」を設定したとしても、目的とする混入事故防止にどこまで応えられるかである。

例えば、食品工場では、「監視」の時点での虫数が、「維持基準」の3匹以下であっても、それが「ゼロ」でない限りは「迷入」のリスクを残していることになる。したがって、食品工場では、目的が混入事故の防止であるとすれば、「警戒基準」だけでの管理が必要となる。

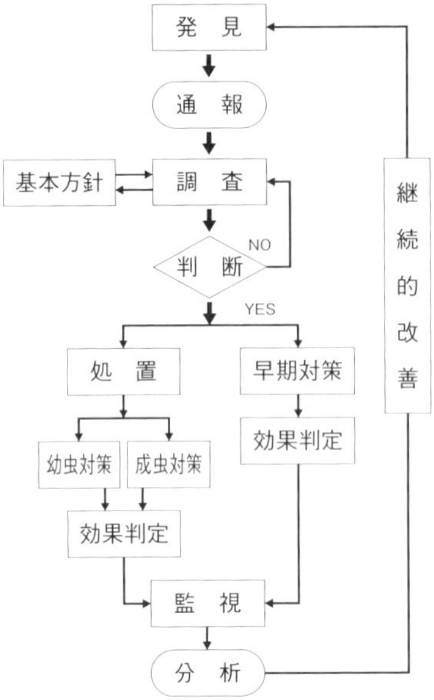

図10　IPM様チョウバエ管理プロセス図

基準値は必要であるが、製品特性を考慮した上で、損益に見合った「管理基準」の設定が必要である。

以上が、判断の考え方で、円滑な防除の判断をするには、害虫に発見から防除の判断や処置の流れと一連のプロセスを明確にしておくべきである。

これを整理すると、図10に示す「IPM様チョウバエ管理プロセス図」の通りである。なお、このプロセスの中で大切なことは、「早期防除」や「防除」の処置をとった場合、必ず「効果判定」を実施することである。

また、効果があった場合は、定期的な「監視」を続けるが、ここで忘れてはいけないことは「監視」の結果の分析である。

この分析の結果を次年度の計画に反映させることで、チョウバエの「ゼロ」に一歩近づいていく。食品工場における防除の判断は、常に「警戒基準」を軸に置く必要がある。

防除の方法

チョウバエの発生状況が、調査に基づく判断で、「防除」となった場合の処置について考えてみたい。

食品工場等では、製品に「虫」を入れないための確実な方法が必要である。虫の発生密度が高い場合は、製品への危害のリスクが高い。

効果が迅速かつ確実に期待できる方法として化学的防除がある。化学的防除には、殺虫剤、IGR剤あるいはフェロモン剤等を用いるが、最も一般的なのが殺虫剤によるものである。

(1) 殺虫剤の使用時の留意点

食品工場等は、人が直接、口にするものを取り扱うので、殺虫剤の選択や使用には、いくつかの留意点があるので、このことについて触れたい。

○ 使用薬剤は、法的整合性のあるものを使用する
○ 低毒性であって、安全性が高く、環境への負荷が少ない薬剤を選ぶ
○ 選んだ殺虫剤は、ラベルに記載された用法・用量を正しく守って使用し、使用の記録を確実に残す

(2) 適切な施用方法の選択

殺虫剤の処理の方法には、大別して直接処理法と残留噴霧（塗布）とがある。直接噴霧は、虫体に直接的に投与するものである。残留噴霧は、虫に直接的に投与するのではなく、虫の通路や静止・潜伏場所にあらかじめ処理しておき、虫がその場を歩行、静止した場合に効果が現れる。

また、製剤には、油剤、粉剤、乳剤、水和剤、粒剤、燻煙剤、ベイト剤等があるので、場所の状況によって使い分ける。できるだけ、漂流、飛散しないものを選んで使用すること。

殺虫剤による成虫対策

チョウバエの「防除」には、成虫対策と幼虫対策の２つの方法がある。ここでは成虫を殺滅する成虫対策について紹介する。

チョウバエの成虫は、小型で飛翔力が弱く、自力での移動範囲は狭い。また、成虫は、昼間は水周りの暗い場所やトイレ、厨房などの壁面に静止していて、夜になると活動する性質がある。

このように、チョウバエ成虫の行動範囲は、かなり限られているので、少量の殺虫剤の直接噴霧や残留噴霧の効果が期待できる。

では、どのような殺虫剤が有効であるのか、実験データに基づいて説明する。

(1) 殺虫剤の殺虫力

殺虫剤の適否は、殺虫力が基準となるが、これは虫を致死させる薬量で示されている。

今日、市販されている殺虫剤のオオチョウバエ成虫に対する殺虫はどの程度か、LD50値（μg/雌）で整理すると、次の通りである。

今日、最も普通に使用されている低毒性有機リン剤のフェニトロチオン（スミチオン）のLD50値が0.0041μg/雌であった。これは、イエバエに対するLD50値である0.132μg/雌と比較すると、約30倍近い殺虫力といえる。また、ピレスロイド系殺虫剤では、フェノトリンのLD50値が0.042μg/雌、ペルメトリンで0.017μg/雌という値で、強い殺虫力を示した。

このように、きわめて微量で効くことから、十分な「防除」の効果が得られることがわかる。使用に当たって、人畜や環境への安全性を考えた場合、フェノトリンやペルメトリンが適切な殺虫剤と考えられる。

(2) 殺虫剤の速効性

殺虫剤に期待する効果として、殺虫力の強いことと同時に、速効性も必要である。殺虫剤の散布から、できるだけ短時間で行動不能な状態にすることが望ましい。

その速効性をエアゾール製造で確認した結果を示すと表6の通りであった。

これは、薬剤に被毒してから飛翔力を失うまでの所要時間KT50値（分）で比較したものである。KT50値が小さいほど、速効性であることを示す。

オオチョウバエの有機リン剤に対する速効性は若干劣ったが、ピレスロイド系殺虫剤では、いずれも6分以内の速さであった。

以上の通り、エアゾール剤での評価で、その速効性の高さが確認された。したがって、いずれの殺虫剤であっても、直接噴霧で短時間で「防除」が可能であることがわかった。

また、発生が施設内の広域に分散している場合は、剤型は異なるが、同じピレスロイド系の殺虫剤である「ULV乳剤」での対応が可能である。なお、参考までにULV乳剤の概要を示すと表7の通りである。

(3) 残留噴霧の効果

残留噴霧は、殺虫剤を虫体に直接的に処理するものではなく、虫の通路、潜伏、静止場所などに処理しておき、虫の接触を待つものである。

チョウバエの成虫は、昼間、壁面に静止する性質があるので、発生源近くの壁面に残留噴霧を施すと有効である。

その有効性を実験的に確認したが、その結果は次の通りであった。

表6 数種エアゾール殺虫剤のオオチョウバエおよびイエバエに対する効果について

供試薬剤	イエバエ		オオチョウバエ	
	KT_{50}（分）	致死率*	KT_{50}（分）	致死率*
0.3%ジクロルボス	2′.46″	100.0	10′.46″	100.0
0.5%マラチオン	6.21	97.5	21.59	100.0
0.5%フェニトロチオン	6.21	100.0	27.40	100.0
0.5%アレスリン	5.12	64.1	5.55	100.0
0.2%ピレトリン	2.30	77.5	2.58	100.0
0.2%フタルスリン	2.20	85.0	4.56	100.0
0.2%レスメトリン	2.37	100.0	3.28	100.0
0.2%フェノトリン	3.09	89.3	4.57	92.3
0.2%ペルメトリン	2.53	100.0	4.19	100.0
2.0%IBTA	9.10	75.0	38.11	86.2
2.0%IBTA＋S-421(2.0%)	6.21	98.8	11.01	100.0
＋P.butoxide(2.0%)	8.10	71.6	35.53	90.4

（注） *：24時間後の致死率、0.5㎥箱型法。

表7 金鳥ULV乳剤Sおよび金鳥ULV乳剤E

項目　製剤名	金鳥ULV乳剤S	金鳥ULV乳剤E
有効成分	フェノトリン　10%	ペルメトリン　5%
毒性：急性毒性（LD_{50}）		
経口（ラット）	20.0mℓ（雌雄）	9.8mℓ（雌）、10.5mℓ（雄）
経皮（〃）	＞1.5mℓ（〃）	＞10.0mℓ（雌雄）
吸入（マウス）（ラット）	実用時の41倍の気中濃度で影響なし	実用時の20倍以上の気中濃度で影響なし
亜急性吸入（〃）（4週間）	実用時の17倍の気中濃度で影響なし	〃
眼粘膜刺激（ウサギ）	5倍希釈液刺激なし 原液では直ちに洗顔すれば軽減される	5倍希釈液刺激なし 原液は刺激あり
皮膚一次刺激	なし	なし
皮膚アレルギー性	陰性	陰性
用途・用量（1㎡当たり）		
原液	0.4mℓ	0.4～0.6mℓ
2倍希釈液	0.8mℓ	0.8～1.2mℓ
4倍希釈液	1.6mℓ	1.6～2.4mℓ
特長	① 安全性が高い ② 衛生害虫へのすぐれた効力 ③ 抵抗性昆虫に有効 ④ 昆虫に対するフラッシング効果 ⑤ 工夫をこらした製剤	

（大日本除虫菊資料より）

0.2%ペルメトリン剤では、その処理面にチョウバエ成虫が3分間接触して離脱した場合の飛翔能力を失うのに要する時間は、約13分であった。また、同様の処理面に10分接触した場合は1分間で、15分の接触では30秒という結果であった。

このことは、薬剤処理面に一度、接触し離脱したとしても、確実に「防除」できることを示すものである。したがって、発生源付近の壁面に残留噴霧すれば、昼間の静止場所だけに効果は確実である。

また、処理面の残効性について、処理後3日目、7日目、14日目および30日経過面での効果を確認したが、そのKT50値は12分、13分、16分および19分で、ほとんど低下しない。

このように、残留噴霧の効果は高く、確かな「防除」につながる。

以上のごとく、市販の殺虫剤は、殺虫力、速効性、および残効性ともに備えており、効果が高い。

チョウバエ成虫は、殺虫剤の適正な使用で、確実に「防除」が可能である。「防除」の設計が確実ならば、難防除種ではない。

発生源対策

施設周辺にあるチョウバエ、ミズアブなどの水系由来の不快虫発生源のひとつ

発生源とは、チョウバエが産卵し、一定期間発育する場所である。問題のチョウバエの発生源は、施設の内外を問わず、水を使用し、流し、溜まる場など「水周り」といわれる場所である（写真）。このような場所の管理には、少なくとも次の3つのことを徹底すべきである。

1）清掃

2）構造的に間隙をなくす

3）廃棄物の処理法方を考える

以上であるが、構造的改善を重ねながら恒久的対策をとる必要がある。

しかし、施設等は、時間的経過の中で発生源となる要素を蓄積していく。ここで必要なことは、「清掃」により状況が改善されたレベルを維持することである。それは、見回りなどの「監視」で得られた情報に基づき、問題場所を特定し、適切な「処置」をとることである。

問題場所の多くは、発見しにくい場所や人の手の届きにくい場所である。このような場所には、適切な化学的防除が必要である。また、このような場所には、成虫と幼虫が発生しているが、幼虫の密度が高い。このようなことから「幼虫対策」と称されている。

チョウバエ防除においては、成虫対策も重要であるが、幼虫防除も不可欠である。成虫に対する各種殺虫剤の効果については、前回、詳細に解説した。ここでは幼虫について説明しておく。

幼虫の場合は、幼虫の発育の度合いによって、若干、効き方が異なる。幼虫の発育度合いを若齢、中齢、終齢および蛹期で分け、その殺虫剤に対する強さを示すと、次の通りである。

有機リン系殺虫のジクロルボス（DDVP）乳剤では、50％致死濃度のLC-50値（ppm）が、蛹期で27.87ppm、終齢で3.48ppm、中齢で1.49ppm、若齢で0.29ppmという値であった。発育が進むに伴い、高い濃度を必要とすることがわかった。蛹は、若齢に比較して約30倍の薬量を要した。

このような、若齢よりも蛹の方が強い傾向は、他の殺虫剤でも同様である。蛹と若齢幼虫のLC-50値の違いをフェニトロチオン（スミチオン）乳剤で比較すると、蛹では8.06ppm、若齢で0.48ppmという値で、約17倍の差があった。また、ピレスロイド系殺虫剤のペルメトリン（エクスミン）乳剤で比較すると、蛹が4.27ppm、若齢で0.14ppmという値で、約30倍の違いがあった。

以上のように、いずれの薬剤も、発育程度の違いによって効果が異なった。このことは、幼虫期対策（発生源対策）において効果を上げるためには、薬剤の施用時期を適切に設定することが大切であることを示すものである。

しかし、チョウバエ“ゼロ”を確実に果たすためには、移動性が小さく、その期間の短い幼虫期対策が最も効果的である。

では、どのような薬剤が有効であるのか、その製剤について解説する。

上手な発生源対策

チョウバエの発生源対策として、最もよく知られているのは、下水槽や浄化槽である。これらは生活の場をはじめ、製造の場に至るまで広く見られる。

製造の場におけるこれらは、清掃管理がなされていてもチョウバエの発生が見られることがあり、防虫管理が不可欠である。

その手法には、使用法が簡便で、安全性が高く、効力の持続性が長いことが必要である。その代表的な製剤には、次のようなものがあるので、以下にその特徴を挙げる。

樹脂製剤

樹脂製剤は、熱可塑性樹脂に有効成分を混入練合して、板状に加工されたものである。この製剤は使い方が簡単で、有効成分が持続的に気化し、その効果も3カ月にわたる。

この特徴は、気化した有効成分が小さな隙間にまで行きわたるとともに、幼虫の育つ浮遊有機物や水に移行し、殺虫効果を発揮することである（写真）。

有効成分は、有機リン系殺虫のジクロルボス（DDVP）で、気化性である。この製剤のオオチョウバエ幼虫に対する殺虫力は、実験的にも確認されている。その結果は表8の通りである。これは3m²に1枚の用量で実施されたもので、水中の幼虫が致死する経過を被毒1時間から7時間にわたり確認したものである。

開封直後品（0日）も30日間経過したものも、被毒7時間の致死率は、各齢期を問わず65％以上で、その持続性の長さが明らかである。

これは、1回の使用で発育段階の違いに関係なく、強い殺虫力を発揮し、乳剤等に比べてその効力が高いことを示すものである。また、有効

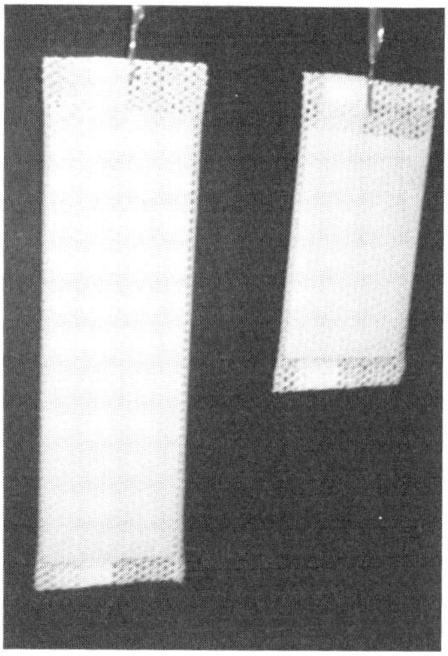

成虫、幼虫に効く蒸散剤「パナプレート」

表8　オオチョウバエ幼虫に対するDDVP樹脂蒸散剤の殺虫効果

供試昆虫	経過日数	供試齢期	供試虫数	被毒時間——致死率（%）			
				1時間	3時間	5時間	7時間
オオチョウバエ	0日	中齢	30	66.7	86.7	60.0	86.7
		終齢	30	36.7	76.7	93.3	76.7
		蛹	30	0	6.7	50.0	66.7
		DDVP濃度※(ppm)		1.48	6.86	13.05	16.35
	15日	中齢	20	75.0	100.0	70.0	80.0
		終齢	20	40.0	50.0	80.0	75.0
		蛹	20	0	0	5.0	50.0
		DDVP濃度※(ppm)		1.04	4.59	7.99	10.80
	30日	中齢	20	35.0	85.0	70.0	90.0
		終齢	20	10.0	85.0	75.0	75.0
		蛹	20	0	0	5.0	65.0
		DDVP濃度※(ppm)		0.42	2.58	3.72	5.31
アカイエカ	0日	終齢	30	100.0	100.0	100.0	–
		蛹	30	53.3	85.0	100.0	100.0
	15日	終齢	20	100.0	100.0	100.0	–
		蛹	20	60.0	85.0	100.0	100.0
	30日	終齢	20	100.0	100.0	100.0	–
		蛹	20	10.0	65.0	70.0	100.0

※DDVP濃度は揮散後水中へ移行したものの定量値

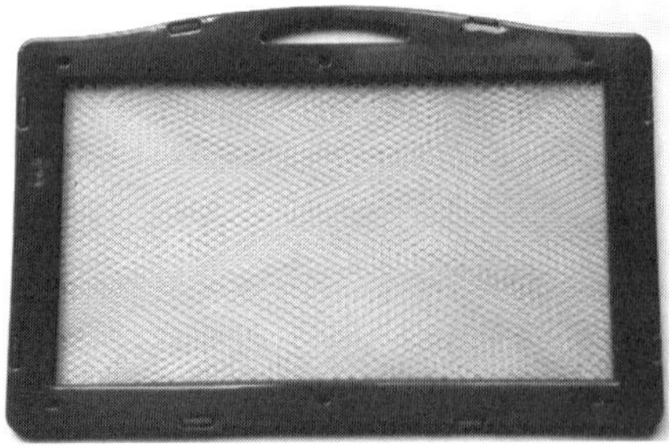

ネット状蒸散剤「ベーパプロ W」

成分が、水中に移行していることも明確である。発生源は閉鎖環境であることが多く、この製剤の効果が発揮できる。

発生源対策のための殺虫剤を選ぶ場合に大切なことは、殺虫力に関する基礎試験成績から、その特徴を確認することである。そのことにより、適切な施用方法につながり、確かな効果を上げることができる。参考までに、代表的製剤の用法·用量を挙げると表9の通りである。

ネット状樹脂剤

ネット状製剤は、ポリオレフィン系樹脂に常温揮発性のピレスロイド系殺虫剤を処理したものである（写真）。

この製剤も使い方が簡単で、長期間にわたって効力を発揮する。この有効成分は、プロフルトリンといい、オオチョウバエ、ホシチョウバエ、ノミバエ、コバエ、ユスリカなどに有効である。

主要な製品にはベーパプロ W というものがあり、合併処理浄化槽用に用いられている。その効果は図 11 に示す通りで、90 日間にわたり殺虫力を発揮し、その有効成分の残存率はおよそ 20%である。残存率が

表 9　市販樹脂蒸散殺虫剤の用法および用量（医薬品）

	パナプレート(L)、2枚入り(LW)			パナプレートハーフ(H)			パナプレートキュー(Q)		
使用場所	※以下の場所のうち、人が長時間留まらない区域：店舗、ホテル、旅館、工場、倉庫、畜舎、テント、地下室	便所、下水槽、浄化槽	ゴミ箱、厨芥箱、戸棚、キャビネット	※以下の場所のうち、人が長時間留まらない区域：店舗、ホテル、旅館、工場、倉庫、畜舎、テント、地下室	便所、下水槽、浄化槽	ゴミ箱、厨芥箱、戸棚、キャビネット	※以下の場所のうち、人が長時間留まらない区域：倉庫、畜舎、地下室	便所、下水槽、浄化槽	ゴミ箱、厨芥箱、戸棚、キャビネット
対象害虫	ハエ　蚊		ハエ　蚊　ゴキブリ	ハエ　蚊		ハエ　蚊　ゴキブリ	ハエ　蚊		ハエ　蚊　ゴキブリ
使用量	25～30㎥の容積当たり1枚（目安、6～8畳　高さ2.5mに相当）	8～12㎥容積当たり1枚	5～10㎥の容積当たり1枚	10～15㎥の容積当たり1枚（目安、3～4畳　高さ2.5mに相当）	4～6㎥容積当たり1枚	2～5㎥の容積当たり1枚	5～7㎥の容積当たり1枚（目安、1～2畳高さ2.5mに相当）	2～3㎥容積当たり1枚	1～2㎥の容積当たり1枚
使用法	天井または壁に吊す（高さ2m位に）	マンホール内、または蓋の裏側に吊す、天井、壁から吊す 容器内に吊す		天井または壁に吊す（高さ2m位に）	マンホール内、または蓋の裏側に吊す、天井、壁から吊す 容器内に吊す		天井または壁に吊す（高さ2m位に）	マンホール内、または蓋の裏側に吊す、天井、壁から吊す 容器内に吊す	

（国際衛生㈱の資料より）

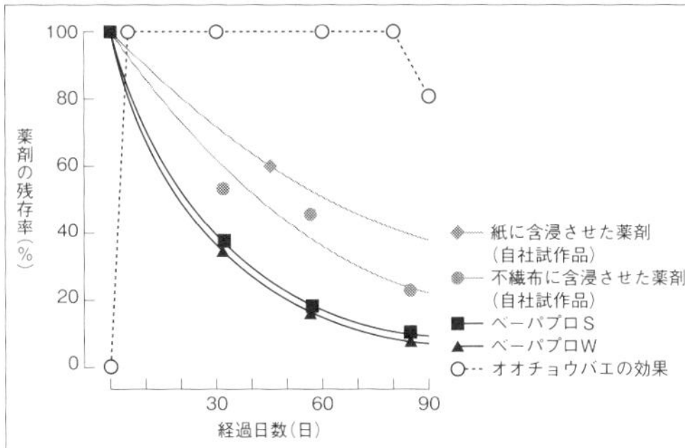

図11 経過日数に伴う薬剤の残存率・効果（浄化槽内 湿度95%以上）（アースバイオケミカル（株）資料を改写）

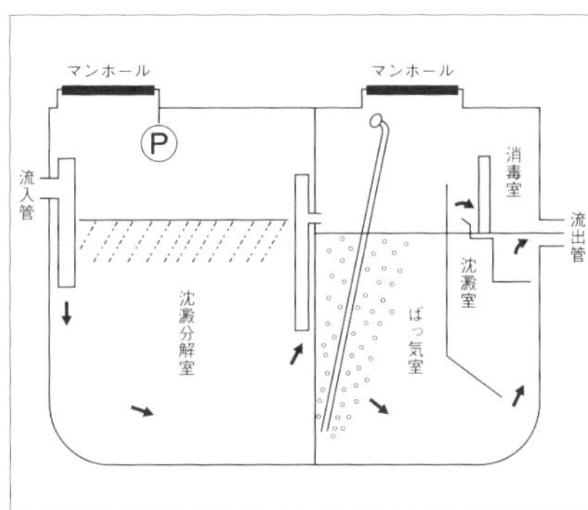

図12 浄化槽の概略と薬剤設置場所（ⓟのところに設置）

20％になっても80％以上の駆除率を示すことは、有効成分の殺虫力の高さを示すものである。これと類似した製品としてベーパーグリーンGというものがあるが、これは環境の時代にふさわしいものである。

以上の蒸散剤の浄化槽等への用い方は、図12に示すように、沈殿分離室や沈殿室に吊るしたり、マンホールの蓋の裏側などに吊るすとよい。

蒸散剤は使用法が簡単で、持続性が高いことから、現場適性が高い製剤である。DDVPを有効成分とするものは、幼虫に対しても有効なことから、利用価値が高い。その他に、ムシパンチMという発泡エアゾール剤もあり、局所的な幼虫対策に便利な製剤である。また、アース・ミズアブジェットというエアゾール剤は、アメリカミズアブやチョウバエの駆除に便利である。

上手な発生源対策は、以上の製剤を使い分けて用いることと、幼虫期間の感受性が異なることを念頭に置いて、防除計画を立てることが大切である。

IPM 時代のチョウバエ対策

チョウバエは、食品工場の最大の「ペスト」である。このチョウバエの“ゼロ”を維持するためは、ハードに依存せず、「人」というソフトを機能させることが基本である。そのためには、プロセスを明確にし、確かな運用を図ることである。このプロセスを再確認すると図 10（270 頁）の通りである。

この中の「分析」が最も重要な部分で、このことが確実にできているか否かを、第三者に評価してもらうことを忘れないでほしい。

活用されない報告書

食品企業では、今日、「防虫・防そ」を製品の安全・安心を提供するための工程のひとつとして実施している。この対象の虫は、食品類の異物混入クレームの中で、毛髪と並んで最も目立つ存在である。

その被害をできるだけ抑えるために、「毛髪」については着帽、ローラー掛け、入室時のエアシャワーなどが実施されている。また、「虫」に関しては、定期的な調査や防除作業が実施され、その結果、報告書が提出されている。

前者は、個々の活動であって、意識づけができ、その意味が理解されている。しかし、問題なのは後者の方で、従業員のほとんどが「報告書」の存在を知らないことである。

これは、工場・施設の「虫事情」をまったく知らないに等しい状況を物語るものである。価値ある「防虫・防そ」にするためには、関係者に広くこの情況を認識してもらうことである。

そのためには、担当者あるいは関係部署が、報告書を分析・評価するのは当然で、その結果を関係者に周知させるべきである。企業の多くは、報告書を「防虫・防そ」作業の領収書のごとく、受理しているとしか思われない状況である。

防虫·防その有効性を高めるためには、提出された「報告書」を、もっと活用すべきである。報告書から得られた情報を整理し、関係者に知らせることにより、持ち場ごとの監視レベルが高くなり、充実した虫管理へとつながっていく。

この情報の周知が「IPM」の骨子である。食品企業の衛生管理は、全員参加が基本であって、虫管理も例外ではない。

菓子製造工場の虫調査

では、報告書をどのように扱えばよいのか。ここで参考事例を紹介する。

この報告書は、中堅クラスの菓子製造工場で実施されたものである。

この工場は、当時としては、かなり先進的な考え方をしていたと考えられる。それは、食品衛生法が改正され（1995年5月24日）、HACCPを「総合衛生管理製造過程」と名づけ、その承認制度が発足して、間も

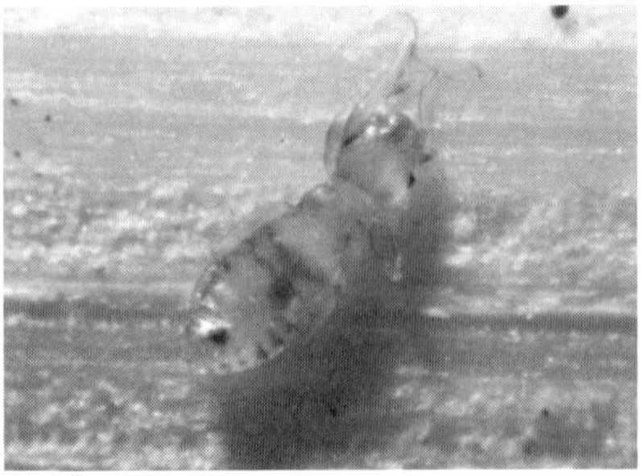

チャタテムシ。清潔作業区域での多発は、インフラストラクチャー管理に欠陥がある

表10　菓子製造工場の捕ら虫機による昆虫相調査

侵入虫種		加熱室	加熱加工室	洋菓子加工室	合計
外部侵入					
双翅目	ガガンボ	26	6	2	34
	ユスリカ	175	67	226	468
	キノコバエ類			2	2
	ショウジョウバエ	1,045	692	162	1,899
	トゲハネバエ	11	13	34	58
	ミギワバエ				0
	タマバエ	9		80	89
	クロバエ	19	15	5	39
	ニセケバエ	6	2	5	13
	その他	16	16	42	74
鱗翅目	ガ類				0
甲虫類	ハネカクシ	57	60	102	219
	ゴミムシ		2		2
	その他				0
半翅目	アブラムシ				0
	ヨコバエ・ウンカ	340	136	12	488
膜翅目	アリ類	10	2		12
	羽アリ	254	227	292	773
	ハチ類	26	24	5	55
直翅目	コウロギ・ウマ				0
	ゴキブリ類	3	2	1	6
	ハサミムシ				0
	クモ類・多足類				0
	カメムシ類	13	8	1	22
内部発生					
双翅目	ノミバエ	87	98	552	737
	ショウジョウバエ	66	48	169	283
	ニセケバエ	33	5	2,603	2,641
	チョウバエ	117	51	35	203
鱗翅目	メイガ	4	1	2	7
甲虫類	ゴミムシダマシ	7	1		8
	シバンムシ	185	75	22	282
	ヒラタムシ				0
	カツオブシムシ		2		2
直翅目	クロバエ				0
	チャバネゴキブリ		6		6
	チャタテムシ	1,982	977	1,154	4,113
	トビムシ				0
	その他				0
		4,491	2,536	5,508	1,2535

注）調査期間：平成11年5月11日～平成12年5月19日

ない時期である。また、その当時は、まだ食品企業での「防虫・防そ」への取り組みは、今日ほど熱心ではなかった。

したがって、この調査も完璧とは言い難いが、工場内の虫事情は、これで明確になったことは確かである。ただし、残念なことには、この表10の調査結果は十分な分析がされないまま、このように虫が発生しているので、殺虫剤による化学的防除をするための理由づけに終わったことである。

その後、この工場から「防虫・防そ」の自主管理基準を作りたいという相談があったので、この資料を利用した。

この調査結果からわかる問題点は、次のことである。

○製造施設の清潔作業区域の洋菓子加工室で、全捕

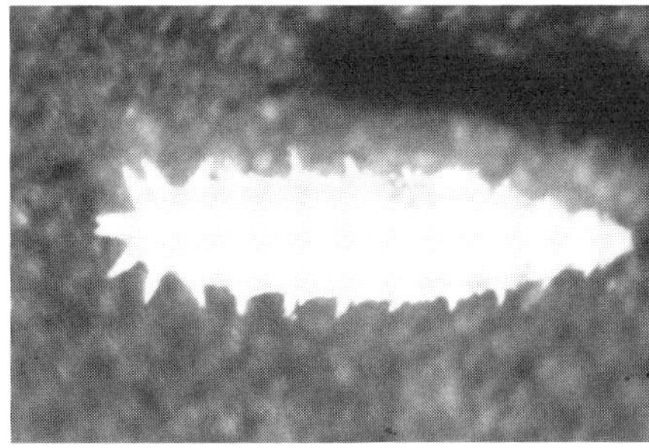

よく知ろう！　コバエの代表
「ノミバエ」の幼虫

虫数の43.9%もの虫が捕れること

○内部発生しているチャタテムシが全体の約33%を占め、ニセケバエも21%を占めること

○外部侵入種とされるショウジョウバエが15%に達すること

これらを総括すると、

廃棄物の処理の在り方や清掃手順、入れない手段に欠落のあることが明確である。

以上の中で、最も問題なのは、「加熱室」でショウジョウバエが多数、捕獲されたことである。また、内部発生とされるニセケバエが洋菓子加工室で総捕虫数5508頭の約50%を占めたことである。

現場の実践例

この対策のためには、問題種を知ることが不可欠なので、チャタテムシ、ニセケバエ、ショウジョウバエ、ノミバエの写真と簡単な解説を食堂の掲示板に貼り、意識を高めることにした（写真）。また、朝礼の場を利用して、虫への関心を高めることに努めた。このことにより、自然に「防虫的清掃」が、製造現場に根づいたようである。

さらに、自主基準を構築するための作業グループを立ち上げ、活動を開始した。その満たすべき項目は、表11（次頁）に示す林の方法（2004年4月）を参考にし、現状の見直しに始まり、補足すべきことを満たすことになった。この菓子製造工場は、今、さらなる改善に取り組んでいる。過去のデータの見直し、再発掘の努力と食品類製造関連施設のHACCP対応防虫対策の省薬的手法は、発展のための踏み台の役割を果たしたようだ。

大事なことは、対応手段の運用を確実にすることである。「なぜ、これをするのか？」を考えながら実行する心を持ち続けることである。

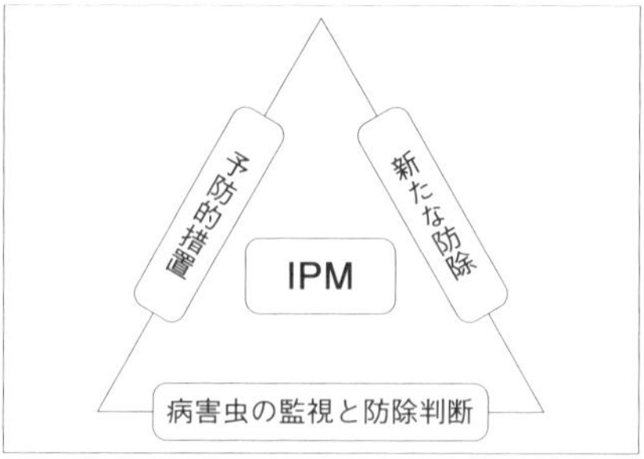
予防的措置
新たな防除
IPM
病害虫の監視と防除判断

図 13　IPM を支える要素

IPM を正しく理解するために

IPM は「Integrated Pest Management」の略称で、日本語では「害虫管理」「総合的病害虫管理」「総合的有害生物管理」などと訳されている。

本書でも、IPM については既に部分的な説明をしてきたので、違和感なく受け止めることができるが、このことの今日に至るまでの道程は短いものではない。

それだけに、正しく理解しておかないと、誤った方向に向かいやすい。

表 11　食品類製造関連施設の HACCP 対応防虫対策の省薬的手法
（害虫管理の手順：①調査、②計画、③実施、④確認、⑤報告・提案）

対象	対象方針	対応手段	問題の場所と状況	具体例
Ⅰ 施設立地条件	1 環境診断	施設を中心とした半径2km圏内の植生、発生源の調査 隔離・除去・排除		廃棄物関連施設 排水処理施設 河川、池沼、雑草
Ⅱ 外部侵入昆虫	2 誘因源管理 （接近防止）	誘因源の除去	光源（一般照明、外灯、漏洩光など）	ナトリウム灯、防虫蛍光灯、カラーフィルム、防虫カーテン
			臭気	廃棄物管理、脱臭剤・装置、局所排気
			植栽・緑地	樹種;品種選定、年間管理計画
		被害回避対策	外壁・外周	防虫塗料、防虫ベルト
		外部誘導	施設外周部	電撃殺虫機、光学吸引殺虫機
	3 侵入経路管理 （遮断）	開口部閉塞	従業員出入口	前室構造、防虫のれん、エアシャワー
			機材搬入口	ドックシェルター、間隙薬剤処理
			廃棄施設	防虫網
			排水口	排水トラップ
		搬入防止	従業員の教育	エアシャワー
			原材料の管理	パレット防虫加工、仕分け施設の設置
Ⅲ 内部発生昆虫	4 発生源管理	調査・点検※	製造機・ライン	ライン位置の変更
			排水溝	清掃、防虫処理

※調査・点検（モニタリング）は、外部侵入昆虫、内部発生昆虫のいずれについても必要である

そのあらわれのひとつとして、「IPM とは、農薬や殺虫剤を使わないことだ」と思い込んでいる人がいる。IPM は、決して化学的防除を否定するものではない。

IPM の発端

農薬万能の時代は、1960 年代の後半から陰りを見せ始めた。これは、R・カーソンの『沈黙の春』(1962 年)による警告をきっかけとする。また、その頃、国連食糧農業機関(FAO)は、農薬の弊害の表面化を憂慮し、1965 年にローマで専門家会議を開き、害虫防除の在るべき姿を論議した。

その結果、「あらゆる適切な防除手段を、相互に矛盾しない形で使用し、経済的被害を許容水準以下に有害生物個体群を減少させ、かつその低いレベルに維持するための個体群管理システム」の提言をした。

わが国においては、1997 年に「総合的害虫管理学」が明確にされ、2000 年に入り、徐々に害虫防除の現場で実施されるようになった。

IPM の推進

農業分野においては、「総合的病害虫・雑草管理(IPM)実践指針」が示され、その推進が図られた。これを要約すると、図 13(前頁)のようになるが、「予防的措置」「新たな防除」「病害虫の監視と防除判断」の 3 つの要素で構成されている。とりわけ重要なのは、「病害虫の監視と防除判断」で、農業分野では「発生予察法」という世界に例を見ないシステムがあって、これに支えられている。

IPM は「Ⅰ 農薬によらない防除技術(物理的防除法、生物的防除法、生態的(耕種的)防除の 3 つ)と「Ⅱ 化学的防除法」の 2 つから成る「病虫害防除技術」と「発生予察法」を基盤とし、「適切な防除のための組み合わせを選定」し、害虫群を「経済的被害許容水準以下に管理」することをいう。これが、農業分野における IPM である。

衛生害虫の分野における IPM は、「建築物衛生法」の中で取り組みが始まっているが、農業分野に見られるような行政関与がない。技術的にも、「経済的被害許容水準以下の管理」の判断基準や発生予察の技術も確立されていないため、軌道に乗り難いところがある。

また、食品関連の場では、農業分野の考え方まで取り組みが可能であるが、技術者の育成に課題を残す。

今、文化財の保存の分野でも、IPMへの取り組みが始まっている。文化財に関しては、文化庁が主導し、「文化財の生物的被害防止に関する日常管理の手引き」（平成14年3月31日）が出されている。この骨子は、「被害を未然に防ぐ予防対策を中心とする」となっていて、「食品衛生」と共通するものがある。

生物被害管理プログラムにおける5段階のコントロールがあり、これには「Avoid（回避）」「Block（遮断）」「Detect（発見）」「Respond（対処）」「Recover（復帰）」などが設定されていて、「食品衛生」と共通するものがある。

また、文化財のIPMの手順は、図14のように決められている。管理の在り方は、日常管理（担当者による作業）、被害調査（担当者と専門家の両者が関与する作業）、防除処置（専門家による作業）と、役割分担が明確にされている。

この流れの中で重要な部分は、「生物被害調査」の目視・トラップ調

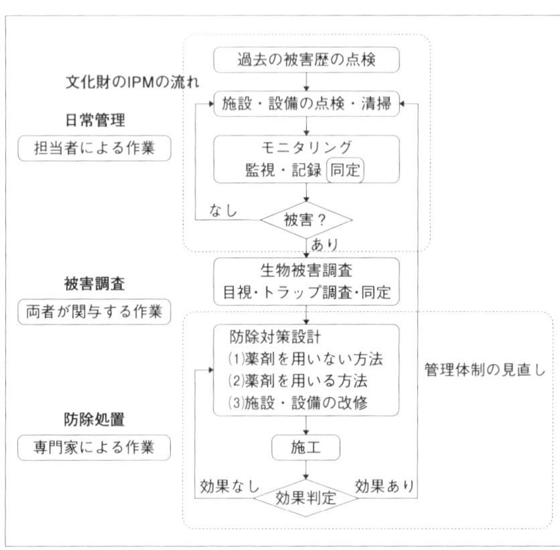

図14　文化財のIPM手順（文虫研究資料より、2009年8月）

査·同定のところである。この「被害調査」は、専門業者任せにせずに、担当者と専門家の両者の関与が強くされている。この部分は、食品企業が学ばなければならない点である。また、この中でも「薬剤を用いる方法」は否定されていない。

食品企業における「防虫・防そ」を有効に実施するために、以上のことを参考にされたい。

防除報告書は、十分に分析・評価し、その結果を現場に流し、そして見直しをすることが必要である。また、業者任せの「調査」になっていないか、現場を確認することが必要である。特に、「ライトトラップが、同じ場所に“10 年 1 日”で置かれていないか」「床置式の粘着トラップが放置されていないか」などの点検が必要である。

防虫・防そは、「妥当性」の確認が必要な作業であることを再確認することが大切である。

IPM を支える忌避剤

今日、施設の有害生物管理の現場は、社会的要求の変化やさまざまな情報があふれている中で、その対応に工夫が求められている。ことに化学的防除は、一般消費者の残留農薬に対する関心が高まったことで、若干の軌道修正が必要となった。

しかし、現状は、食品類の虫の混入によるクレームや、虫による直接的被害などが後を絶たない状況である。早急に、問題解決のための適切な手段が求められている。

このような要求を満たすために、今、改めて総合的有害生物管理（IPM：Integrated Pest Management）の手法が検討されている。ここでは、IPM を支えるための、従来はあまり省みられなかった忌避剤について紹介する。

混入異物の虫対策

混入異物の虫、害虫対策は、被害をもたらさないように駆除、殺滅するのが、普遍的な考えであった。また、この他に被害を回避すればよいとする考え方もあった。これらは期待されるような効果や、必要とする条件によって使い分けられていた。

混入異物の虫対策には、いくつかの方法があるが、ここでは被害回避の方法を考えてみたい。この対策には、最初にその取り組み方を明確にする必要がある。大事なことは「虫だから退治する」ということではなく、「製品の品質に影響を及ぼす要因であるから執る手段である」ということを忘れてはならない。その方法は「近づけない」「入れない」「発生させない」の3つの方法がある。このことを整理すると図 15 の通りである。

ここで紹介する「忌避剤」は、「近づけない」「入れない」の化学的な手段である。この忌避剤は、IPM を支える大切な手段のひとつである（写真）。

被害回避に用いる「忌避剤」とは、どのようなものなのか。はじめに今日に至るまでの経緯について述べる。

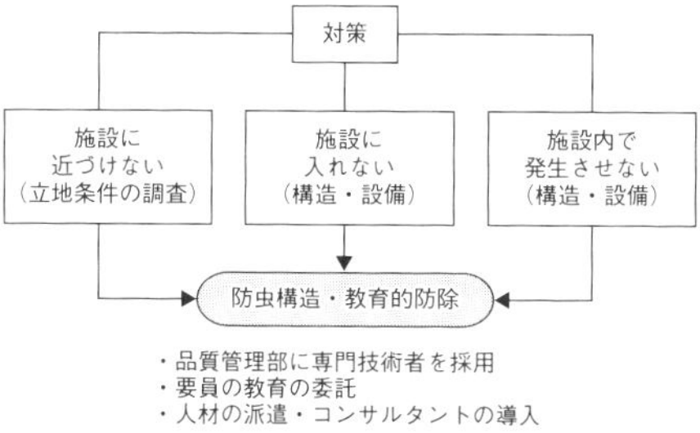

図 15　異物混入の虫対策

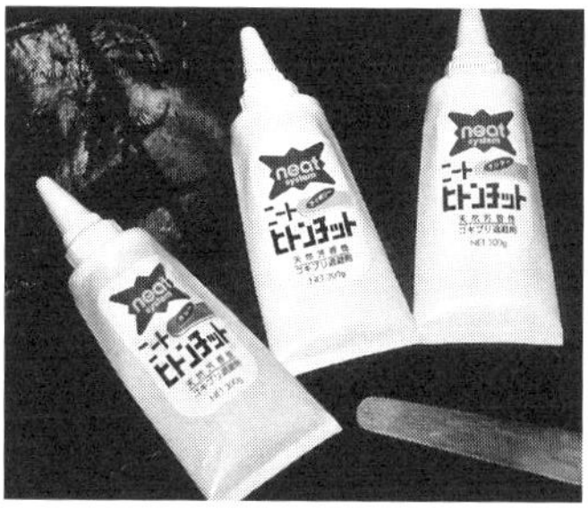

樹木精油成分を用いたゴキブリ侵入制御剤

忌避剤の効果

「忌避剤」というと何か特別なものと思いがちであるが、人の生活にとって身近なものである。人類が地球上に姿を現した時点から使い始めたものである。

古い記録によると、ラクダの尿、タールの混合物、赤土等の泥などを身体に塗ったり、雑草、大麻、朽木などを燻焼し、虫からの吸血、刺咬を防いだりしたことが知られている。この燻す材料は、そのほとんどが天然由来のもので、中国の古典にも 1200 種もが記録されている。今日でも、シトロネラ、ヒマラヤスギ、ユーカリ、樟脳（しょうのう）などが忌避物質として用いられている。

近代的な忌避剤の研究は 1942 年頃から始まった。それは軍隊用で、1942 年から 1952 年にわたり 1 万 1000 種の化合物がスクリーニングされている。

忌避剤の特性

忌避剤は、虫の食性を背景に開発された物質で、その虫が何をどのように食べるのかを分析して創成された。

忌避剤には、虫が寄主を選ぶ時の行動によって、嗅覚に反応する嗅覚忌避剤と味覚に反応する味覚忌避剤とがある。また、虫が寄主を選ぶ目的は、産卵と成長という 2 つがある。

産卵には、捜す行動、到達・確認、産卵という一連の行動を伴うが、これには化学物質が関与している。このような化学物質への反応行動を「走化性」といい、引き寄せられるものを誘引、逆に遠ざけるものを忌避という。

虫が産卵に成功した時は、続いて幼虫が孵化発育するが、成長のために摂食刺激因子の働きが必要となる。なお、この接触刺激因子の働きを阻害する物質が忌避剤である。

忌避剤は、以上のように虫が産卵し、成長する一連の行動を阻害する物質である。忌避剤は、殺虫剤のように直接的な効果はないが、時間をかけて問題解決に導く物質である。

忌避剤の種類

忌避剤には、生産活動の場、農林·水産活動の場、公衆衛生の領域と、その使用される範囲が広範囲にわたる。したがってその種類も多様で、それは天然忌避剤と合成忌避剤に大別される。

また、忌避剤は農薬の範疇に属し、殺虫剤、殺菌剤、除草剤、殺ダニ剤、殺線虫剤、殺そ剤、植物成長調節剤、誘引剤、化学不妊剤、微生物農薬、協力剤および補助剤と同様に、化学的防除を支える材料のひとつである。

したがって、この製造、販売および使用にあたっては、農薬取締法や薬事法に定められていることに十分に配慮する必要がある。

天然忌避剤について

忌避剤は歴史的な経緯からも理解できるように、天然物由来のものが多い。これらはさまざまな経験の中から便利な形態に発達した安心感の高い物質である。今日、生活の場における化学物質が問題になっている中で、殺虫剤に依存しない防除法が求められていて、天然物で被害を回避する「忌避」の手法に期待が持たれている。

虫関係の天然物由来の製品で、日常生活の場に定着したのは「蚊取り線香」である。蚊取り線香は、もともとシロバナムシヨケギクという植物の中の殺虫成分であるピレトリンを抽出した残さを材料にしてできた製品である（写真）。

蚊取り線香は、これを燻焼すると、煙の中に殺虫成分と、加熱時に忌避作用を持つ他の成分が生じ、殺虫性と忌避性を発揮する。このように植物成分の中には、殺虫あるいは忌避という生理活性物質を含んでいるものが少なくない。

蚊取り線香。その煙の中に吸血回避の力を宿す

今では、経験から派生した天然忌避剤と称する数種類の植物抽出液を配合した製品が姿を見せている。この是非は別として、忌避剤として期待される香油植物には、シトロネラ、ローズ、ゲラニューム、セダーウッド、ラベンダー、アニスなどの精油がある。

また、この他に、殺虫･防虫、人の健康などに生理活性を持つと称され、研究の余地のある香油植物には、スペアミント、ナツメグ、ペパーミント、ミントン、シナモン、クローブ、ユーカリ、ガーリックなど10数種類がある。

そのうちのひとつであるクローブの忌避効果について、チャバネゴキブリを用いて実験したところ、その結果は表12に示すように約80%の忌避率を示した。

このクローブは、フトモモ科の植物でインドネシア原産である。精油は花蕾より抽出されるが、古くから医療用として広く用いられ、ペストの予防に用いられたことはよく知られている。また、昆虫の忌避剤としては、ヨーロッパで広く使用されていた。その後、空気の消毒、殺菌にも使用されるなど、応用範囲は広がった。

表12　ハーブ材料のチャバネゴキブリに対する忌避性

条件	実験回数	設置後 24 時間後忌避率（%）		
		A	B	C
直後品	1	80.0	60.0	60.0
	2	97.2	30.5	47.2
	3	62.5	16.6	-50.0
	平均	79.9	35.7	19.1
40 日経過品	1	76.0	68.0	0.0
	2	70.5	0.0	0.0
	平均	73.3	34.0	0.0

この実験で確認されたクローブの忌避性は、2000年の初期の頃であれば、その価値が評価されなかったが、現時点では有効なものと考えられている。

以上の他には、樹木の精油成分

があるが、ヒノキ科の成分であるヒノキチオールは、天然抗菌物質として注目されており、ダニ、シロアリ、ゴキブリなどに効果のあることが実証されている。

合成忌避剤について

合成忌避剤は、当初、人畜に直接処理する目的があったので、低毒性の物質を中心に開発が進められた。合成忌避剤の研究は、第二次世界大戦中に飛躍的に発展した。特に米国は、アラスカのツンドラ地帯を戦略目標に置いていたため、夏にその地に大発生する「蚊」の被害を避けるために、積極的に研究された。この研究では、4500種もの化合物から、5時間以上の効力持続性のあるものを選抜し、有効性の高いものをグループ化した。

それによって、忌避剤はアミド、アミドエステル、グライコール、アセタールなどの官能基を持つものが有効であることが明らかになった。

よく知られた忌避剤には、ジメチルフタレート、ジエチルトルアミド、MGK － 11、MGK － 326およびタブトレックスなどがある。

このうち、代表的な忌避剤である2種類について、その概要を紹介する。

ジエチルトルアミド

ジエチルトルアミド（diethyl toluamid）は1946年に米国で開発された化合物で、DET、Delpheneまたはディートの商品名でよく知られている。DETの毒性は、マウスに対する急性経口LD50値が1170mg/kgであり、ラットに対しては2g/kgである。

DETは水に不溶なので、製剤化するにはイソプロパノール、エタノール、プロプレングライコールや棉実油などで調整する。

本品がわが国で医薬品として製造が承認されたのは昭和39年である。その効果は、蚊、ノミなどの吸血害虫や、ハエ、ゴキブリなどの害虫に有効である（写真）。

DETとその他の忌避剤のチャバネゴキブリに対する効果は高い。実験は、ゴキブリの習性を考慮し、3種類の方法で実験したが、いずれの条件でもその効果は高かった。

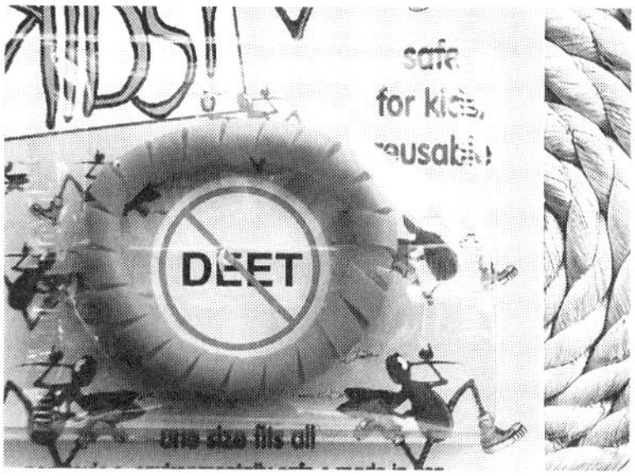

虫を寄せつけない忌避バンド。柱や支柱に巻きつけて侵入制御を図る使用方法もある

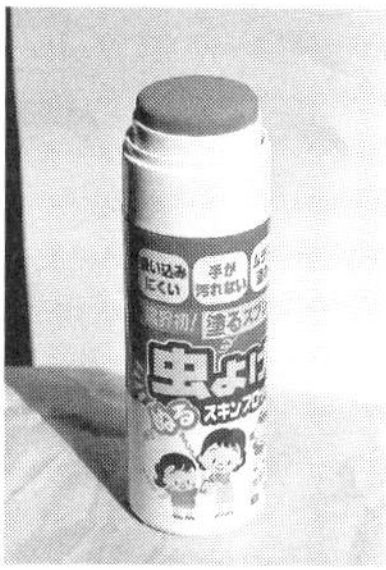

忌避剤は、使用法が直接塗布だけに安全性が高い

MGK － 11

MGK － 11は、米国のMGK社が開発した化合物である。

わが国では、レッパー111という商品名で知られている。毒性は非常に低く、ラットに対する急性経口LD50値が2.5g/kgである。

本品は、多くの吸血性昆虫に有効で、家畜用、ペット用、人体防虫スプレーとして広く使用された。チャバネゴキブリに対する効果は表3に示した通りである。$1m^2$当たり500mgの薬量でも優れた忌避効果が認められている。

以上が、主要な忌避剤の性状と効果の概要である。

忌避剤は、天然忌避剤や合成忌避剤の区別なく、多くが吸血昆虫を対象とし、直接塗布という使用法を想定して研究されてきた（写真）。

しかしその効果としては、昆虫が寄主に接近する行動を阻止するもので、これは「近づけない」「入れない」という侵入防御の材料として期待が持てるものである。

忌避剤活用の道筋

忌避剤は、異物混入の虫対策（図15、289頁）で明確にした3つの考え方を支える重要な材料のひとつである。

化学的防除には、当初から忌避剤による被害回避という手法として存在していたが、劇的な効果を狙うあまり、活用の道を忘れて今日に至った。

いま改めて忌避剤を見直し、水面下にある明瞭な判断のできないものを俎上に乗せる必要がある。重ねて述べるが、忌避剤はIPMを機能させるための大切な材料である。

11 章

ISO22000 における害虫防除

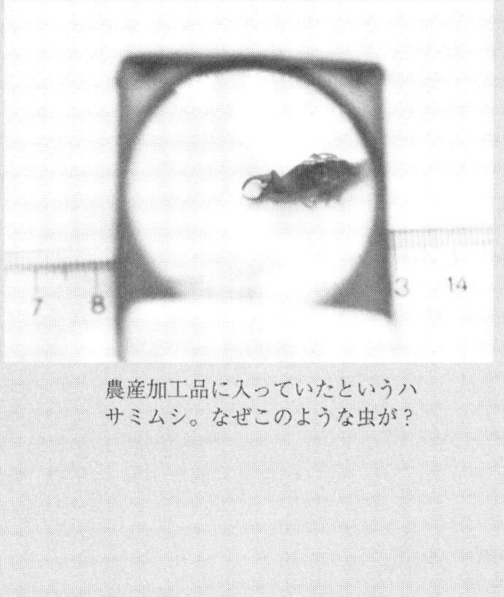

農産加工品に入っていたというハサミムシ。なぜこのような虫が？

新たな「食」の国際規格

ISO22000は、食の安全・安心を確実にするための国際規格である。なお、これは、「食品衛生の一般的原則に関する規則」を背景にしたものである。

この新たなる国際規格の中で、「防虫・防そ」は、施設の保守管理および衛生の項に位置づけられている。また、食品の安全性や安定性を守るため、繁殖やまん延を阻止するための手順を示している。

それは、浸入防止、潜伏防止、モニタリングの実施、根絶、廃棄物の除去と適切な収納を行う、モニタリングの有効性を評価するで、これが原則で求められている。このことを、手作りの「防虫・防そ」で具体例を紹介した。

ISO22000をツールに

現在、多くの食品企業では、食の安全・安心を確実にするために、さまざまな努力がなされている。その取り組みは、「5S」に始まり、今日では食の安全に特化した「ISO22000」が登場して、これに対する関係者の関心が、急速に高まっている。

この新たな規格の重要な部分のひとつは、「前提条件プログラム(PRP；Prerequisite Program)」であるが、その中の“そ族および昆虫の防除”については、今、そのものが変曲点にあり、ひと工夫が必要とされている。

ここでは、ISO22000をツールにして、食品の場にどのように特化させるかを、その原点に立ち返って考えたい。

食品衛生の一般的原則

「食品衛生の一般的原則に関する規則」とは、食品が安全で安定して人に消費されることの保証を目的として、食品の一連の流れに対して一貫して適用できる、食品衛生の基本的原則を決定するものである。

これは、原材料の生産から最終消費に至るまでを含むものである。原則の中では、食品の安全性にとって脅威とならないように、汚染、そ族・昆虫、動物および植物の疾病を管理することが求められている。したがって、食品企業は、この原則に準拠した手順を定め、実施しなければならない。

では、原則でいう「防虫・防そ」は、どのように決めればよいかを、ここで確認すると、次の通りである。

原則でいう「防虫・防そ」

原則では、施設の保守管理および衛生の項に位置し、「そ族・昆虫管理システム」として明記されている。

これによると、「そ族・昆虫」は、食品の安全性や安定性の主要な脅威として位置づけられている。また、この中で、繁殖やまん延を阻止する環境衛生の徹底と搬入防止、モニタリングにより、群生の抑制を示唆している。その手段として、次のことを提示している。

○ 侵入防止…施設は、ネズミや昆虫の侵入を防止するために、良好な状態にする。排水溝やそれに関連する場所には「蓋（フタ）」をする。窓、ドア、換気扇などには、スクリーンを張る。また、製造施設の構内や工場に動物を入れないようにすると指示している。

○ 潜伏防止…食品置き場や水回りなどの管理の徹底や、容器や器物を壁から離すことを指示している。

自社で、以上のことが確実に実施されているか否かを確認する必要がある。

○ モニタリングの実施…施設やその周辺の生息調査を定期的に実施する。

○ 根絶…そ族および昆虫が発生した場合、その密度が低い時点で、化学的、物理的、生物的方法で根絶させる。

○ 廃棄物の除去と適切な収納を行う。

○ モニタリングの有効性を評価する。

以上が、原則で求められている「そ族および昆虫防除」の基本的なものである。

食品工場は、微生物制御については、高度で独自な管理を行っているが、防虫・防そについては、その姿勢に欠けている。防虫・防そは、微生物制御と同様で、取り扱う食品の種類によって特性があるので、製品特性を考慮した手法の構築が必要である。

防虫・防その位置づけ

そ族および昆虫の防除は、食品の製造、販売およびその関連の場では不可欠のことである。このことを整理すると、表1の通りである。

なお、食の安全・安心は、HACCPを基礎に成り立っている（表1）。FDA（米国食品医薬品局）の方式では、有害動物の駆除として明確に示されている。また、厚生労働省は、一般的衛生管理要項の10項目の中のひとつとして、そ族・昆虫の防除を明記し、その運用を「ガイドライン」で示している。

そして、ISO22000の要求事項では、「PRP（7.2.3）」の11項目の（i）において、そ族および昆虫の防除が明確に求められている。

このように、「防虫・防そ」は、食品企業にとって独自の手法として構築されなければならないものである。なお、食品企業の「防虫・防そ」とは、“建築物衛生法”に基づく作業とは異質のものである。

変曲点にある「防虫・防そ」

今日の「そ族・昆虫の防除」は、（旧）伝染病予防法が背景にあって、

表1　HACCPとISO22000における一般衛生管理と防虫・防その位置づけ

従来型 HACCP		ISO22000
FDA 方式	厚生労働省（SSOP）	
（1）使用水、氷の管理	（1）機械設備の衛生管理	（a）建物および関連施設の構造並びに配置
（2）食品の直接接触する置	（2）従業員の衛生教育	（b）作業室間および従業員の施設を含む構内の配
面の清潔度維持	（3）施設設備、機械器具	（c）空気、水、エネルギーおよびその他のユーティ
（3）交差汚染の防止	の保守点検	リティ供給源
・設備 / 器具類 / 作業員援業務	（4）そ族・昆虫の防除	（d）廃棄物および排水処理を含めた支
・生産食品から加熱済み保守およ	（5）使用水の衛生管理	（e）設備の適切性、並びに清掃・洗浄・
食品への汚染	（6）排水および廃棄物	び予防保全のしやすさ
（4）手洗い設備、便所等	の衛生管理	（f）購入した資材（原料、材料、化学薬品、包装
の管理	（7）従業員の衛生管理	材）、供給品（水、空気、蒸気、氷）、廃棄（廃
（5）機械油、ほこり等	（8）食品等の衛生的取	棄物、排水）の管理および製品取扱い
の混入の防止	り扱い	（g）交差汚染の予防手段
（6）毒性化学物質の管理衛生管理	（9）製品の回収	（h）清掃・洗浄および殺菌・消毒（7）従業員の
（疾病、傷病）	（10）製品等の試験検査	（i）そ族および昆虫の防除
	に用いる機械器具	（j）要員の衛生
（8）有害動物の駆除	の保守点検	（k）適宜、その他の側面

※ FDA= 米国食品医薬品局

食の安全･安心の視点の外であった。また、今日、行われている方法は、建築物衛生法の中で運用されている。したがって、害虫駆除専門業の多くは、この「法」の枠内での技術サービスを提供しているものである。

しかし、この法律も、平成15年に管理基準が大幅に改正されて、防除は「6カ月以内ごとに防除を行う」から、「6カ月以内ごとに調査を行い、その結果に基づき必要な措置を講ずること」となった。

これを受けて、発生場所、生息場所、侵入経路並びに被害の状況について、定期的に、統一的に調査を行い、当該調査の結果に基づき、建築物全体について効果的な作業計画を策定し、適切な方法により、防除作業を行う方向性となった。

このように、定期的に殺虫剤を散布する方法から、調査に基づき必要な場合に防除作業を行うように変わった。しかし、これはあくまで「建築物」に限ったものである。

現在、有害生物管理は、農業生産の場に始まった「総合的有害生物管理（IPM；Integrated Pest Management）が軌道に乗り、今日では建築物衛生管理の場での導入が始まった。

このことについて、概要を紹介すると、次の通りである。

総合的有害生物管理（IPM）

IPMについては、すでに10章で詳述しているが、以下に建築物環境衛生管理基準でいうところのIPMについて触れる。

IPMに基づくネズミや昆虫等の防除作業の流れは、おおよそ次の手順で行われる。

○ 統括責任者を決め、役割分担を明確にする。
○ 過去の実績、建物の用途を考慮し、目標水準を設定する。
○ 過去の実績に基づき、年間計画書を作成する。
○ 生息状況報告書および計画書を基にして、発生防止対策、施設改善、防除作業を行う。
○ 記録や報告書の保存を確実に行う。

以上の要件を確実に行えばよいが、手法の文書化と記録の標準化が不可欠である。なお、食品企業で、これを導入することを考えた場合、要員の力量として、HACCPに関する研修が必須条件となる。

その他の基準

国の基準ではないが、組織や製品に特化したプライベート基準が設けられることがある。そこでは、次のような要求事項が定められ、運用される。自社で、有害生物防除を行うには、次のことを行わなければならないとしている。

- ○ 使用する有害生物駆除剤に関して、サンプルラベルと製品安全データシート（MSDS）のファイルを保管し、有害生物駆除剤使用記録と、使用した安全防護装備の保全記録を保管しなければならない。
- ○ すべての有害生物駆除剤についての使用手順書の保管と実施。
- ○ 有害生物駆除剤使用の正確な記録の保管。

以上の要求項目を骨子とした基準に基づき、定期的な監査を行うものもある。自主基準はおざなりになりがちであるが、第三者評価は実効を上げるのに役立つものである。

防虫・防そという衛生管理は、食品企業にとっては不可欠なことであるが、かなりのところで「アウトソーシング」に依存している。これでは、食の安全・安心に加えてフードディフェンス（食品防御）という考え方がある今日、顧客満足につながらない。今一度、防虫・防そに目を向ける必要がある。

手作りの防虫・防そ

食品企業の防虫・防そは、アウトソーシングでもよいが、それには適切な管理が必要である。その管理の在り方を確実にするには、自分の組織で、製品に合った防虫・防その手順を考えるとよい。そのための考え方を示すと、おおむね次の通りである。

対象となるネズミや昆虫等は自由生活者であり、移動性に富むという性質がある。また、種類が多く、習性が異なるという生物特性があることを念頭に置く。

これらを効果的に防除するには、次のことを軸にするとよい。

(1) 施設の耐虫性を図る。例えば、侵入阻止構造を考える。

(2) 耐虫性の維持を確実にする。例えば、管理方法をしっかりと決めて、確実に実施すること。

(3) 対象の監視をしっかりと行う。例えば、監視の方法を具体的に決め、データ分析を確実に行う。

(4) 適正駆除法を確立する。迅速で確実な方法を決める。

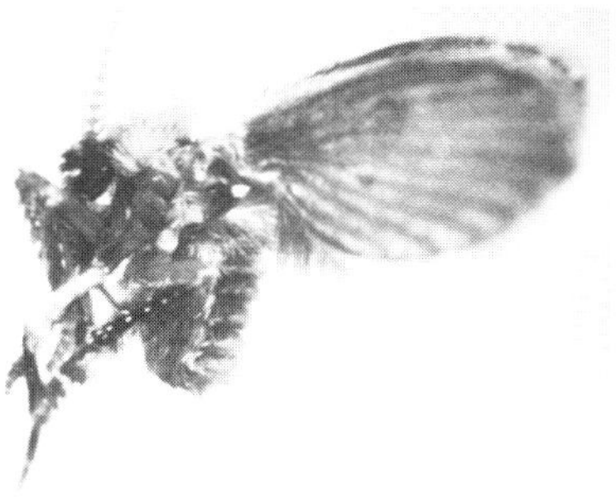

問題のコバエ。警戒水準で許せるか？

最も大切で工夫が必要なのは、監視（モニタリング）のところでの目標水準の設定である。例えば、建築物の IPM で、一般の事務所用途建築物を想定した例を挙げると、次の通りである。

ハエ・コバエの目標水準には、「許容水準」「警戒水準」「措置水準」がある（写真）。

○許容水準･･･次の条件を満たす場合をいう。

（イ）ライトトラップによる捕獲指数が、ハエでは 1 未満、コバエ類では 3 未満。

（ロ）生きたハエ、コバエ類が目撃されない。

○警戒水準･･･次の条件のうち 1 つ以上が該当する場合をいう。

（イ）ライトトラップによる捕獲指数が、ハエでは 1 以上 5 未満、コバエ類では 3 以上 5 未満。

（ロ）生きたハエ、コバエ類が、わずかに目撃される。

○措置水準･･･次の条件のうち 1 つ以上が該当する場合をいう。

（イ）ライトトラップによる捕獲指数が、ハエでは 5 以上、コバエ類も同じ。

（ロ）生きたハエ、コバエ類が、多数目撃される。

この場合の防除方法は、(1) 殺虫剤による処理を行う、(2) ULV (Ultra Low Volume) 処理を行う、となっている。

ただし、食品企業の場合でも、このような水準値でよいのかどうかは、判断がつきにくいところである。これは、自分自身で決めなければならないところである。

以上のことを考慮して、食品取扱い施設の防虫・防そ手順について考えると、表2のようにするとよい。表2に示すように、防除作業の流れは、調査→計画→実施→検査→報告が基本である。それぞれ「作業内容・注意事項」「管理項目」「関連文書」で成り立っている。管理基準書は、製品によって異なるので、組織に合ったものが必要である。

この仕組みは、ISO22000をツールにして構築するとよい。なお、食品企業の防虫・防そは、HACCPをよく理解し、この要求を満たすものであることが必要である。

この手順書は、アウトソーシングの管理をする場合にも用いられるもので、チェックシートの代替的機能を持つものである。

防虫・防そは、外注・アウトソーシングでもよいが、品質管理の一環である限り、「害虫管理外注時確認書」を作成すべきである。その内容は、次の7項目を満たすべきである。

(1) 施工内容を明確にした契約書
(2) 施工指示書
(3) 施工担当者の力量表
　○資格証明（ライセンス）等
　○教育・訓練の記録
(4) 使用薬剤の取扱い説明書（事前に確認しておくこと）

表2　食品取扱い施設の防虫・防そ手順書

作業の流れ	作業内容・注意事項	管理項目	関連文書
調査 ↓ 計画 ↓ 実施 ↓ 検査 ↓ 報告	1. 立地条件の調査 2. 問題種の特定 3. 施行方法の選択 駆除か予防かの 方向性の明確化 4. 施行指示書の遵守 5. 行程の確認 6. 要点の明確化	（イ）安全性の確認 （ロ）施工後の安全性の確認 （ハ）指示書と処置の明確化 （ニ）有効性の評価	管理基準書 関連法規 科学的論拠の出典の確認
備考・特記			

(5) 製品安全データシート (MSDS)
(6) 損害保険のコピー
(7) 詳細な施工記録、その妥当性の評価
以上は、企業防衛のためにも必要である。

防虫・防そを含む衛生管理の中で忘れがちになるのが、「搬送」の段階である。製造の場や販売の場の管理はできているが、搬送の場は責任の所在が明確でないことがある。搬送される製品も、食品である限り、食品衛生法の範囲の中にあるので、管理が必要である。

これらを含め、ISO22000 の枠組みの中で、食品企業にふさわしい「防虫・防そ」を構築すべきである。

食品衛生の総合的管理

食品企業では、食品衛生法第 3 条の「食品等事業者の責務」に基づき、第 50 条の「有毒、有害物質の混入防止措置基準」に対応している。さらに、この運用を確実にするため、その手順を定めて実行している。

この仕組みを要約すると、図 1 のような構成で示すことができる。これを支えるものは、HACCP であり、ISO9001 であり、食品に特化した規格の ISO22000 (食品安全マネジメントシステム) などである。なお、この中での具体的な活動は、食品衛生の「7S」である。このことが確実

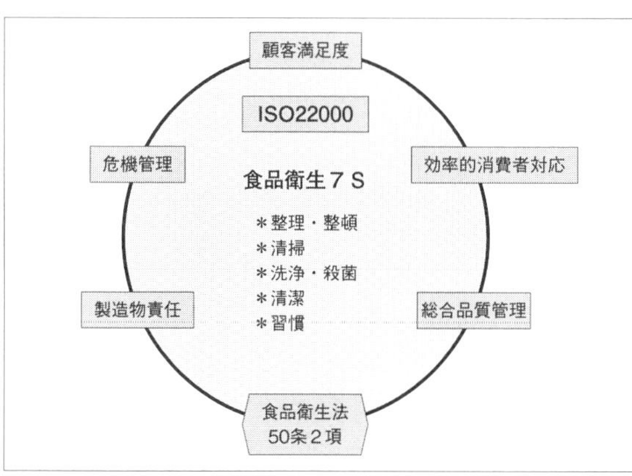

図 1 食品衛生の総合的管理システム

に実行されなければ、このシステムを回らない。

これは、危害管理や効率的消費者対応、製造物責任および総合品質管理という支援プログラムを活かし、最終的な顧客満足度に反映されるということとなる。

相次いで起こっている「化学物質汚損」は、総合品質管理のプロセスが、十分に動いていないためと考えられる。化学物質汚損を防ぐための手段は、製品特性を十分に考えた「総合品質管理」のフローダイアグラムを作成することである。

総合品質管理のフローダイアグラム

総合品質管理のフローダイアグラムの作成においては、ISO22000の規格が求めている「7.3.5.1 フローダイアグラム」を活用するのもひとつの方法である。これは、提供する製品の原材料の受入から最終製品の出荷に至るまでの流れを明確にすることである。そのための必須事項は、次の通りである。

（イ）作業上のすべての段階の順序および相互関係
（ロ）アウトソースした工程および下請負作業
（ハ）原料、材料および中間製品がフローに入る箇所
（ニ）再加工および再利用の箇所
（ホ）最終製品、中間製品、副産物および廃棄する場所
（ヘ）食品安全チームのフローダイアグラムの現場確認

以上であるが、これを「明確、正確、詳細なもの」という条件付けがある。このうちで最も重要なのは（ロ）の部分であるといえる。特に、（ハ）のチェックの仕方が大切である。

食品企業における法律第50条関連の「アウトソース」の管理は、確実にすべきである。

食品安全の中の防虫・防そ

防虫・防そという作業は、総合的衛生管理の一環として実施されている。また、この中で使用されている材料や器材は、食品類とその性質を異にする。

したがって、ISO22000の規格要求事項「7.2」の前提条件プログラム

（PRP；prerequisite program）の項が大きく関連してくる。
　この場合、確実かつ適切な情報として、法令、規格要求事項、顧客要求事項、指針、コーデックス関連、国家規格、国際規格およびセクター規格などの利用が必要である。
　ISO22000の規格要求事項の「7.2.3」では、考慮すべき点としてa)～k)の11項目を挙げている。その中のi）で「そ族、昆虫等の防除」を挙げているが、h）の「清掃・洗浄および殺菌・消毒」も大きな関わりを持っている。
　この有害生物管理は、ほとんど外部委託（アウトソーシング）と考えらえるが、品質管理として実施する場合、「有害生物管理外注時確認」の手順を確実にすべきである。
　また、「施設の防虫・防その基本的手順」を構築し、検証を確実にすることが大切である。
　今、食品の化学的汚染は、国際的なレベルで起こっていることから「品質管理」の視野を広げる必要がある。化学物質の汚染が心配される原材料は、原産地や購買先の管理を確実にする。化学物質を扱うアウトソーシング先の管理手順を見直す必要がある。
　2008年に相次いだ食品の化学的汚損は、食の安全・安心の見直しを求めている。

ISO22000の認証を取得したが…

　最近、ある食品企業から「ISO22000の認証を取得したが、虫の混入異物のクレームが、以前とまったく変わらない」という言葉が聞こえてきた。これは、運用の誤りの所産であって、自社の「防虫・防そ」の現状の見直しを求める警鐘ともいうべきことである。
　「ISO22000」の中の防虫・防そについては、前述した通りだが、その中の「手作りの防虫・防そ」では、自社管理のための具体的手順やアウトソーシングの在り方について紹介した。
　また、作業の手順についても触れたが、改めて、その基本を示すと10章・図15（289頁）の通りである。この中の「立地条件の調査」を行うには、重要なインフラストラクチャーを明確にしておくことが必要である。

企業における「防虫・防そ」は、意味のある適切な取り組みをしているところも多いが、中には形式的な取り組みのところも少なくない。この状況の中で、非常に気になることは、「防虫・防そ」の結果報告のデータ分析や評価が、確実になされていないことである。これについては、「防虫・防そが品質管理の一環として認識されていないのではないか」と心配される。

また、もうひとつ問題となることは、「ISO9001」の認証を取得した企業の中に、アウトソーシングした「防虫・防そ」の供給者の選定、評価が実施されていない企業があることである。

「防虫・防そ」は、製品の品質に少なからざる影響を及ぼす作業である。これは、ISO9001の規格が要求する「7.4.1」の購買プロセスが確実になされていない。

食品企業は、「防虫・防そ」を品質管理のひとつとして取り組まない限り、「ISO22000の認証を取得したが、虫の混入異物クレームが減少しない」という事例の轍を踏むことになる。

今、必要なことは、本当に役立つ"意味のある"防虫・防そに取り組むことである。では、何から始めるべきか。その手順を紹介する。

虫の混入異物事故を防ぐために

食品企業にとって、虫の混入は大きな問題で、その防止措置対策は、必須、不可欠なことである。その対策の第一歩は、立地条件の調査に始まるが、それはインフラストラクチャーの明確化である。

調査の方法には、目的とすることの程度によって手法が違ってくる。ここでは、異物混入の防止を念頭に置き、その考えをまとめたい。

それについては、以前、(財) 食品産業センターが、「食品事故への対応について」において注意点を示している。これを参考にして、インフラストラクチャーや作業環境を明確にしたり、管理の手順を考えるためのポイントを表3 (次々頁) にまとめた。この順を追って、現状を確認しつつ、今後、なすべき重点項目を整理するとよい。

このチェック表から見ると、「防虫・防そ」の基本は「5S」の徹底であることに思い至った。表3の「2. 製造に必要な作業手順やルールが整備され、製造現場で適切に実施されているか」の「ロ. 原材料の保管」

「ニ.製品搬出場所」などは、虫の潜伏場所をなくするために、重要な部分である。

また、「3.製造設備は適切な維持・管理がなされているか」の部分は、製造する製品によって一律ではなく、細目の工夫が必要なところである。

「5.施設の防虫・防そ対策はとられているか」の「イ.防虫対策」のa、b、c、d、e、f、gなどは、現状をチェックして、それが実情に即したものであるかを見直すべきである。とりわけ、「昆虫が感知しない照明灯」や「防虫のれん」などは、すでに設置されているならば、当初の年次を確認するなど、詳細な見直しが必要である。

また、「敷地内に昆虫、ネズミ等の発生・生息・繁殖の原因となるものがないか」については、配置図を片手に入念な観察をする。

それに、「どのような」あるいは「なぜ」という観点で、具体的な見方をすることである。

これに基づき、現状を確認し、今後とるべき手段を考えるとよい。自分の目線で見て、納得のいかない部分については、第三者と意見を交わす機会を持つべきである。

注意すべき敷地内の発生源

食品製造施設は、建物、作業場所、工程主要設備など、昆虫や小動物類の発生、生息あるいは潜伏する場所が少なくない。中には、意外なものが多く、周辺との総合判断が必要である。

それが「ゴミ箱」だ。ジュースの空き缶、アイスクリームのカップなどは、スズメバチ類や訪花性昆虫の集合場所である(写真、次々頁)。これが偶発的に製品に迷入する。菓子類の虫の混入事故は、このような原因も少なくない現状である。

自分たちは、工場の人間だという意識を捨て、今一度、観点を変えてみる必要がある。

製造施設の区分は、「施設」「作業場」「製造場」と、機能によって3つに区分し、管理の基準は清潔度を軸として構成されたものである。

当事者は、製造場における生物学的危害を念頭に、清潔維持に力を入れている。このことは、“混入異物防止”につながるが、これだけでは有効に働かない。

表3　インフラストラクチャーや作業環境の管理手順を考えるためのポイント

具体的対応チェック表			チェック
1．５S活動は徹底されているか			
イ．整理	a	必要な物を保管し、不要な物を廃棄しているか	
ロ．整頓	a	工具は、各部署で日常最低限必要なだけ明確に管理しているか	
	b	工具等は、所定の場所に収納しているか	
	c	種類と数量の記録表を備えているか	
ハ．清潔・清掃	a	清掃が定期的に行われ、その記録表を備えているか	
		・配電盤やスイッチボックスには埃や虫が溜まっていないか	
ニ．習慣づけ	a	従事者に対する教育プログラムを用意し、自社における衛生管理方法を教育・訓練しているか	
	b	教育・訓練プログラムは、新規採用者・中堅従事者・担当者・パートタイマー別とし、実施時期・頻度・内容を定めているか	
	c	従事者が受けた教育・訓練の履歴を、各人ごとに記録しているか	
2．製造に必要な作業手順やルールが整備され、製造現場で適切に実施されているか			
イ．原材料受入時のチェック	a	信頼のおける供給者と原材料の購入計画を結んでいるか	
	b	原材料の運搬は、原材料の温度が上昇しないように、直射日光や長時間の放置を避け、短時間に処理されているか	
	c	納品時には検品しているか	
	d	製造前段階で原材料の開梱作業を終えているか	
	e	梱包資材に付着した異物に注意しているか	
		・資材ごと製造現場に持ち込む際には、梱包を確実に清掃しているか	
		・資材の入っていたビニールは、すぐに破棄しているか	
ロ．原材料の保管	a	壁・床・扉に、カビや結露が生じた場合、ふき取るなどの処理をしているか	
ハ．製造	a	加熱殺菌は、殺菌に十分な温度・時間が守られているか	
ニ．製品搬出場所	a	製品の搬出は、製品の温度が上昇しないように、直射日光や長時間の放置を避け、短時間に処理されているか	
ホ．個人衛生	a	毛髪のブラッシングはきちんと行っているか	
	b	従事者は常に爪を短く切っているか	
	c	作業前および用便後は、手指の洗浄および殺菌を行っているか	
	d	従事者は、衛生的で清潔な作業用衣服を正しく着用しているか	
		・頭髪を完全に覆う帽子（頭巾）を正しく着用しているか	
		・履き物を正しく着用しているか（靴底の汚れは取っているか）	
		・手袋、マスクを正しく着用しているか	
		・着衣の順は、帽子が先、作業着が後になっているか	
		・粘着ローラーで作業着周りについた異物を丁寧に取っているか	
		・袖口にほつれはないか	
	e	入室は所定の位置から決められた手順で行い、エアシャワーをきちんと通っているか	
	f	私物を持ち込んでいないか（輪ゴム、鍵、小銭、タバコ、キャンディなど）	
	g	オフィスでは、クリップや芯のあるホチキスを使用していないか	
3．製造設備は適切な維持管理がなされているか			
	a	ストレーナー、集塵機、ラインカバーなど、正しい使用方法で行っているか	
	b	製造場以外に、従事者の数に応じた清潔な更衣室が設けられているか	
	c	汚染作業区域、準清浄作業区域、清浄作業区域、高度清浄作業区域が明確に区分されているか	
		◆汚染作業区域：原材料保管、前処理、計量、包装済み製品保管などの区域	
		◆準清浄作業区域：加熱処理などの区域	
		◆清浄作業区域：製品冷却、充てん、熟成、包装などの区域	
		◆高度清浄作業区域：バイオクリーンルームでの包装作業区域"	
	d	天井・床・壁は、清掃しやすいように隙間がなく、かつ平滑であるか	
	e	窓は、地上から90cm以上離れた構造であるか	
	f	室内は、清掃しやすいように整理・整頓されているか	
	g	室内温度は、作業中25℃以下に保持しているか	
	h	機械・設備に関わる部品類、工具類は、指定した場所に収められているか	
	i	生産に使用している機器類は、衛生的に管理、洗浄、使用、保管されているか	
4．温度計や金属検出機などは正確に校正され、使用されているか			
	a	従事者がすべてのルールを把握しているか（金属検出機、重量チェッカーなど）	
	b	作業再開時には、機械がきちんと作動するか確認しているか	
		・ブザーが鳴るか、機械が自動的に止まるか、ランプがつくかなど、異常にすぐに気がつくようにしているか	
	c	排除された製品は、必ず所定の位置に置き、要因別に整理しているか	
	d	校正は、決められた頻度で実施し、記録を保管しているか	
5．施設の防虫・防そ対策はとられているか			
イ．防虫対策	a	製造施設への作業員の出入り口は二重扉とし、その間を暗通路とするか、出入り口に昆虫が感知しない照明灯を設置するなどの構造になっているか	
	b	窓には防虫ネットが備えられているか	
	c	窓の出入り口を長時間開放していないか	
	d	防虫のれんが破れ、破損していないか	
	e	防虫のれんを両端でまとめていないか	
	f	防虫網戸が破損していないか	
	g	電撃殺虫機の光が外部に漏れていないか	
ロ．共通	a	パレット、容器を屋外に放置していないか	
	b	出入り口付近に生ゴミ、廃棄物置き場がないか	
	c	敷地内に、昆虫、ネズミなどの発生・生息・繁殖の原因となるものがないか	
	d	殺虫剤などが、器具や食品に付着しないように十分な防御措置がとられているか	
	e	廃棄施設は、隔壁などにより製造施設から完全に隔離されているか	
	f	各施設で発生する廃棄物は、収納容器に入れ、当日中に施設外に搬出されているか	

㈶食品産業センター「食品事故への対応について」

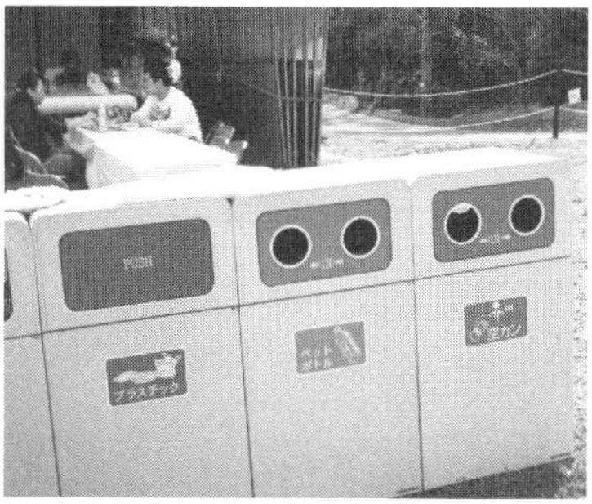

ハチ類の集まる施設内のゴミ箱

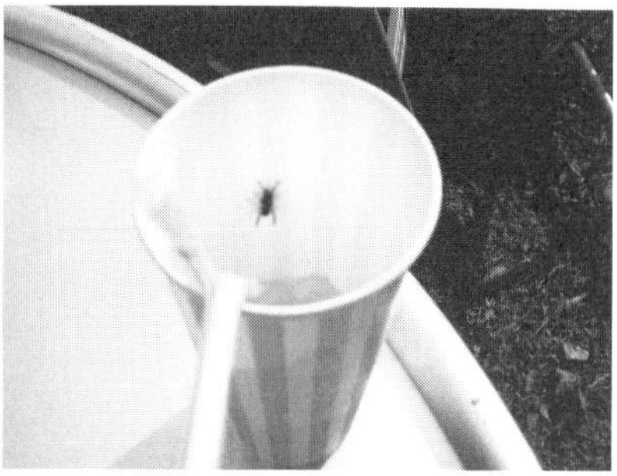

どこからともなく飛来したハチ（これが菓子製品に迷入するのだ）

さらに付け加えたいことは、微生物の監視と同じレベルで、虫などの自由生活者の異物に監視の目を向けることである。微生物学的視点だけでは、注意が「製造場」に偏り、相対的な監視が行き届きにくくなる。多くの混入事故の源は「施設」や「作業場」にあることが、多くの事故例の分析によって明らかになっている。発生源の監視は、図2の「施設」「作業場」「製造場」で計画するべきである。

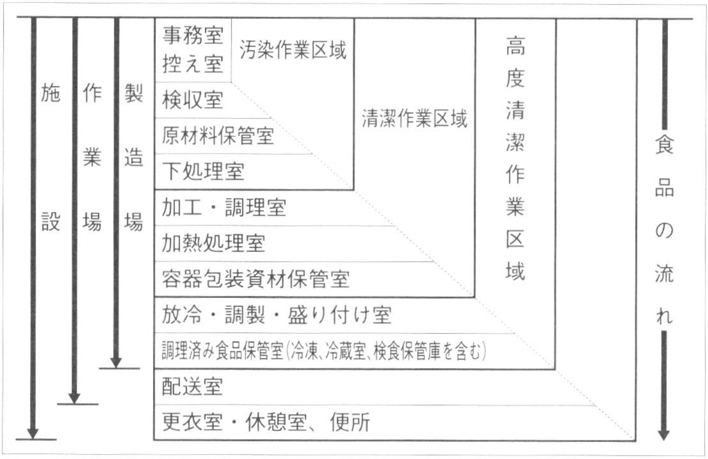

図2　施設内各場所の区分

近年、製品倉庫での汚損クレームが多く、それは虫や小動物の排せつ物で汚損であることは少なくない。場所によっては、工場や倉庫などに小動物が住みつき、その排せつ物で製品が汚損されるという被害例もある。

中でも目立つのは、「コウモリ」「ハクビシン」のふんによる施設の汚損とふん害、それに「カラス」による廃棄物荒らしである。今日、食品安全はフードチェーン全体での適切な管理が不可欠とされており、施設の汚損やふん害をもたらす生物群も視野に入れた対応が必要となった。

これらの生物の監視に先立ち、保管の場や建物の問題動物のあらましを紹介する。

コウモリ

コウモリは、「空飛ぶほ乳類」と呼ばれていて、鳥ではなく、「翼手目」に属するほ乳類である。もともとは洞穴動物で、夜間活動性の生物である。日本には約 30 種類が知られているが、人に対して直接的被害をもたらすことはない。

普通、よく見かけるのは、通称「イエコウモリ」といわれる小型種である。夕暮から夜間にかけて、活発に飛び回る。餌は、ユスリカや小昆虫で、これらを捕食するので益獣といえる。しかし、家屋の天井裏や建物の隙間に潜み、その排せつ物が汚損の源となるので問題種である。

このコウモリを、建物に侵入、定着させないためには、「忌避剤」を処理して追い出すか、あるいは侵入口を金網などでふさぐとよい。コウモリが、今のように問題になったのは、環境の都市型化もあるが、「人間の生産活動がコウモリの世界に参入した」というべきかもしれない。

ハクビシン

ハクビシン（白鼻芯）は、食肉目（ネコ目）のジャコウネコ科に属する動物で、東南アジアから中国地域を中心に分布する。

日本に分布しているのは、外来種といわれているが、異説もある。ハクビシンの食性は植物質で、これを餌に簡単に飼育、増殖できることから、戦時中に持ち込まれ、皮の材料や食肉にしたものが野生化した、という説もある。

頭胴長は約 50cm、尾長が 40cm 前後、体重が 25kg 程度の大きさで、ネコに似ている。植物を主とした雑食性であるが、熟した果実や野菜を好み食害するので、農業害獣とされている。ただし、「鳥獣保護法」により狩猟獣であるので、勝手に駆除できない。

ハクビシンは、建物の軒下や屋根裏に住みつき、ふん尿による汚損や悪臭で製品を汚損することから、生活害獣である（写真）。山間地の工場や流通倉庫では、油断のできない動物である。施設の保守点検が欠かせない。

しかし、これらの問題獣を問題化させたのは、どうも人間側の手抜かりのようだ。これらの制御は、これからの課題である。

食品企業の敷地内は、混入異物の源となるものが各所にあって、問題性を感知する感性を養い、見直す時期にある。

以上、ISO22000 に対応する「防虫・防そ」を構築するためには、製造施設の基準や施設内各場所の区分を再確認する必要性について述べた。

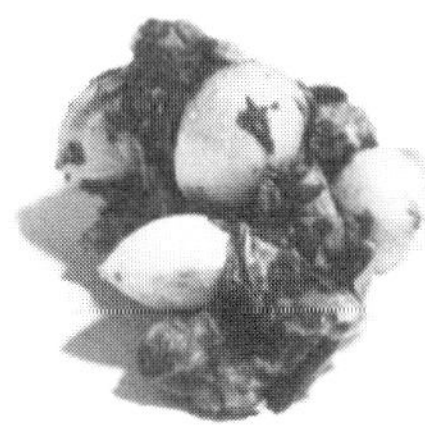

ハクビシンのふん。悪臭と汚損の源である。決まった場所に1日に2回も脱ぷんするという

12章

従業員の教育と訓練
ノミバエとゴキブリ対策を例に

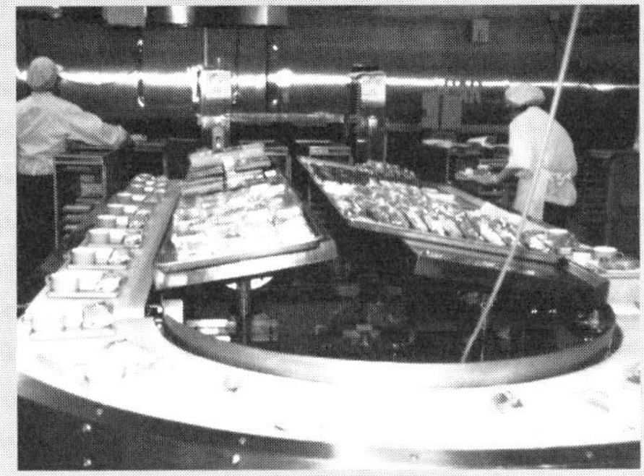

虫の迷入に神経を使う包装工程

「目」を養うために

防虫・防そで大切なことは、現場の「目」の確かさである。これは、従業員の一人ひとりが、トラブル害虫に関心を持つことである。それに加えて、現場のリーダーは、HACCPの原則と規格の関連性を理解することである。また、仕組みとしては、組織内に「防虫・防そ管理規定」を定めることである。それには、業務を明確にし、教育手順、防虫・防そ手順、虫混入時処置手順および記録の手順などを明確に指示する。ここでは、このことについて具体例で解説した。

なお、一般的な問題虫のゴキブリと新たな問題虫のノミバエを例に、現場にどのように落とし込むか詳述した。何よりも「虫を知る」ことが大切である。

現場の「目」が必要

前章でも解説したが、防虫・防そはHACCPやISO22000の中で不可欠な実施項目である。これは、ISO22000の「前提条件プログラム（PRP）」の中で明確にされており「7.2.3」の要求する11項目の9番目で言及されている。また、これをHACCPの原則と規格との関連で整理すると、図1の通りである。防虫・防そは、管理基準を設定し、方法を設定し、是正措置が求められている事柄である。

多くの食品企業は、取り組みの程度に違いはあるものの、自主的に（あるいはアウトソーシングによって）実施している。しかし、ここで問題となることは、かなりの施設において、基準や手順が不明確であることだ。防虫管理規定はあるが、実際にはそれらが実施されていない例や、教育・訓練などがまったく実施されていない例などは少なくない。

異物混入防止のための防虫・防そは、外部委託だけで完全を期すことは難しい。目的達成には、現場の「目」が必要である。食品企業の防虫・防そは、製品特性に基づいたものであるべきで、そのための教育・訓練を行い「現場力」を育成する必要がある。また「現場力」を高めることは、アウトソーシングの成果をより高めることにつながる。

以上が、食品企業における「防虫・防そ」の基本的な考え方であるが、現場力をつけるためには、どのようにすればよいだろうか。以下に、そのことについて述べていきたい。

従業員の教育・訓練

食品工場における従業員の防虫・防その教育では、どのような内容が必要とされるだろうか。このことに関する「公的」な基準はない。

なお、このことは、その企業がその重要性に基づいて、基準を決めて実施すべきことである。では、どのようなことが必要とされるか。ここでは一般的な事柄について解説する。なお、ここで述べる水準は、昆虫等の異物混入を防止するための必要最低限のことを考慮したものであ

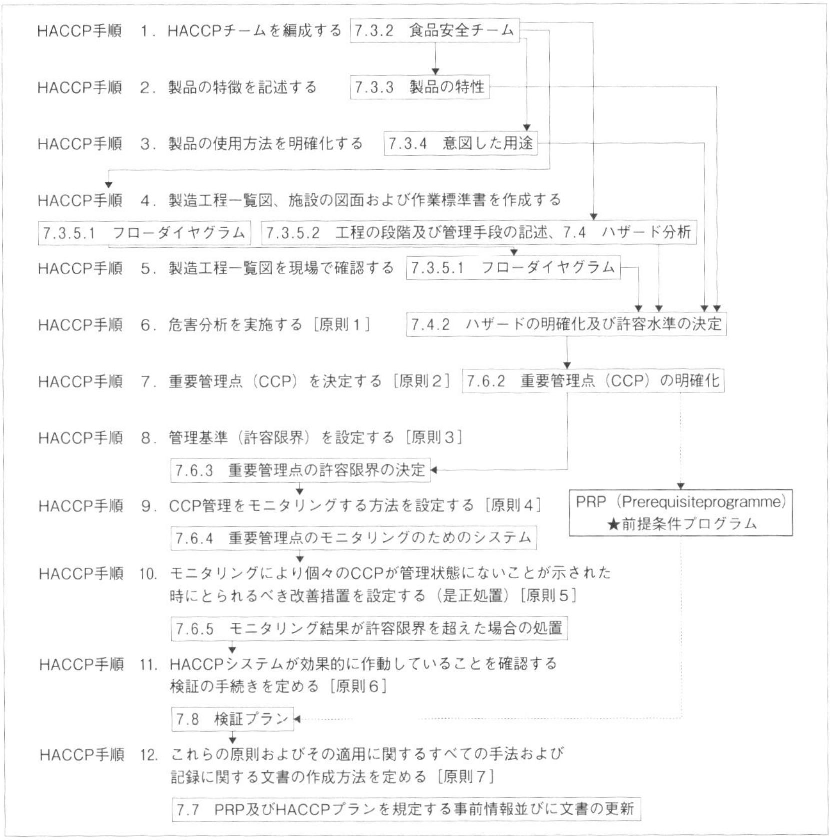
HACCP手順　1．HACCPチームを編成する
7.3.2　食品安全チーム
HACCP手順　2．製品の特徴を記述する
7.3.3　製品の特性
HACCP手順　3．製品の使用方法を明確化する
7.3.4　意図した用途
HACCP手順　4．製造工程一覧図、施設の図面および作業標準書を作成する
7.3.5.1　フローダイヤグラム
7.3.5.2　工程の段階及び管理手段の記述、7.4　ハザード分析
HACCP手順　5．製造工程一覧図を現場で確認する
7.3.5.1　フローダイヤグラム
HACCP手順　6．危害分析を実施する［原則1］
7.4.2　ハザードの明確化及び許容水準の決定
HACCP手順　7．重要管理点（CCP）を決定する［原則2］
7.6.2　重要管理点（CCP）の明確化
HACCP手順　8．管理基準（許容限界）を設定する［原則3］
7.6.3　重要管理点の許容限界の決定
HACCP手順　9．CCP管理をモニタリングする方法を設定する［原則4］
7.6.4　重要管理点のモニタリングのためのシステム
PRP（Prerequisiteprogramme）
★前提条件プログラム
HACCP手順　10．モニタリングにより個々のCCPが管理状態にないことが示された時にとられるべき改善措置を設定する（是正処置）［原則5］
7.6.5　モニタリング結果が許容限界を超えた場合の処置
HACCP手順　11．HACCPシステムが効果的に作動していることを確認する検証の手続きを定める［原則6］
7.8　検証プラン
HACCP手順　12．これらの原則およびその適用に関するすべての手法および記録に関する文書の作成方法を定める［原則7］
7.7　PRP及びHACCPプランを規定する事前情報並びに文書の更新

図1　HACCPの原則と規格との関連性

る。

また、最初に確認すべきことは、組織内における防虫・防そに関する態勢の有無である。例えば、「このことに関する規定が、どのようになっているか？」といったことである。

関連規定があれば、それに従う。しかし、関連規定がない場合には、規定を設ける必要がある。規定がない場合には、次の要領で作成する。

防虫・防そ管理規定

会社の行う「防虫・防そ」の位置づけについて、「製品の品質を確保することを目的とする」と明確にする。

この規定に盛り込むこととして、責任部署を明確にし、組織を作り、役割分担を決める。責任部署は、品質管理室や品質管理部門が妥当なところである。管理責任者は、製造環境がわかる製造部長などとし、現場の責任者は各課もしくは各係から選任する。

規定には、業務を明確にし、教育手順、防虫・防そ手順、虫混入時処置手順、および記録の手順を明確にすることを指示する。

また、規定では、実施すべき大要を明確に示し、実務は手順に示せばよい。

防虫・防そ教育

防虫·防その教育は、従業員に「防虫·防そ管理」に関する意識の向上、知識の習得を目的とする。虫に関しては、昆虫の分類、昆虫の形態、昆虫の生理、昆虫の生態、昆虫の地理などを習得する方向で進める。

昆虫の形態では、大別して「外部形態」と「内部形態」に分けて習得する。外部形態については、体壁、外部骨格、頭部、胸部（前胸、中胸、後胸・脚、翅、脈相）、腹部、発音器官、卵、幼虫、蛹などの概要を習得し、虫を知る基礎作りをする。内部形態については、消化系、循環系、呼吸系、神経系、生理系、感覚系、特殊組織などを習得する。

以上が、虫·昆虫を知り、管理するための、最も基礎的な部分である。これらは決して難しいところではなく、1 匹の昆虫を採取し、分解すれば、容易に理解できることである。

このことを、これからの時期、より問題となってくる「ノミバエ」を例に挙げて解説する。

ノミバエの防虫管理

食品取り扱い施設は、従来のウエット型からドライ型へと、その傾向を移している。ここで､最近、増えてきた虫は「コバエ類」である（写真）。中でも目立つのが、ショウジョウバエやノミバエである。どうしたわけか、ノミバエは清潔な施設でもよく見かけられ、なかなかの難防除種である。

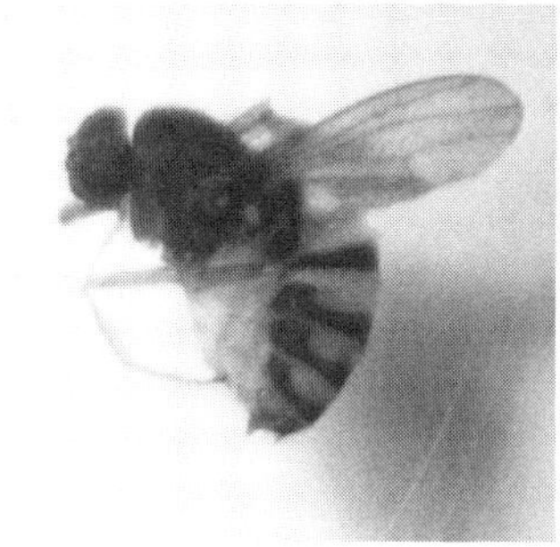

このところ増えているコバエ、ショウジョウバエ。シロップや甘味を好む

この対策は通常「ノミバエとは、どのような種類か？」ということを調べることから始まる。最初に取りかかる作業は「分類・同定」であるが「検索表」というものがあるので、一般的にはこれに基づいて特定する。

分類の単位は、門、綱、目、科、種が基準になっている。

種（species）は、次の条件を満たしているものをいう。それは、①一定の形態的標徴を有し、それによって他の種と完全に分離していること、②外界の環境が一定している場合、この標徴は一定不変で、かつその子孫に対してそれらの形質が遺伝的であること、③生態学的にも生理学的にも特性を有すること、の３つである。この「種」という認識が、虫を知る上で非常に大切なことである。

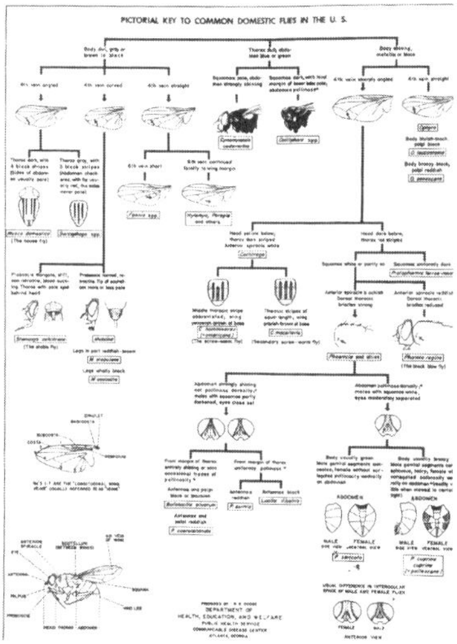

図２　ハエの種類を調べる検索表

ハエの検索表の例を示すと、図２の通りである。翅脈や頭胸部、胸部

背面の紋様、口器など、特徴を追って決定していく。そのためには、外部形態の知識が必要なのである。

ノミバエの分類的位置

ノミバエは、分類学的に双翅目（Diptera）、短角亜目（Brachycera）、ノミバエ科（Phoridae）に属する昆虫である。

形態学的な表現をすると、微小ないし小型、穏色で多少の棘毛を備えた、せむし状の活発なハエである。頭部は小さく自由、触角は3節で、末端節が大形で、しばしば他の1節または2節を覆っていることがある。翅には横脈がなく、前縁脈の基部が太く、他の部分は退化している。脛節の棘の有無は分類上重要である、などの表現となる。

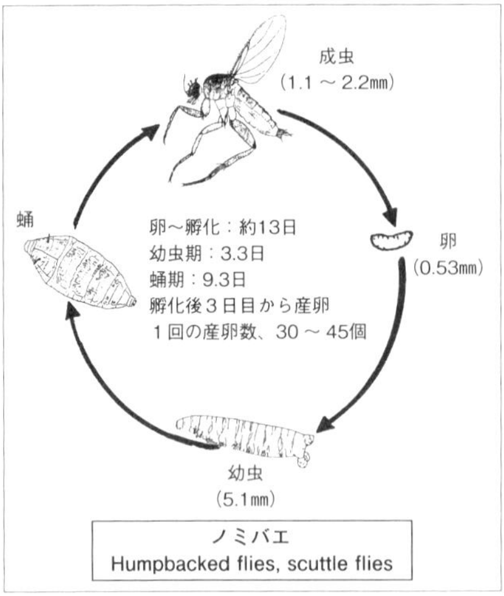

図3　ノミバエの生活史

この仲間は、世界で2000種以上が知られている。なお、わが国では、約20種が知られている。

ノミバエの生活史

ノミバエは、食卓、厨房、製造場の台上などを歩き回っている。幼虫は、腐敗した植物質、漬物類、動物の死体、腐肉、たい肥などから発生する。また、他には、昆虫類の巣、シロアリの巣、カタツムリなどに寄生する、という報告もある。

以上が、生態および習性である。なお、その生活史の概要は、図3に要約した通りである。このような情報をテキストにして、虫の発育に関する従業員教育に用いるとよい。

成虫が産卵する産卵習性、卵の孵化所要時間、幼虫の齢期、蛹化場所などの解説を付するなどすると、発生防止対策の手順書ができあがる。

卵期間は､約 15 時間と短く､成虫は肉類を好んで産卵することから｢ハエ症｣ をもたらす例も報告されている。

発生防止対策には、誘因源の除去が必要であるが、施設内の図面を用意し、成虫発見場所を図面に落とし込み、推移を「監視」するとよい。防虫的清掃のためには「チョウバエ管理の日々点検記録」を参考に、ノミバエ点検記録を作成し「ノミバエ・ゼロ」宣言をして取り組むとよい。

ノミバエの監視

ノミバエの捕獲調査は､通報の情報に基づき､監視ポイントを設定し､経年調査を実施する。この結果を基本にして､捕獲許容水準を設定する。この設定は、作業区分に基づいて決めるとよい。管理基準の設定は、こ

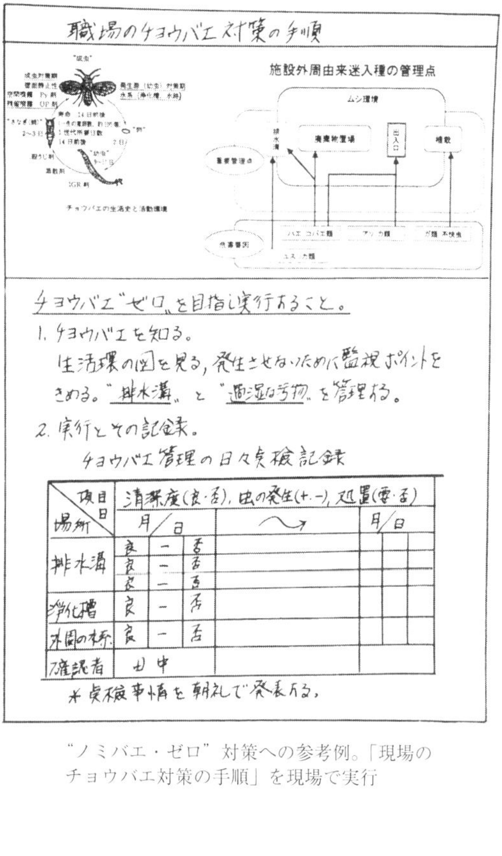
職場のチョウバエ対策の手順

チョウバエ"ゼロ"を目指し実行すること。

1. チョウバエを知る。
生活環の図を見る､発生させないために監視ポイントをきめる。"排水溝"と"過湿な汚物"を管理する。

2. 実行とその記録。
チョウバエ管理の日々点検記録

項目 日 場所	清潔度(良・否)、虫の発生(+・−)、処置(要・否)						
	月／日			〜→	月／日		
排水溝	良	−	否				
	良	−	否				
	良	−	否				
浄化槽	良	−	否				
水周の木枠	良	−	否				
確認者	田中						

＊点検事情を朝礼で発表する。

“ノミバエ・ゼロ” 対策への参考例。「現場のチョウバエ対策の手順」を現場で実行

の虫によるリスクを十分に考慮する必要がある。

なお、このような監視を始めるには、全体的な昆虫類異物混入調査記録などをベースにするとよい。これは､虫発見記録と兼用にしてもよい。

調査実績がない場合には、表1のような記録用紙を準備して、開始することが大切である。

このような手段で、従業員の関心を高めることが必要である。

表1　昆虫異物混入処置記録

製造年月日	年　月　日
発生状況	発生場所…… 発見者　…… 発見状況…… 虫の種類……
場所・製品	品名　　…… 製造ロット……
応急処置	
原因調査結果	
対　策	
改善状況	
作成者	年　月　日
確認者	担当者指名：　年　月　日

関係部署	品質管理責任者	製造部長

そ族・昆虫管理のためのチェックリスト

実際にそのまま使用できる「そ族・昆虫管理のためのチェックリスト」を下記の通り紹介する。

表2に示すチェックリストの、1の一般事項のイの部分の“良好なモニタリング”が大切な部分である。これをノミバエ、コバエ類で実施するとよい。また、従業員の教育・訓練のテキストとして、4の定期点検と根絶の項のアの部分を確認すべきである。

実績の上がる「防虫・防そ」は、従業員の教育・訓練が不可欠である。「現場力」を高めることは、最も必要なことである。小さな「ハエ」を材料に挑戦してほしい。

表2　そ族・昆虫管理のためのチェックリスト

	そ族・昆虫管理			○・×	備考
1	一般事項		施設および敷地内のすべてにそ族、昆虫や動物を常に排除しているか（物理的な方法を優先しているか）		
		ア	そ族・昆虫が群生する恐れのある場所と食材や食品がある場所は衛生的か		
		イ	そ族・昆虫などが常に施設の中に群生しないような良好な衛生と、搬入物の監視および良好なモニタリングをしているか		
2	侵入防止	ア	施設はそ族・昆虫の侵入を防止して繁殖場所を除去するための		
			①　排水溝、排水桝、排水口は網や蓋があるか		
			②　窓、ドア、換気扇、換気口などは網目のスクリーンがあるか		
			③　建具、配管やダクトの貫通部、壁、天井、床の結合部などに隙間はないか		
			④　作業場内にダンボールなどの外包材、容器類などの不要物は放置されていないか		
			⑤　侵入防止のトラップの配置は適切か（トラップの配置図はあるか）		
3	隠れ場所 群生場所	ア	外周にそ族と害虫の隠れ場所はないか（周囲の防虫、防そがなされているか）		
		イ	原材料、食品、水などそ族・昆虫の食物の源となる可能性のあるものは、そ族・昆虫防止容器などに貯蔵し床上に台（スノコ等）を設け、壁から離して積み重ねてあるか		
		ウ	残り物や不良品などは適切な場所に蓋をしたそ族・昆虫防止容器内に保持しているか		
4	定期点検 と根絶		施設、敷地内およびその周辺区域は1月に1回以上定期的に群生について巡回点検しているか（記録はあるか）		
		ア	そ族・昆虫管理プログラムはあるか（管理責任事業者名、委託管理会社名、管理責任者名、使用される化学薬品のリスト、その濃度、使用する場所、使用方法、および頻度、トラップ配置図、モニタリングと頻度）（専門家の助言により作成されているか）		
		イ	①　使用される殺虫剤は法的に許容されているか		
			②　殺虫剤は使用基準にしたがって使用されているか		
			③　残留に関する安全性は確認しているか		
			④　殺虫剤等の化学薬品は作業場以外の定められた専用の場所に保管しているか		
		ウ	①　そ族・昆虫管理記録はあるか（実施日、責任者、使用した殺虫剤、使用方法および場所、くん蒸の日付、処理回数、検査結果、改善措置など）（半年に1回以上駆除作業を実施し、記録を1年間保存しているか）		
			②　処理方法が食品の安全性に影響してはいないか		

企業が積極的になれない理由

多くの企業は、そ族・昆虫防除に関する社員教育の必要性を認識している。しかし、それに積極的に取り組まない理由としては、食品工場の施設・設備の基準においてそ族・昆虫の管理が求められているが、細菌や微生物のような規準値が設けられていないことが考えられる。また、もうひとつの理由として、そ族・昆虫の生物的危害としての位置づけが、今ひとつ曖昧であることも考えられる。

しかし、製品によっては、大きな危害要因となるので、現状の見直しと教育・訓練の手順のひとつについて解説したい。

施設・設備におけるそ族・昆虫

そ族・昆虫防除の教育・訓練について解説するのに先立ち、食品企業における「そ族・昆虫」の位置づけを明確にしておきたい。そのためには、具体例が必要なので、ここでは「漬物の衛生規範」(厚生省環境衛生局食品衛生課長通知、第2次改正(平成7年10月12日衛食第188号・衛乳第211号・衛化第119号)を材料とする。

この規範の中で、そ族・昆虫に関係するところは「第4 施設・設備及びその管理」の「1 施設・設備」の(4)に始まる。ここでは、施設は、そ族の侵入を防止するため、外部に開放されている排水口、吸・排気口等に金網等が設けられていること、と侵入防止を求めている。また「(3)製造場内の排水溝」では、排水溝の構造や、網目の大きさや材料の材質まで決めて、侵入防止を求めている。

ここでまでは具体的で理解しやすいが、これ以降の「2 施設・設備の管理」で具体性を欠く。

施設・設備の管理の問題点

上述の施設・設備は、構造的なところでハードの部分である。しかし、施設・設備の管理の部分は、運用であってソフトに当たる。この運用の部分は、企業特性が関わるところで、かなりの具体性が求められる。

ここでは、そ族・昆虫が発見されたら、その発生源対策をとることとしている。問題なのは、「昆虫」と指示しているが、昆虫の種類は多く、その習性も多様性に富むことから、対応が困難なことである。

細菌や微生物については、非汚染区域は落下細菌数（生菌数）が100個以下であることと、清潔作業区域は落下真菌数（カビおよび酵母の細菌数）10個以下、落下細菌数50個以下など、限界値が示されている。

問題なのは、そ族・昆虫については、この基準値が示されていないことである。

また、規範には、施設におけるそ族・昆虫等の発生状況について1カ月に1回以上の巡回点検を行い、必要があれば半年に1回以上の駆除作業を実施し、その実施記録を1年間保存することとなっている。

ここで問題となることのひとつは「巡回点検し、必要があれば」というところの「必要」の判断基準が示されていないことである。もうひとつは「駆除作業を実施」とあるが「何に対して」「どのように」という詳細が示されていないことである。

このように、規範には「そ族・昆虫」の管理の必要性を示しているが、実行に移すとなると問題があるところである。

なお、そ族・昆虫の駆除とその措置は、条例で必要な基準が定められているが、運用は事業者の責務であるので、「防虫・防そ管理基準書」の策定が必要である。

問題点を解決するために

そ族・昆虫駆除における問題点は、上述の通りである。そして、これを解決するには、自社の「現場力」の涵養（浸透するように徐々に教え養うこと）が不可欠である。

虫を知る

現場の虫意識を高揚させるための「ノミバエ・ゼロ対策」への挑戦を本章の序盤で紹介した。これにより、現場に虫意識が芽生えた時点で「虫」を正しく知ってもらうための展開が必要となる。

その第一歩は、少なくとも虫の外部構造の主要部分の呼称を理解することである。参考までに、教材としては衛生害虫としてよく知られている「ゴキブリ」が良い（写真、次頁）。これは、比較的身近で容易に入手できる。この外部構造を示すと図4（次頁）の通りで、頭部、胸部、脚部、腹部、翅で構成されている。なお、各部の名称は、1:頭部、2:触角、3:

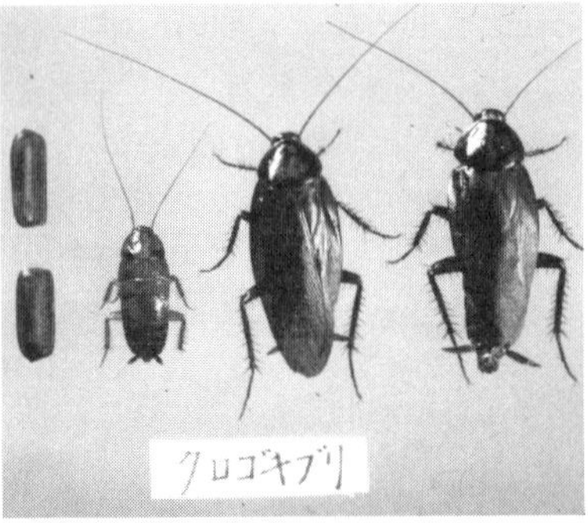

施設の問題虫「ゴキブリ」

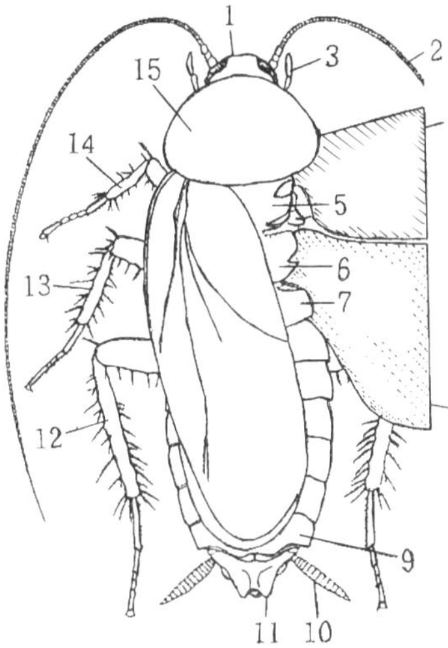

図4　虫の身体と名称を知ろう
（ゴキブリ全体）

下唇肢、4：前翅、5：中胸背板、6：後胸背板、7：腹部第1背板、8：後翅、9：腹部第7背板、10：尾肢、11：腹部第10節背板、12：後脚、13：中脚、14：前脚、15：前胸背板などと称する。

この名称を理解することは、混入異物の虫を特定していく過程を容易にし、状況説明などに欠かせない表現である。また、関連報告書を確実に理解するためにも必要なことである。

なお、ゴキブリの分類には、前胸背板の紋様や表面の形状、色調、あるいは翅の翅脈などが、大切な役割を持っている。

虫を詳しく分類し、同定するためには、身体の各部分の名称をしっかり理解する必要がある。これが虫を知る第一歩である。

規範には「昆虫が発見されたら、その発生源対策をとること」とされているが、この部分は大切なところで、検討を要するところである。

この「昆虫」という表現は、農薬取締法、建築物衛生法、薬事法および食品衛生法の中で、「害虫」「不快虫」などの表現があり、微妙な違いがある。このことは、発生源対策や駆除の方法にも大きな影響を及ぼすので、ひと工夫が求められる。「現場力」が問われるところである。

発生状況の点検

発生状況の調査について、規範では「昆虫の発生状況を巡回点検すること」が指示されているが、その具体な方法は明記されていない。

その解釈は多様である。簡単に考えれば、5S運動（整理・整頓・清掃・清潔・躾）の延長線上のレベルと受け取られる。しかし、その後の処理があるので、事業者の責務としては当然、事業者が自ら管理基準を策定し実行するものと考えられている、と受け取られる。

すでに述べたように、食品企業では、自社の「防虫・防そ」の基準書もしくは手順書の作成が必要である。ただし、その内容は、自社の必要とする程度で良い。

手順書の有無は別として、発生状況をどのようにして調べれば良いのか。ここで、その手順について紹介する。

最初の段階は、施設内にどのような虫がいるのかを調べることである。それも、飛ぶ虫、飛来する虫から手をつけると良い。その方法は「粘着トラップ」を用いる方法が便利である。粘着トラップは、施設内の出入り口付近あるいは中央部に、天井から吊るすか、天井面に近い壁面に取り付ける。取り付ける数は、その施設の広狭や間取りで決めれば良い。また、その期間も、調査の目的によって決めれば良い。

参考までに調査事例を紹介する。この調査は、海岸の埋め立て地にある食品工場で行ったものである。

調査の目的は、防虫・防その自主管理基準を作成することであった。実施期間は10月19日～23日の4日間で、どのような虫が捕獲されるかを調べた。調査場所は、施設内の作業区分の異なる6カ所とした。その結果は表3（次頁）の通りである。

捕獲された虫は、双翅目、鞘翅目、鱗翅目の3目の昆虫であった。総捕獲数は483匹で、判定できた種類は10種であった。表3は発生状況の点検結果であるが、問題は「発生対策をどうするか」であり、さらに「必要があれば駆除する」という対応である。

点検結果の解析

施設内の飛翔昆虫調査の結果は、以上の通りであったが、この結果の読み取り方が大切なところである。

調査場所のＡおよびＢは、製品の製造と直接関係しない支援部門で、3階と4階という高い場所に位置していた。C、D、FおよびHは製造工程であって、清潔作業区域である。捕獲数が多いのは1階部分であって、場所Dは全体の83%を占めていた。

捕獲された虫の種類で、種名がわかったものは、アシナガバエ科、ショウジョウバエ、ノミバエであった。問題なのは「その他」に区分されていた虫である。ノミバエ程度の小型種で同定のできないものが、およそ3種はあると考えられる。

種類の特定できない虫も「昆虫」であって、何らかの対応が必要である（写真）。この種類がわからなかった理由は、調査者に「力量」がなかったことと「粘着」という捕り方に問題があったことである。

問題は、総捕獲数の83%を占める「その他」と処理された昆虫が、発生源の特定できないまま放置して良いのかどうかである。

表3　M食品工場の施設内飛翔昆虫の調査結果

目	種名	捕獲場所と虫数						合計	備考
		A	B	C	D	F	H		
双翅目	クロバエ	−	−	−	3	−	−	3	厨芥類
	ノミバエ	−	−	16	9	−	1	26	雑芥類
	ユスリカ	−	−	3	−	−	−	3	河川、側溝
	クロバネキノコバエ	−	−	−	10	−	−	10	腐敗動植物
	ヒゲブトコバエ	−	−	−	−	−	1	1	
	アカイエカ	−	−	−	−	−	1	1	側溝
	ショウジョウバエ	−	−	15	27	3	1	46	雑芥類
	アシナガバエ科	−	−	−	49	−	−	49	水溜り
	その他	−	−	38	292	−	1	331	
鞘翅目	ハネカクシ	−	−	1	2	−	−	3	腐植物
鱗翅目	ヤガ	−	−	−	5	1	−	6	樹木
	その他	−	−	−	3	1	−	4	
合計		−	−	73	400	5	5	483	

調査期間：10月19日～23日（4日間）　調査方法：粘着ライトトラップ
調査場所：A＝本館4階、B＝本館3階、C＝本館1階三温包装室、D＝本館1階、
F＝包装館2階、H＝包装館1階シュガービーン

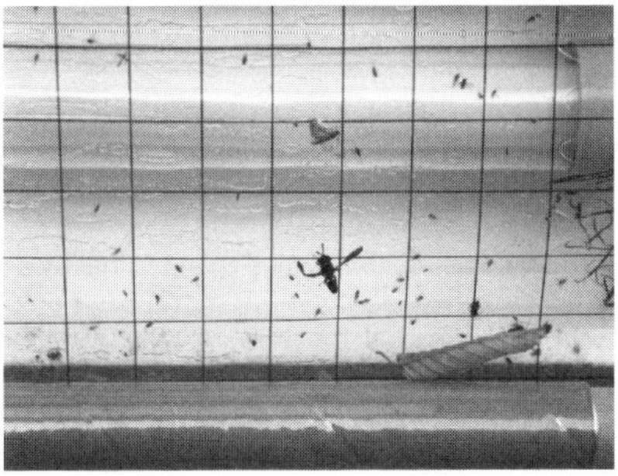

わからない「その他」の虫のひとつ

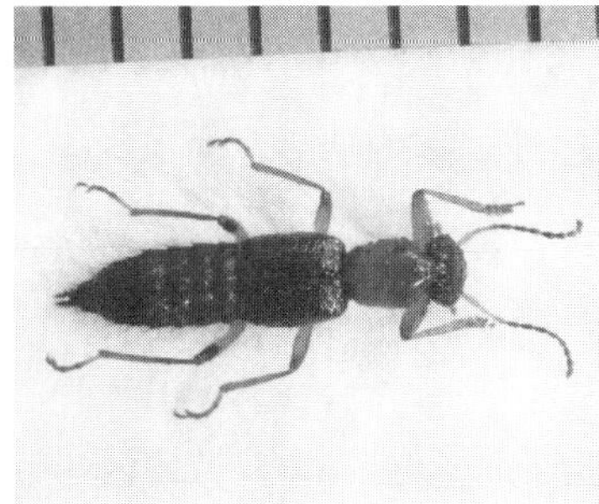

有毒甲虫「ハネカクシ」。今では混入異物の虫

さらに、規範では「半年に1回以上の駆除作業を実施」とされているが、それで良いのかということである。

また「食品等事業者が実施すべき管理運営基準に関する指針（ガイドライン）」には、そ族および昆虫対策の（2）で「発生を認めた時には、食品に影響が及ぼされないよう直ちに駆除すること」としているので、その実施が必要となってくる。このことの判断は、自社ですることであり「現場力」が大きく関わってくる。

同工場のD施設で捕獲されたクロバエ、ノミバエ、クロバネキノコバエ、ショウジョウバエ、アシナガバエ科は、いずれも発生源が厨芥類、腐敗動植物、雑芥類、水溜りなどといった汚染系である。これは、施設内の清掃、施設周辺の整備の悪さを示すものである。

なお、この食品工場では、製品に「ハネカクシ」が付着していたという。クレームがあったが、この調査でも捕獲されていた。ハネカクシは、皮膚炎の原因になる甲虫で、以前は日本各地で被害が多発したことがよく知られている（写真）。この虫は、水田、畑、池沼の周辺、湿った草地などで育つ。成虫は4～10月にかけて灯火に飛来し、これが人に触れて被害をもたらす。

防虫・防その「現場力」を育成するには、「規範」を解読し、虫の構造を理解し、発生状況を調査し、その調査結果を解析する習慣づけを図ることである。そのための社内テキストとしては「施設内昆虫調査結果」を使用する。また、図5（次頁）のような施設内問題虫ポイントを参考にして、自社の問題場所のチェックリストを作ると良い。
　そうした取り組みによって、自社にピッタリの手順が構築でき、現場力をより高めることになる。

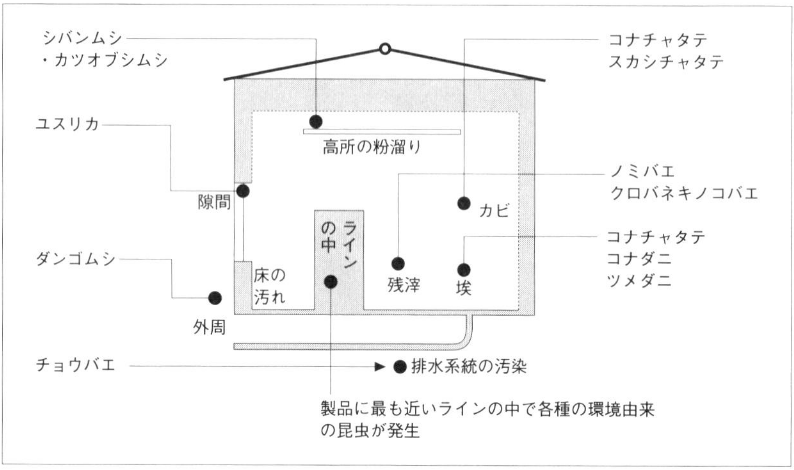

図5　問題のチェックポイント

調査結果のその他の虫への対応

本章の序盤において、発生状況の調査を行った事例を紹介した。この事例は、いくつかの問題点を明らかにしてくれたので、そのポイントについて解説したい。

この調査により、工場内の虫事情の一端を知ることができた。しかし、これだけでは当初、念頭に置いていた自主管理基準を作成するには問題がある。次の段階に進むためには、この調査結果が大切になるので、これを用いて説明する（表3、326頁）。

この調査結果で最も気になる部分は、清浄であるべき製造工程内で、これだけの飛翔昆虫が捕獲されているという状況である。また、もうひとつは、総捕獲虫数が483匹であるのに対し、種類が判然としない「その他」とされた虫が331匹で、パーセンテージにすると69%を占めていることである。

以上の結果が語ることとして、第一に施設の防虫対策が「曖昧」であるといえる。おそらく、次の事項に問題があると考えさせられる。

1. 製造施設への従業員の出入り口の構造が、どのようになっているのか
2. 窓に防虫網が備えられていて、管理されているか否か
3. 窓の開閉口を長時間開放していることはないか
4. 防虫のれんの不備や破損の有無、正しい取り扱いができているか
5. 電撃殺虫器の光源が、外部に漏れていないか
6. 出入り口付近にゴミや廃棄物置き場がないか
7. 施設内の廃棄物の収納状況はどのようになっているか。毎日、搬出されているか

この施設では、少なくとも以上のことを、直にチェックする必要性があることが示唆される。

施設・設備の「衛生管理」は、実行は容易であるが、継続はしにくい。虫の調査は、このことの適否の判定基準ともいえる。

方法の問題点

「その他」と処理されている虫は、写真で見ると、種名が判明した虫と比較して微小である（写真、次頁）。これらは、通常でも同定が難しいグループであって、「粘着」という状況では、同定する上で大切な部

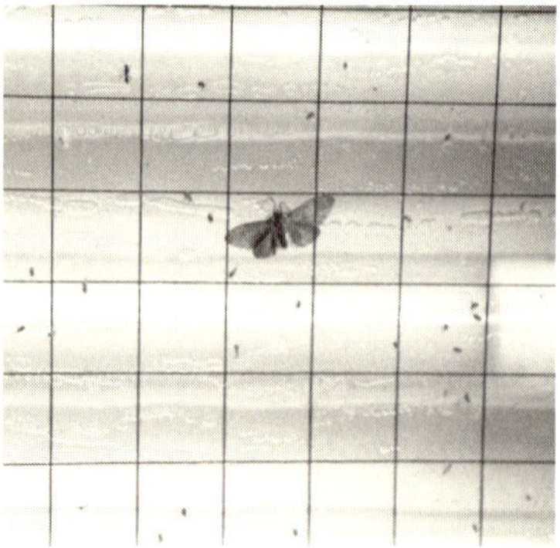

「その他」として扱われた
微少な虫

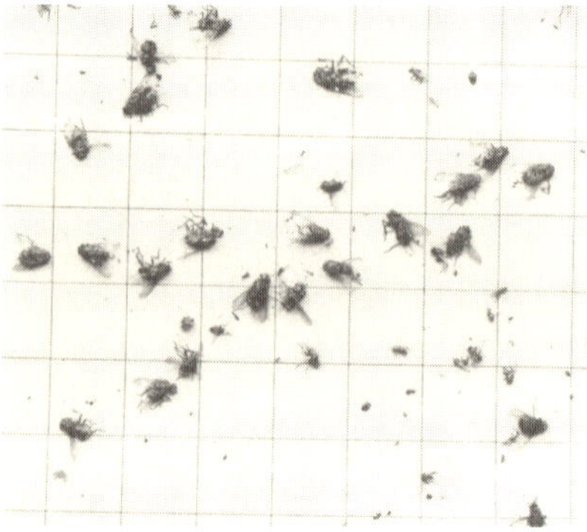

このような状態の同定依頼には、
責任ある回答ができない

分が破損していることが多く、判別ができない。

したがって、これは粘着という調査方法に問題がある。粘着という捕虫法は、虫の数の増減を知るための手段としては良いが、問題虫を特定して、その対策を考える上では、適切な方法とはいえない。調査やモニタリングは、その目的を明確にして、虫を「捕獲」する方法を決めるべきである。

「捕殺」は、害虫防除法のうち「機械的・物理的方法」のひとつではあるが、「モニタリング」と混同してはいけない。

ある都市のスーパーマーケットから、「モニタリングという方法で虫退治をしているが、まったく効果がない。どうすればよいか？」と相談があった。送られてきた写真を見ると（写真）、約97匹の「ハエ」らしきものがあり、何とか種名を推定できるのは32匹で、残りの約60%が判別できず、適切な発生源対策の提言ができなかった。これは、粘着という手法が災いした事例である。

問題種

表3（326頁）の調査事例において重要なことは、「その他」とされた331匹が双翅目に入れられていることである。

これは昆虫の分類群のひとつで、「ハエ目」（Diptera）ともいい、蚊、アブ、ブユなどを含む大きなグループである。その種類は、甲虫類、チョウ類、ハチ類に次ぐ種類数の多い虫で、わが国だけでも数千種が分布するといわれている。

この「ハエ目」の形態的な特徴は、胸部の第3節にある後翅が退化していて、翅が2枚しかないように見えることである。

棲息環境は広く、熱帯雨林に始まり、砂漠、ツンドラ、動物に寄生するなど、きわめて多様かつ広範囲である。生活史は、卵、幼虫、蛹、成虫となる完全変態を行う。

食品工場などにとって問題となるのは、成虫が汚物を運び伝播することと、幼虫が地中生活や水中生活をするものが多く、発生源対策が困難なことである。したがって、この食品工場の「その他」は、衛生上、重要な意味を持つものである。

次なる調査としては、防虫対策上、少なくとも「科」までは知りたいところである。そのために必要なことは、昆虫の形をできるだけ「破損」させないように採集することである。いうなれば昆虫採集であるが、できるだけ生きたまま集めたいので、「捕虫網」で採集する。

双翅目昆虫の成虫は、種類によって活動時間帯があるので、早朝、昼間、夜間などと時間を決め、同じ場所で「スイーピング」する。また、高さによっても違いがあるので、床面近く、中間帯、天井面近く、壁際、排水溝周辺、照明具など、場所を特定し、網を数回ずつ振って採集をするとよい。

採集記録には、必ず日時、場所、特記事項を加えておく。昆虫には、季節的消長があるので、できるだけ月別に実施するとよい。

また、施設内だけでなく、建物の壁際や周辺の植栽からも採集する。場所によっては、「ベイト」(食品残さなど)を置き、そこに集まってくるものを採集する。

正しく種類を知るためには、正しい論拠に基づいた採集を行う必要がある。採集した個体は、乾燥標本もしくは液漬(アルコール)標本として保管し、時間を見て同定する。同定した標本は、現場での教育・訓練用の材料として保管する。なお、種類を調べるために、食品工場などで問題となるハエ類を要約すると次の通りである。

食品工場で問題になるハエ

表3（326頁）の調査では、クロバエは別として、ノミバエ、クロバネキノコバエ、ショウジョウバエなどは、いずれも数mmの小型種である。また、種類がわからなかった69%の虫は、先のノミバエやショウジョウバエなどとほぼ同等か、それよりも微小であった。

問題となる双翅目（ハエ目）は、次の3つの亜目（Suborder）に大別される。

長角亜目（Nematocera）

蚊を代表とする一群で、触角が数珠状で6節以上から成っている。

短角亜目（Brachycera）

虻（アブ）を代表とする一群で、触角は3節から成り、蚊よりかなり短い。

環縫亜目（Cyclorrhapha）

ハエを代表とする一群で、触角は3節から成り、第3節には端刺というトゲがある。

以上であるが、分類上の特徴は、触角に始まり、体の各部に至る。したがって、触角の一部が破損していると、検索が進みにくくなる。角亜目の触角の概要は図6の通りである。

なお、今回の主要な対象は、「環縫亜目」のハエである。このハエは、

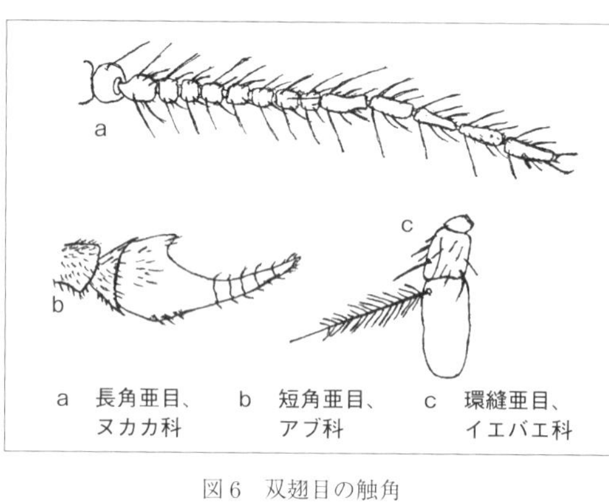

図6 双翅目の触角

人との接触の仕方で、好人類親和型、半人類親和型あるいは家畜親和型などがあり、人への有害性のレベルが異なる。

このハエ類は種類が多く、少なくとも50科以上、数千種が知られている。しかし、問題になる主要なものは、ノミバエ科、ショクガバエ科、ツヤホソバエ科、ハマベバエ科、ハネフリバエ科、ベッコウバエ科、チーズバエ科、トゲハネバエ科、ハヤトビバエ科、ショウジョウバエ科、フトヒゲコバエ科、フンバエ科、ウマバエ科、ヒツジバエ科、ウシバエ科などの15科のグループである。

これらのうち、食品工場で問題を起こしているのは、前述したノミバエ科であったが、その他にツヤホソバエ科、トゲハネバエ科などが要注意種とされている。

表3の調査の「その他」の中については、これらの存在が疑問視されている。

ツヤホソバエ科のハエ

このハエは、黒色の光沢のある小型の細長いハエであって、幼虫は腐敗した動植物質や動物のふんから発生する。

わが国では約10種が明確になっているが、よく見られるのがヒトテンツヤホソバエやオスアカツヤホソバエである。

発生源が、動植物質の腐敗物や動物のふんであるため、食品工場内の食品残さや廃棄物は、徹底した管理が必要である。

このハエの形態的な特徴は図7（次頁）の通りで、ノミバエよりもスリムである。また、翅も非常に弱々しい。参考までに、成虫の検索表を示すと、表4（次頁）の通りである。

これを見てもわかる通り、翅や体節の毛が検索上、重要な役割を果たしている。このように、正確に虫を知る方法として、「粘着トラップ」で捕獲した虫を同定することに不適確さがあることについては、容易に理解することができる。

昆虫の同定は困難な作業ではあるが、工場で問題になる主要な虫は採集し、確実に同定する必要がある。

自社の適正な防虫対策を立てるためには、虫を正しく理解する作業を欠かすことができない。虫の調査は、採集し、科の単位までを知ることで意味が出てくるので、「その他」で終わらせないことが大切である。

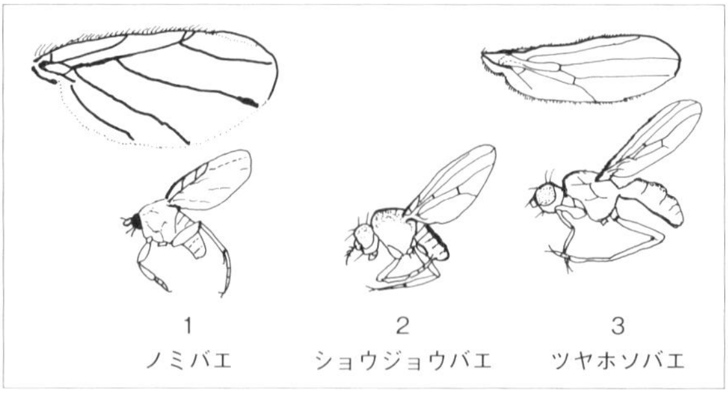

図7　食品工場などで気になるコバエ類の体形と翅の詳細。ずんぐりしたノミバエ、粒状のショウジョウバエ、スリムなツヤホソバエ

表4　ツヤホソバエ科成虫の検索

1	翅の先端近くγ_{2+3}脈末端に黒斑紋がある	(2)
	翅に黒斑紋がない	(3)
2	腹剛板(*st*)の下半分は光沢ある黒色	オスアカツヤホソバエ、*Sepsis thoracica* (R.-D.)
	腹剛板(*st*)は全体に粉を被う	ヒトテンツヤホソバエ、*Sepsis monostigma Thomson*
3	中胸側板に明瞭な剛毛を有する	(4)
	中胸側板に剛毛を欠く	オオツヤホソバエ、*Themira nigricornis*(Meigen)
4	肩剛毛あり	クロアシツヤホソバエ、*Decachaetophora aeneipes*(Meijere)
	肩剛毛なし	(5)
5	側額剛毛(*ors*)発達する	マエキツヤホソバエ、*Meroplius acrostichalis* Duda
	側額剛毛(*ors*)発達せず	ミヤマツヤホソバエ、*Nemopoda pectinulata* Loew

13章
これからの虫退治

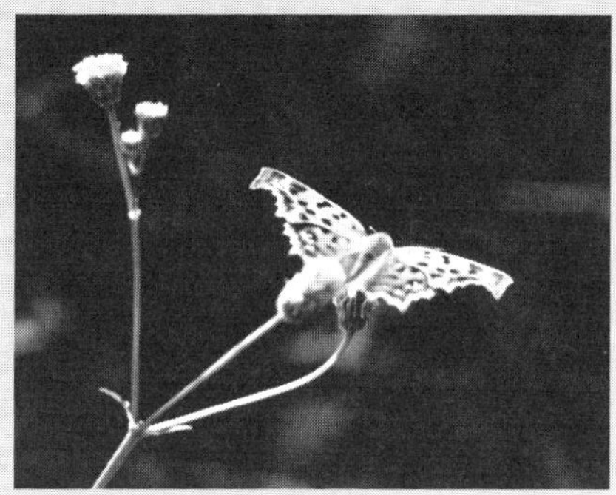

地球温暖化、環境の変化が生み出す新たな問題虫（タテハチョウ）

新たな防除法の構築に向けて

今、実施している虫退治は、農業害虫の駆除や衛生害虫の駆除を軸に、端を発したものである。これが、生活の場の虫退治や食品類などの混入異物の虫退治への方向をたどったものである。さらに、トラブル害虫は、年々多様化するとともに、その問題性が変化している。このような状況下で、今のままの虫退治法で良いのか、現状の見直しが求められている。

現在必要なのは、害虫駆除の法的背景を含めて、問題性を明確にした上での新たな防除法の構築である。

ここに、そのために考慮すべきことと、そのための歴史的背景について解説した。ことに、化学的論拠にもとづいた害虫管理を提言した。

多様化する「害相」

食糧・食品を介した人と虫との“せめぎ合い”は、食糧生産の場から食卓に至る広い場面で起こり、その歴史もきわめて長い。

それも、今日では製造・加工の技術の発達、世界規模の複雑な流通の中で、その「害相」も多様化させている（写真）。

ここでは、変わりゆく作業環境を考慮し、その原点に立ち返り、必要な手段を見直し、今後、とるべき手順を明確にしたい。

今日的な虫問題のルーツ

食品と虫問題の源流は、食糧を育てるところに端を発し、それを保存

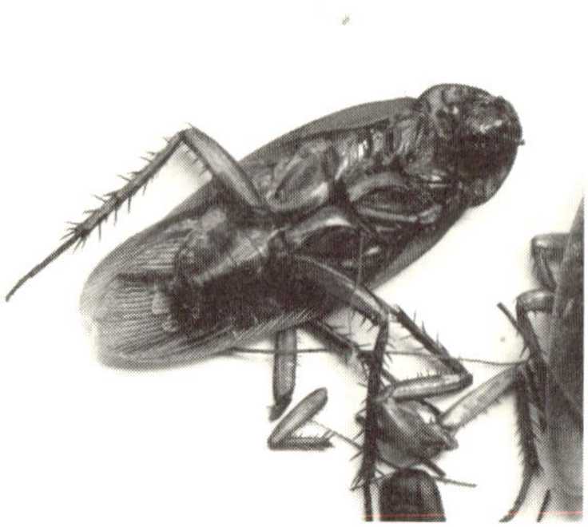

異物混入の“王様”ゴキブリ。この破片が食品に混入することがある

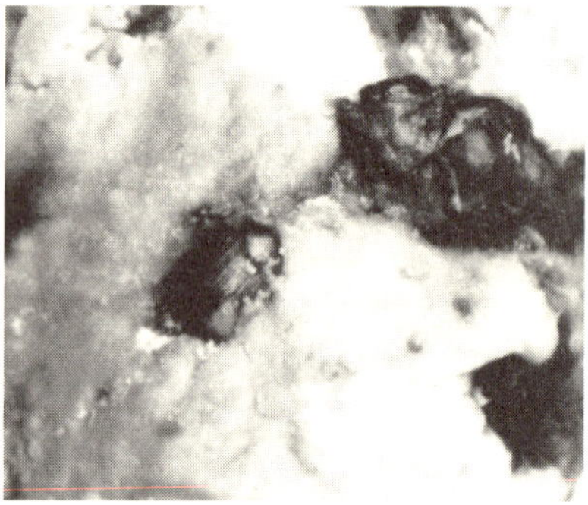

菓子パンに包み込まれて輸入されたマメコガネ

する段階に至るが、その問題種が「貯穀害虫」として扱われることで、旗幟が鮮明になった。

さらに、その後の社会的背景は、食糧問題を多様化させ、それに伴い「安全･安心」のための具体的な対策の構築が求められるところとなった。

わが国の今日の異物の虫問題には、さまざまな原因が挙げられるが、そのひとつとして、次のことが挙げられる。それは、「飽食の時代」を迎えたことである。このことは、大量輸入や大量消費という現象を醸し出し、食材輸入の「環太平洋ドーナツ現象」をもたらした。また、この現象は、予想もしなかった食材への異物混入という事象をも顕在化させることとなった（写真）。

この異物（混入物）には、有害化学物質や昆虫類の占める割合が高く、これらが世間一般の目を惹くところとなった。この状況に関しては、1999年から異物混入を材料にして、「輸入食品（原料）類にまつわる異物混入の諸事情」の連載記事の中で、紹介および解説を行った（月刊「食品工場長」、1999年3月号）。

しかし、食べ物に「虫」が混入することなどは、昔から私たちの日常生活の中では見られたので、ことさら珍しいことではなかった。これが話題にならなかったのは、昭和の時代のある時期までは、生活の中に自然があって、「虫」の混入などを問題視するような時代背景がなかったからである。したがって、食品類の製造・加工の場における「虫退治」など、特別の事情がない限り、重要事項としての関心は、かなり希薄なものであった。しかし、今日の食材の国際化によって、食品の製造・加工の場における「安全・安心」の担保が求められる状況となった。

このような状況下において、混入異物の虫も製品の「品質」に影響する要素であることが認識され、必然的に虫退治も視野に入れられることとなった。

今では、食糧・食品にまつわる虫退治は、虫害による経済的被害の回避から微生物的危害の防止、混入異物の虫対策へと前向きに取り組まれるようになった。

市販の食品類から発見される異物の問題虫は、ハエ類をはじめとして、ゴキブリ類、シバンムシ類、メイガ類など多種多様で、これらが新聞や雑誌などに公表され、一般の関心を高めた。その事例の一部を表1（次頁）

に示した。

このような状況の中で、食品関連企業が「防虫・防そ」に関して前向きに取り組み始めたのは、2000年代からである。しかし、それからの10年間の歩みは紆余曲折があって、ようやくその方向性が見えてきた。この歩みを支えたのは、「HACCPシステム」の導入、普及である。また、今、「ISO22000」の登場も、これを押している。HACCPやISO22000の中の「防虫・防そ」の位置づけは、表2（次々頁）に示した通りである。

確かに、FDA（米国医薬食品局）方式では、(8) 有害動物の駆除、厚生労働省（SSOP）では（4）そ族昆虫の防除、ISO22000では（i）そ族お

表1　最近の報道に見る食品への虫入り事情（平成12年8月3日～9月14日）

混入物	製造者	食品名	回収量	発表日	大分類
ネズミふんの混入	中村義男　天田屋	金山寺みそ		810	調味料
ヤモリの混入	清水食品㈱	コーン缶詰	約2万6000個	803	缶詰
トカゲの混入	カルビー㈱	ポテトチップス		812	菓子
カマキリの混入	フンドーキン醤油㈱	あわせみそ	4440本	812	調味料
カメムシの混入	シージーシージャパン	パイナップル缶詰	約2万個	810	缶詰
ハエの混入	キリンビバレッジ㈱	トマトジュース	61万本	808	飲料
ノミバエの蛹の混入	ベストプラネット㈱	寒天		809	寒天
虫、黒い異物の混入	山崎製パン㈱	パン		815	パン
ハエの混入	日本水産㈱	ちゃんぽん		815	冷凍食品
虫の混入	山崎製パン㈱	菓子パン		816	パン
虫の足の混入	山崎製パン㈱	菓子パン		816	パン
ガの幼虫の混入	インターナショナルマーケティング㈱	輸入キムチ	2万6760個	817	漬物
生きたアリの混入	㈱不二家	ホームパイ	1万2000個	819	菓子
虫の混入	フタバ食品㈱	氷菓	2865ケース	825	氷菓
虫の付着	㈱ブルボン	ランスレーヌ		825	菓子
ハエの混入	ニチロ	北海の幸鮭	4000個	826	缶詰
虫の混入	鎌倉ハム	ウインナー	4万本	829	食肉製品
虫の混入	㈱明治屋食品工場	いちごジャム		829	ジャム
ガの混入	日本ケロッグ㈱	レーズンブラン	2万1500個	901	シリアル
ゴキブリの混入	山崎製パン㈱	チーズ蒸しケーキ	4173個	902	菓子
虫の混入	村岡食品工業㈱	寒干大根	7万個	904	漬物
虫の混入	雪印食品㈱	薄切りロースハム		905	食肉製品
アリの混入	シャトレーゼ	パインスライス	5000個	908	氷菓
コバエの混入	㈱明治屋	フルーツマーケットみかん		908	缶詰
虫の混入	フンドーキン醤油㈱	粒もろみ	1620個	812	調味料
褐色異物の混入	㈱マンナンライフ	蒟蒻畑（3種）	58万袋	907	菓子
綿くずの混入	㈲重久盛一酢醸造所	玄米黒酢		809	調味料
糸状異物の混入	明治製菓㈱	スナック菓子		814	菓子
虫の混入	よっちゃん食品工業㈱	梅干し	6万8200袋	908	漬物
クモの混入	㈱サンヨー堂	スイートコーン		911	缶詰
コバエの混入	富士甚醤油㈱	ドレッシング	120本	914	調味料

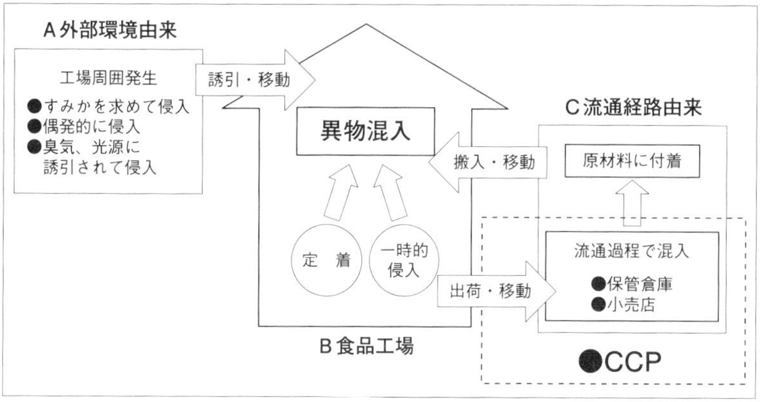

図1　食の安全・安心には搬送の役割が大きい

よび昆虫の防除で挙げているが、問題は、その運用の具体性を欠くことである。

今、企業にとって必要なことは、自社の現状の「原点」に遡り、その妥当性を確認することである。そのための手順は、図1に示す食品害虫のプロセス管理の重要ポイントを参考にするとよい。

この手順を追う中で大切なことは、自社の製品特性を念頭に置いて考えることである。異物の虫が混入する場は、一般的に図1の「B・食品工場」の施設内であり、ここが重要な場である。ここでは、施設内に定着してしまった虫と、一時的に侵入した虫とがいる。このうち後者は、「A・外部環境由来」のものもあるが、「C・流通経路由来」のものもある。

問題種は、製造および取り扱う製品の特性が大きく関与する。施設・設備などの「インフラストラクチャー」や「作業環境」が整ってきた場合は、出荷・移動や搬入・移動など、「流通」の監視が必要となる。この搬送は、関連法規としては「食品衛生法」が関わるところが大きいが、図2（次頁）に示す「搬送」の部分が、曖昧になりがちである。また、「搬送」から「販売店」、他の施設には少なからず「汚染区」の存在する可能性がある。

食品関連企業では、この「流通」の部分の衛生管理や防虫・防そが欠落したり、緩みがちである。この部分は、今一度、しっかりと見直すこ

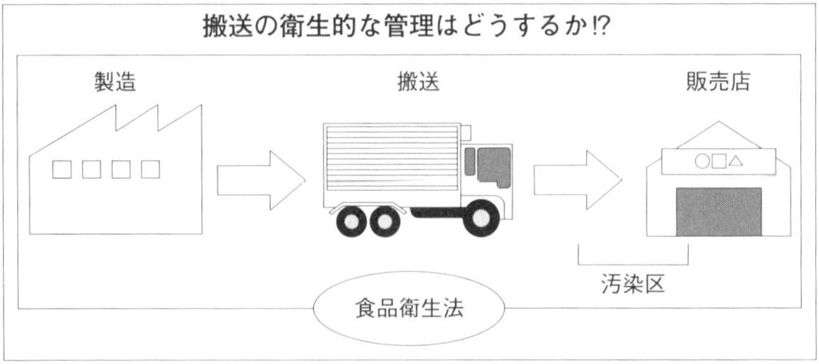

図2　出荷・移動の過程は異物混入対策の重要管理点

表2　HACCPとISO22000における一般衛生管理と防虫・防その位置づけ

従来型HACCP		ISO22000
FDA※方式	厚生労働省（SSOP）	
(1)使用水、氷の管理 (2)食品の直接接触する面の清潔度維持 (3)交差汚染の防止 ・設備／器具類／作業員 ・生産食品から加熱済み食品への汚染 (4)手洗い設備、便所等の管理 (5)機械油、ほこり等の混入の防止 (6)毒性化学物質の管理 (7)従業員の衛生管理（疾病、傷病） (8)有害動物の駆除	(1)機械設備の衛生管理 (2)従業員の衛生教育 (3)施設設備、機械器具の保守点検 (4)そ族・昆虫の防除 (5)使用水の衛生管理 (6)排水および廃棄物の衛生管理 (7)従業員の衛生管理 (8)食品等の衛生的取り扱い (9)製品の回収 (10)製品等の試験検査に用いる機械器具の保守点検	(a)建物および関連施設の構造並びに配置 (b)作業室間および従業員の施設を含む構内の配置 (c)空気、水、エネルギーおよびその他のユーティリティ供給源 (d)廃棄物および排水処理を含めた支援業務 (e)設備の適切性、並びに清掃・洗浄・保守および予防保全のしやすさ (f)購入した資材（原料、材料、化学薬品、包装材）、供給品（水、空気、蒸気、氷）、廃棄（廃棄物、排水）の管理および製品取扱い (g)交差汚染の予防手段 (h)清掃・洗浄および殺菌・消毒 (i)そ族および昆虫の防除 (j)要員の衛生 (k)適宜、その他の側面

※FDA＝米国食品医薬品局

とが、今後に向けて必要なことである。また、流通というと、運搬、車両・船舶を意識するが、関連する倉庫の管理が大切である。特に忘れがちなのは、「有機」と称する食品関連製品の取り扱いである。この「有機」と称する製品からの混入異物の虫クレームが、このところ増加している（写真、次頁）。

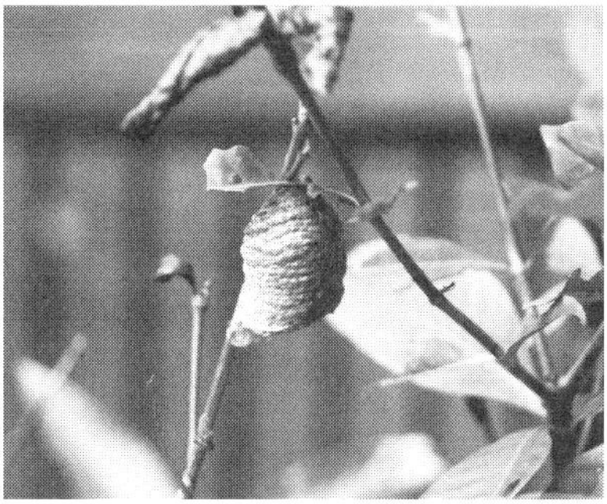

ご用心！　施設周辺のカマキリの卵。孵化時に仔虫が飛散する

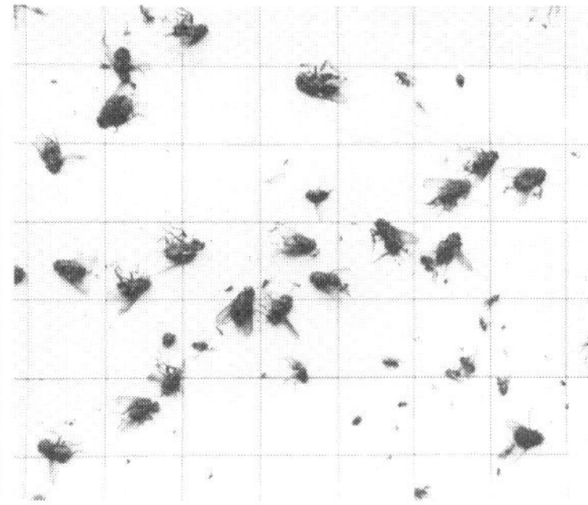

モニタリング！　このハエ、…なぜこんなにも捕れたのか？

混入異物の虫対策

食品製造・加工および取り扱い施設での防虫・防そ、虫退治は、表現としては、すこぶる簡明であるが、異物の虫対策となると、かなり厄介である。このことについては、本書で紹介、解説している通りで、多岐にわたるものである。

食品関連施設における虫退治は、「ビル管法」に基づくものと比べると、「食品衛生法」の枠組みの中にあって、制約が多い。また、問題になる虫が、農業害虫や衛生害虫などのように、「害虫」としての位置づけが難しい。多くが、単なる虫（「昆虫」）であって、これを退治する手順はない。したがって、現場での工夫が必要である。さまざまな試行錯誤の中で、「混入異物の虫管理手順」の構築が必要なのである。

ただし、これを考えていく上での基準は、「食品等事業者が実施すべき管理運営基準に関する指針（ガイドライン）について」（食安第0227012号、平成16年2月27日、厚生労働省医薬食品局食品安全部長発）である。しかし、ガイドラインの「4・そ族および昆虫対策」の項の説明は、きわめて簡潔であるため、目的を果たすための運用には、かなりの工夫が必要となる。また、ここでいう「昆虫」には、例示がないので、すべての昆虫類を対象として扱うことができる。

このことについて、殺虫剤による駆除は、本書で解説した「使用目的虫と関係省庁・関係法律」の中で挙げたすべてのものが使用できることになる（9章）。なお、害虫防除法には、化学的防除法、生物的防除法、機械的・物理的防除法、生態的防除法の４つがあるので、状況に応じて選択すればよい。

今、虫退治を見直すに際して必要なことは、何を「監視」するかを問い直しておくことである。

新たな防除システムを構築する中で重要視されているのは「モニタリング」である。そのポイントの「割り出し」は、製品特性から探し出すことである。現在、害虫防除は、多くの企業が「外部委託」（アウトソーシング）であるが、問題は、このことによって「データ分析」が緩くなることである。

次へのステップアップを図るためには、過去のデータを分析し、活用することが不可欠である。多くの企業では、報告書を受理しただけで、分析が中途半端な傾向がある。また、提案についても、深く分析していない。混入異物の虫対策を成功に導くためには、「データ分析」を確実に行うことが不可欠である。

また、害虫防除をアウトソーシングしている場合には、図３に要約したように、役割分担をしっかりとする必要がある。多くの場合、防除業者（PCO）は“虫だけを見る”、従業員は“ラインしか見ない”という傾向がある。ここで「協創」を考えるべきである。

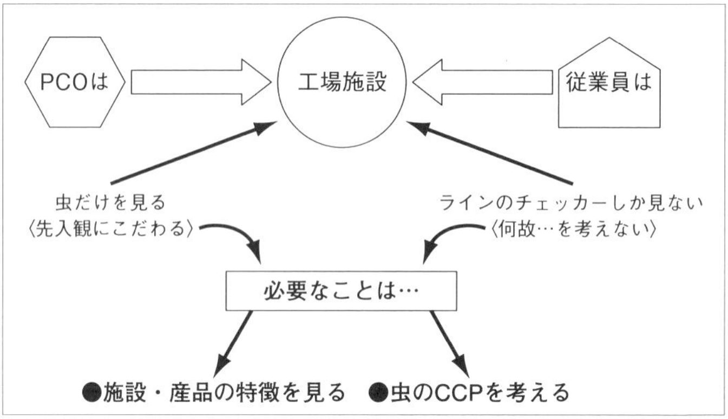

図３　なぜ虫混入防止が完全にいかないのか？

虫退治の今日への過程

食品製造の場の「虫退治」は、今では当たり前のこととなっているが、今日にたどり着くまでには、かなりの歳月を要した。また、今日では、施設の衛生的管理の在り方も、名実合い伴うものとなった。

しかし、食にまつわる虫問題は、製造および加工の場、販売の場あるいは輸送、保管の場において、時代背景を受けて、新たな課題をもたらしている。ここで、本書のまとめと今後の考え方を示しておきたい。

面白いことに、古（いにしえ）から虫問題は、ウェットな状況下よりも、ドライな場のものが深刻であったが、今、その現象に拍車がかかっている。これは、新たな課題で、レスケミカルでは解決しない。

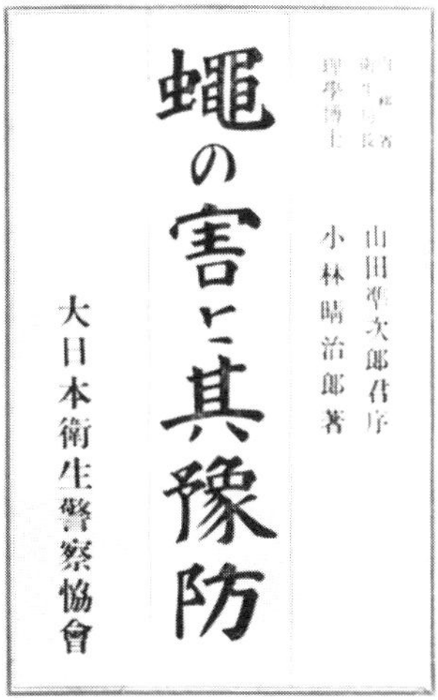

ハエがバイ菌を運ぶ虫であることを知らしめた歴史的な書物。衛生害虫防除幕開けの役目を果たした

PCOの時代史

人と食品の虫との確執の歴史はきわめて古く、人が作物の栽培や貯蔵という作業を始めた時点までに遡る。

また、今一つの確執の接点は、虫による病気の伝播媒介がある。人が虫を嫌うのは、直接的な被害をもたらす「衛生害虫」という思いからである。この「衛生害虫」に対する組織的な始まりは、明治30年に「伝染病予防法」（明治30年4月11日、法律第57号）が制定されてからである。

一般に知られる主要な問題虫は、「蝿（ハエ）」であった。ハエは、消化器系の伝染病を伝播・媒介する主要な種類である。このことが、食品類製造および取り扱い関連施設での要警戒種とされた理由である。また、この「ハエ」防除のために、大正14年6月30日に『蝿の害と其豫防』という書籍が発行された（写真）。その著者は、世界的な医学者である小林晴

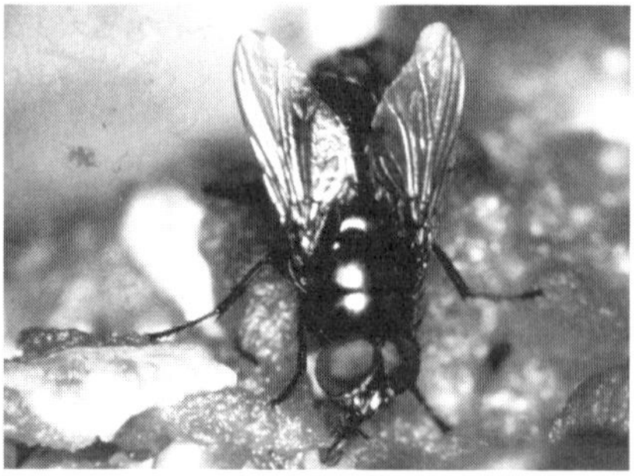

ザ・悪ムシ！　食品への迷入を恐れられているバイ菌まみれのハエ

治郎博士である。その「序文」は、時の内務省衛生局長といういかめしいもので、さらに面白いのが、発行所が「大日本衛生警察協会」という物々しい組織であったことである。

これは、戦前（第二次世界大戦）のことであるが、戦後において再び問題化した。それは、昭和30年からの「蚊とハエのいない生活実践運動」が展開されている状況であった。この運動は、国を挙げての取り組みで、行政、研究者および住民を含めての活動であった（写真）。これは、今日の衛生的な環境作りに大きく貢献した。この今日までの経緯を要約すると、表3のとおりである。

虫退治への取り組みは、官民一体であるが、その範囲の広狭によって、自然と組織防除と個人防除に分かれた。かつては、行政の中に「そ族・昆虫駆除吏員」が配され、官主導であったが、昭和の後半に、これが廃

表3　PCOの時代史、その経緯 ～この表が、虫退治のすべてを語る～

時代	古典PCO〈昭和30年代〉	古典PCO〈昭和50年代〉	古典PCO〈現在〉
使用機器	噴霧器	ULV（設置）	管理装置
使用薬剤	有機塩素、有機リン剤 残留噴霧	低毒性OP、ピレスロイド 空間・局所重点処理	IPM剤 設置・回収
考え方	駆除 ▶ 防除 ▶	害虫管理 ▶▶▶	監視
対象	ベクターコントロール （ハエ、カ）	不快虫・都市型害虫管理 （ダニ、ゴキブリ、コバエ）	施設別問題種
その他	伝染病予防	PL、HACCP、ISO	品質保証

※伝染病予防法…発生源対策　※そ族昆虫防除が、対人から対物へ変化を遂げた！
※ビル管理法……定期防除　○対物に変わることによって、"防除対応"に温度差ができてしまった
※PL法・HACCP・ISO…年間管理
▶ 危害の重要度で変わる

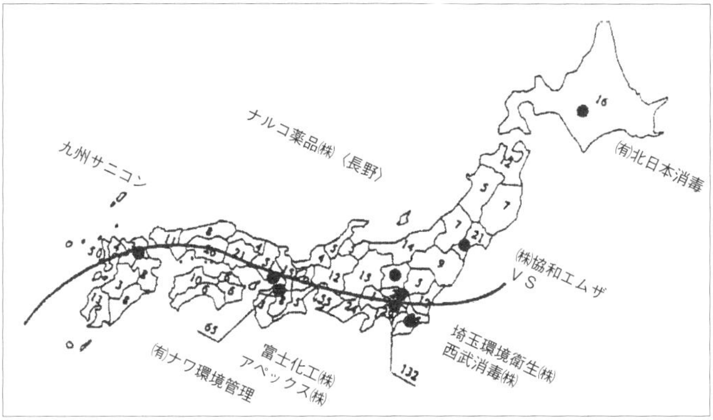

図4　1995年代に新たな手法に挑戦したPCOの動線

された。今では、官に替わり、これを補う担い手として、「害虫駆除専門業者（PCO）」が、健全な発展を遂げ、機能している。

いずれにしても害虫駆除の技術の流れは、その時代背景に影響されるが、使用器材や薬剤に、その違いを見ることができる。また、その考え方は、時代の変化の中で、「駆除」「防除」「害虫管理」へと推移し、今では「監視」という考え方に重きが置かれている。これは時代の要求である。

しかし、ここで誤解してはいけないことは、「監視」とは平素からの「害虫管理」ができていてとるべき手段であるということである。なお、施設の虫事情が、「監視」で維持できる状況は、施設の従業員の食品衛生に関する認識のレベルの高さを示すものでもある。

害虫管理技術が急速に進歩し、レベルの高いサービスが提供されるようになったのは、昭和50年代の「ULV」に端を発し、「管理装置」の活用を迎えてからである。

その取り組みの最初は「飲食店舗」のゴキブリ管理を清潔的手法で実施するという専門業者のグループの試みであった。このグループによって、1995年代に始まった展開状況は、図4に要約するように、ポイントを連ねた全国展開であった。それぞれの地域には、拠点PCOがあって、そこを中心に実験を行い、研修会を開催し、実績を上げるという、一連の活動がなされた。これは、業界の中の新たな流れであって、これが現状の技術への発展を見ることとなった。

このPCOの時代史、その経緯は、現在の慣行化した技術や手法を理解し、あるいは見直すための情報源である。なお、これを理解することは、今、自社が管理をアウトソーシングしている「外部専門業者（PCO）」についてよく知り、その連携を有効にするために役立つものである。

害虫管理の現状と課題

現在、食品企業における「有害生物管理」は、自主管理と外部依存の2つに大別されるが、それぞれ意義のあることである。

食品企業の虫問題は、そこが扱う製品特性によって、対応技術や、そのための問題意識が大きく異なることである。したがって、その対応に当たっては、「被害」ということを明確にし、これに対してどの程度のことをするのか、判断基準を明確にしておくことが大切である。

今日、多くの企業では、経費節減が求められているが、成果が見えない事柄を見直す傾向にある。そのようなもののひとつとして挙げられやすいのは「害虫管理」である。しかし、食の安全・安心が強く求められる現状では、このことを欠くことは困難である。この状況は、外部依存の「害虫管理」にあっては、重要な課題である。

いずれにしても、食品企業における「害虫管理」の課題は、科学的論拠に基づいた判断をすることが大切である。

おわりに

本書は、（株）鶏卵肉情報センターの発行する月刊誌「月刊 HACCP」の実用講座に、“食品企業におけるペストコントロールの基礎と応用”と題して、2005 年から 2010 年 12 月まで 61 回にわたり連載したものを整理し集約したものである。

読者は、食の安全・安心を確保するための実践者で、食品衛生の専門家である。しかし、必ずしも昆虫や殺虫剤の実務に明るい訳ではない。

今日、一般消費者の食の安全・安心に対する関心は高く、消費から企業に向けられる相談の中に、虫類の迷入などにかかわるものが少なくない。

このような状況を受けて、食品製造および取り扱い施設の関係者が、改めて防虫・防そのあり方に眼を向けるようになった。

この目指すところを確実にするために、いささかでも参考になればと、その時々の事例などを材料にし、防虫・防そを具体的に解説してきた。

同連載は、その時点では眼を通すが、時の経過の中で、何か問題に直面した場合、これを利用するには不便である。なにか、一冊にまとめたいと考えていたのが、今回その意を適えることができた。

本書をまとめるにあたり、鶏卵肉情報センターの「月刊 HACCP」編集部ならびに、本書刊行のきっかけをつくっていただいた八坂書房の八坂立人氏、担当の畠山泰英さんに謝意を表します。

2011 年 7 月

林　晃史

事項索引

著者

林　晃史（はやし あきふみ）

1934年生まれ。1956年静岡大学農学部卒。1959～75年、大正製薬（株）研究部勤務。1975年より千葉県衛生研究所医動物研究室長、1989年より同研究所次長を経て、1994年退職。現在、防虫科学研究所長、東京医科歯科大学医学部講師。農学博士。医学博士。1971年4月、日本衛生動物学会賞受賞。主な著書に『虫の味』（共著、八坂書房）、『家庭用殺虫剤学概論』（共著、北隆館）、『ハエ—生態と防除』（共著、文永堂出版）、『薬剤抵抗性』（共著、ソフトサイエンス社）、『内科学』（共著、朝倉書店）、『新しい害虫防除のテクニック』（南山堂）、『害虫防除の実際と殺虫剤』（南山堂）など多数。

実用ガイド「食」の害虫トラブル対策　食品製造現場から食卓まで

2011年7月25日　初版第1刷発行

著　者　林　晃史

発行者　八坂立人

印刷・製本　シナノ書籍印刷（株）

発行所　（株）八坂書房

〒101-0064　東京都千代田区猿楽町1-4-11

TEL.03-3293-7975　FAX.03-3293-7977

URL.：http://www.yasakashobo.co.jp

ISBN 978-4-89694-978-0